Anabel Cornago

Guide pour le développement moteur dans l'autisme

221 Activités structurées

© Upbility Publications LTD, 2024

Cette publication est protégée par le droit d'auteur. La mention des droits d'auteur, présente sur chaque page, doit être conservée sur tous les exemplaires (impressions, etc.) de cette page. L'absence de cette mention constitue une violation de la loi relative aux droits d'auteur et expose le contrevenant à des poursuites judiciaires.

Les opinions exprimées dans cet ouvrage sont uniquement celles de l'auteur. Ce dernier garantit être le propriétaire du contenu de ce livre ou disposer des droits nécessaires sur ledit contenu.

Toute publication ou reproduction du matériel, intégrale ou partielle, de quelque manière que ce soit, ainsi que toute traduction, adaptation ou exploitation de quelque manière que ce soit, sont interdites sans l'autorisation écrite expresse de l'éditeur, sauf pour l'utilisation de courtes citations dans une critique de livre. Est également interdite toute reproduction de la composition, de la mise en page, de la couverture et plus généralement, de tout l'aspect graphique du matériel, par quelque moyen que ce soit (photocopie, moyen électronique ou autre). Tout exemplaire des pages de cet ouvrage doit contenir la mention des droits d'auteurs.

Upbility Publications LTD | Digeni Griva 81-83, Nicosie, 1090 Chypre

Adresse électronique : info@upbility.eu

SKU: FR-EB1159

Auteur : Anabel Cornago
Titre de l'original : MANITAS EXPLORADORAS Y ACTIVAS | Interacción, Comunicación, Regulación
Design de mise en page : Maite Navarro
Illustration et couverture : Zanna Katsafana
Traduction et révision des textes : Caroline Nevens

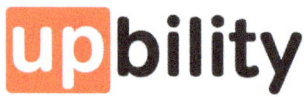

Un peu sur nous

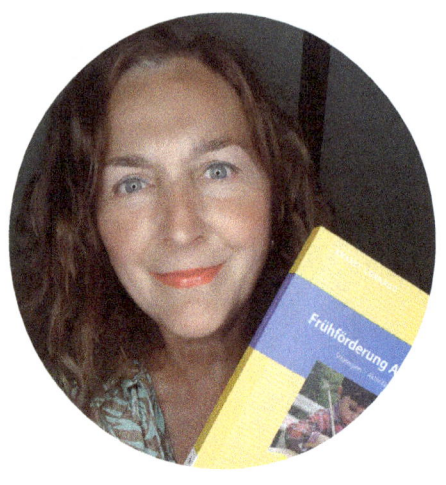

Je n'ai jamais cessé de croire en mon fils.
L'autisme a fait ressortir le meilleur de moi-même. Je suis redevenue une enfant en jouant avec Eric. Il m'a appris à être patiente, à apprécier les petits détails, à vivre chaque moment comme unique.

Cela m'a aussi donné l'illusion que nous partagions notre expérience. Mon désir est d'accompagner d'autres personnes afin que personne ne soit privé de l'encouragement, de la stimulation et du soutien dont il a besoin.

Nous sommes tous différents et nous avons tous la même valeur. Le monde n'a pas qu'une seule perspective, comme le dit mon fils Eric. Et elles se complètent toutes.

Le diagnostic est tombé en décembre 2006 : autisme infantile de Kanner. Ce ne fut pas une surprise. Nous avons enfin donné un nom à ce que nous soupçonnions depuis des mois. Nous avons dû nous découvrir lentement, en nous familiarisant, et il était donc essentiel de savoir ce qui se passait.

Nous étions comme vous, effrayés, mais déterminés en tant que famille à nous ressaisir et à nous impliquer. Nous avons toujours cru en Eric et au potentiel de tous les hommes. Aujourd'hui, nous sommes des compagnons de route respectueux, honnêtes et avec l'illusion de savoir que nous sommes indispensables l'un à l'autre.

Au cours des premiers mois, j'ai combiné ma formation en soins préscolaires spécialisés dans l'autisme - Bremer Elterntraining (BET) à l'IFA de Brême - avec une intervention quotidienne visant à stimuler mon petit garçon. Nous avons grandi ensemble grâce à l'interaction et aux sourires, nous avons surmonté des situations difficiles et, surtout, nous avons vécu de nombreux moments heureux. C'est ainsi que j'ai développé des outils et des moyens d'intervention étape par étape avec la reconnaissance de l'Autismusforschung Hans E. Kehrer e.V. (Brême). Nous vivons l'autisme de manière naturelle et montrons qu'il est possible d'y parvenir et que la diversité est précieuse pour tout le monde.

Je suis l'auteur du *Manuel sur la théorie de l'esprit pour enfants autistes* et du *Manuel de jeu pour enfants autistes*, tous deux publiés par Psylicom. Je gère un programme pour la petite enfance avec une série de livres publiés par Autismus Hamburg : *Die Wahrnehmung* (activités sensorielles), *Emotionale Kompetenz* (émotions), *Interaktion und Spiel* (interaction et jeu), Handmotorik (dextérité manuelle) et au moment où j'écris ces lignes, je travaille sur la Flexibilité.

Mon blog, dont le nom signifie "Le son de l'herbe qui pousse", est un témoignage sur le monde de l'autisme.
https://elsonidodelahierbaelcrecer.blogspot.com/

J'ai participé à des conférences, des ateliers et des articles dans divers pays d'Europe et d'Amérique. Je suis membre du conseil d'administration de l'Institut für Autismusforschung Hans E. Kehrer e.V. (Brême) et co-fondatrice et membre du conseil d'administration d'Autismus Hamburg. Je suis également professeure invitée dans le module sur l'autisme à la Hochschule Münster et conférencière à la Fortbildung in Autismustherapie (IFA/DGVT) de l'Autismusforschung Hans E. Kehrer e.V., à l'université Jacobs de Brême.

Je suis là et je vous tends la main. Je ne connaissais pas non plus l'autisme jusqu'au jour où il est entré dans notre vie.

Avec toute mon affection

Dédié à nos enfants pour leur double effort et à toutes les personnes qui croient en eux à 100%.

À Carmen Fernández Cacho : Reste comme tu es. Tu es géniale !

À l'équipe d'Autismo Con Dignidad qui veut rendre ce monde un peu meilleur.

Aux personnes atteintes de neurodiversité et à leurs familles.

À ma famille et à mes amis. Je suis sûre que vous en faites partie.

Note au lecteur

Ce livre est né de l'amour que je porte à mon fils Eric. Mon espoir est aussi de pouvoir aider d'autres familles et professionnels qui, comme nous, vivent l'autisme au quotidien.

Il est donc le résultat de mon expérience personnelle, de notre travail quotidien et continu, et ne prétend pas remplacer les recommandations des professionnels. Je suis une mère dévouée à mon fils, dont je suis très fière. C'est précisément pour cette raison que j'ai essayé de participer au maximum à son développement. De nombreuses activités ont été créées par moi-même, tandis que d'autres sont basées sur des idées que j'ai vues ou adaptées de livres que j'ai lus dans le cadre de mon rôle de parent.

L'autisme de mon fils m'a permis de rencontrer des personnes merveilleuses qui font partie intégrante de notre vie. Nous ne sommes pas seuls. Nous sommes des familles.

Ce livre ne pourrait exister sans le soutien de Carmen Fernández Cacho. Enseignante et défenseur de la diversité, elle est un exemple qui montre que c'est l'enseignant qui fait en sorte que chaque enfant se sente le plus précieux dans la salle de classe.

Je remercie également du fond du cœur ceux d'entre vous qui m'ont permis de partager leurs photos qui reflètent tant de participation.

Chaque enfant est différent et nous devons parfois adapter nos suggestions de jeu à son individualité. Un conseil essentiel pour moi est de ne jamais comparer un enfant à un autre, mais seulement à lui-même, afin que nous puissions profiter encore plus de chaque réussite.

Je tiens également à préciser que mon fils et moi-même préférons parler de personnes autistes plutôt que de "personnes atteintes d'autisme", tout en respectant les préférences personnelles de chacun.

Tout commence par la graine que vous plantez. **Allez toujours de l'avant.**

Index

0. COMMENCEZ L'AVENTURE : avec les mains — 12

Les petites mains molles — 13	Pour le développement moteur globale — 16
Chaque situation est une opportunité — 14	A propos de l'autisme — 25
Intervention de développement — 14	Calendrier hebdomadaire — 26

1. EXPLORER : un monde à découvrir — 28

Les boîtes sensorielles — 30	Avec relief — 40
Nourrir les animaux — 32	Billes dans le sable scintillant — 40
Les pâtes colorées — 32	Abracadabra — 40
Le riz sensoriel — 32	Les bonbons — 41
Textures — 33	Tempéra et colle blanche — 41
Quelle sensation ! — 34	La plastiline et son potentiel — 42
Les sacs sensoriels — 35	Un jardin chez soi — 45
Le bon tissu — 36	Gâteau et château de sable — 46
Spaghetti al dente — 36	À l'aveuglette — 47
Peindre avec les doigts — 37	Toucher des ballons — 47
Un tableau vivant — 38	Qu'est-ce que je touche ? — 48
Sel et farine — 38	La magie de la cuisine — 48
La mousse à raser — 39	À pieds nus — 49
La crème colorée — 39	

2. CONSCIENCE : expériences tactiles — 50

J'ai de petites mains — 52	Chatouillements — 57
La paume de ma main — 52	La peluche — 58
Le poing mobile — 52	Toucher et être touché — 58
En chantant — 53	Le massage — 59
Les caresses — 53	Après le bain — 60
Le souffle — 54	La douche sèche — 60

Le bisou esquimau	54	C'est mon corps	61
Les paumes	55	Pressions	61
Imitation	55	Du poids	62
Poing sur poing	55	Roulons !	63
Tope-là	55	La balle	64
Jeux de doigts	56	Les canettes	66
Serrer et desserrer	56	La pétanque	66

3. MANIPULER : saisir avec les mains — 68

Les objets bougent	69	Les sachets farcis	75
Il y a de l'espace	70	Avec la cuillère	75
Dans la boîte	70	Le dévoreur	76
Les chaussettes	71	Les surprises emballées	76
Le décollage	72	Le casseur d'œufs	77
Le tiroir	72	Les tampons légumes	77
Les rubans suspendus	73	La collection de tampons	78
Sortir les balles	73	La pâte à modeler	78
Le poisson rouge	74	Les œufs qui roulent	78
Quelle force !	74	Activités visant à renforcer le potentiel	79

4. CONSTRUIRE : du triage à la créativité — 80

Le démolisseur	80	Tours cognitives	84
L'empileur	81	Jeux de construction	85
Bob l'éponge	81	Vive le Lego !	86
La tour à socles	82	Faire pareil	86
Les blocs de construction	82	Le seigneur de la tour	88
Les bobines colorées	83	Les puzzles	90
Tours à empiler	84	C'est moi	91

5. PRÉCISION: la préhension — 92

Les noix dans la boîte à oeufs	93	Libérons les voitures !	97
Les tubes	94	Des moutons sur le mur	97

Enlever la chaussette	94	Les gommets	97
Tirer les rubans	94	L'hippopotame affamé	98
La corde surprise	95	Billes en équilibre	98
Le jeu musical	95	Les petits chemins	98
Pompons sur rouleaux	96	Le pointage	99
Les pompons colorés	96	Le hérisson compteur	99

6. MAINS ACTIVES : des doigts intelligents   100

Les doigts en action	101	Les marionnettes à doigts	105
Splash !	101	Étirer les élastiques	105
L'interrupteur	102	Les géoplans	106
Dring Dring	103	La pêche	107
Je pousse avec mon doigt	103	Les bagues en élastique	107
Le chemin avec bordure	104	Déplacer les bouchons	107

7. POINTER : poser et insérer   108

Le Seigneur des Anneaux	108	Diverses boîtes TEACCH	113
Placer des bâtonnets	109	Les planches à formes	114
Le jeu à fentes	110	Ma planche à formes	114
Cartes ou jetons	110	Formes et silhouettes	115
Le pélican mangeur	111	La mosaïque	116
Les boutons	111	Cuicui	116
Percer	111	Les tentacules	117
Insérer	112	Épingles et trous	117
La passoire	113		

8. OUTILS : saisir en pince   118

La préhension ferme	119	Soulever	123
Les paires	120	La bonne couleur	123
Les vers de terre	120	Les mouches	124
Suspendre les vêtements	121	La pieuvre	124
Allons à la pêche !	121	Le lion	124

Découpages	122	Une salade	125
Déplacements	122	Mots avec les pinces à linge	125
Les pompons	123		

9. INGÉNIERIE : transférer et verser — 126

Des canards dans l'eau	126	Sur un plateau	131
Amis propres	127	La ferme	132
Sensation de froid	128	Verser des liquides	132
Les cuillères	129	Transférer de plus haut	133
Matières solides	129	Le compte-gouttes	133
Les éponges voyageuses	130	Colorer les éléments blancs	133
L'eau qui s'en va	130		

10. MÉCANIQUE : tourner et visser — 134

Les récipients	135	L'atelier d'outillage	137
Les couvercles	135	Madame Vis et Monsieur Ecrou	138
Couvercles colorés	136	Mon arbre généalogique	138
La plaque à visser	136	Séquences et suivi de modèles	138
Les roues folles	137	Jeux de bricolage	139

11. TISSER : enfiler, insérer, entrelacer — 140

Le totem	141	Le fil de laine	145
Les perles	142	Passer la corde	146
Les boutons	143	Les lacets	146
Boutonner des vêtements	144	Les tubes	146
La boîte à œufs boutonnée	144	Le tissage	147
Les fermetures éclair	145	Le lancer d'anneaux	147

12. DÉCOUPER : de bonne coupe — 148

Le papier de ta vie	149	Les avions volants	151
Déchirer	150	Développement et adaptations	153

Boules de papier	150	Quelle coupe !	154
Le remplissage	150	Suivre la ligne	154
Boules de neige sans neige	151	Découper des formes	155
Le pendule	151	Le salon de coiffure	155
Froisser et défroisser	151	Les longs piquants	155

13. MAINS D'ARTISTES : du trait à l'écriture — 156

Évolution de l'écriture	157	Lignes pointillées	164
Du gribouillage à l'écriture	158	Les courbes	164
La craie	158	Les labyrinthes	165
L'expérience horizontale	158	Des cercles comme des soleils	166
Du haut vers le bas	159	De la forme à l'objet	167
Itinéraires	159	Les gabarits	168
Peinture par touches	160	Formes diverses	168
Colorier l'intérieur du tracé	160	Les majuscules	169
Copies de gribouillages	161	Copier des modèles	169
Sur le papier !	161	Je m'appelle...	170
La prise du crayon	163	Vive les hommes !	170
Le tracé du contour	163	Étape par étape	171

Annexes : QUE FAIRE SI…

Il est difficile d'attirer l'attention de votre enfant	27
Il n'aime pas être touché	67
Il enlève ses vêtements	67
Il met tout en bouche	67
Il jette tout	79
Il est obsédé par l'ordre	89
Il est obsédé par l'eau	131

COMMENCEZ L'AVENTURE
avec les mains

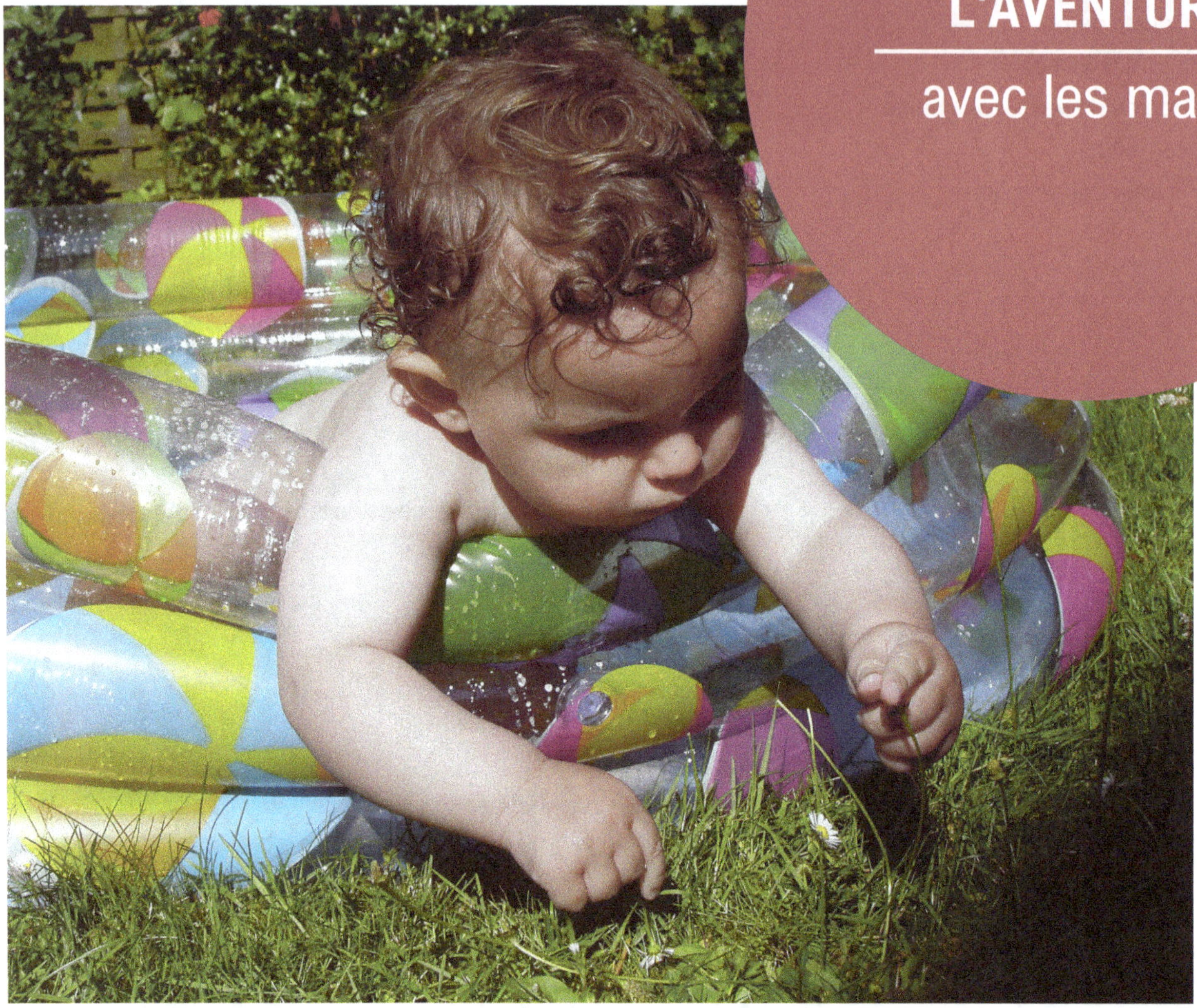

Comme l'a souligné *Maria Montessori*, les mains sont le moyen le plus puissant dont dispose l'enfant pour apprendre de manière significative. C'est pourquoi nous devons développer les **compétences motrices**, qui sont à la base de notre capacité à utiliser des objets, des outils et des ustensiles grâce à des mouvements volontaires subtils. Selon elle, la motricité est présente dans de nombreuses activités d'apprentissage quotidiennes telles que manger, jouer, écrire ou même porter une veste.

Lorsque le bébé atteint un certain degré d'autonomie, l'habileté de ses mains se développe, se coordonne et devient de plus en plus précise au fil des jours. Elles évoluent pas à pas, dans le cadre **du développement global**, et sont l'aboutissement du fonctionnement harmonieux de l'ensemble du corps.

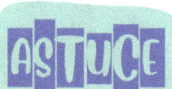

Individualisez les activités en fonction des **souhaits** et des **préférences** de l'enfant et essayez de suivre les étapes séquentielles pour fournir les aides nécessaires.

0. COMMENCEZ L'AVENTURE

LES PETITES MAINS MOLLES

De nombreux enfants autistes ont ce que l'on appelle des "mains molles", c'est-à-dire qu'ils n'ont pas conscience de leurs mains. C'est comme s'ils ne savaient pas quoi en faire. C'est pourquoi les premières activités recommandées sont celles qui les aident **à prendre conscience** de la fonction de leurs mains (par exemple, expérimenter différentes textures, jouer avec les paumes, jouer avec les doigts, saisir des objets) ou qui les aident **à renforcer** les muscles des mains (serrer des objets, presser, pétrir, déchirer du papier, etc.) Peu à peu, **ils manipuleront** de plus en plus d'objets pour explorer le monde et développer leur motricité fine.

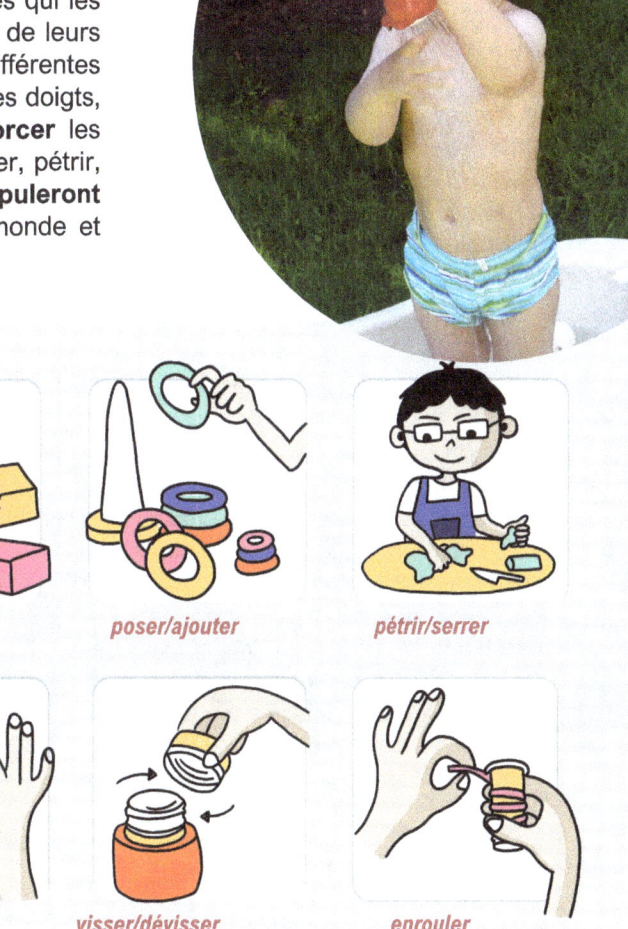

saisir/mesurer/retirer — *empiler* — *poser/ajouter* — *pétrir/serrer*

transférer — *passer un fil* — *visser/dévisser* — *enrouler*

NOUS ALLONS COMBINER :

- **les activités bimanuelles**, c'est-à-dire que les deux mains effectuent le même mouvement en même temps : pétrir de la pâte, par exemple.
- **les mouvements unilatéraux séparés**, c'est-à-dire qu'une main effectue un mouvement tandis que l'autre en effectue un autre : placer des objets en rangée, comme des dominos, construire avec des pièces de Lego ou ouvrir des récipients.
- «l'amélioration» et le perfectionnement du **mouvement avec la pince** : extraire des objets avec les petits doigts, éplucher des mandarines, insérer, placer des attaches, des brochettes.
- **la coordination œil-main** pour que l'œil suive les mouvements des mains : empiler, assembler, transférer d'un récipient à un autre, activités avec des entonnoirs, pêcher, manger avec une cuillère, coudre (enfiler), découper, peindre.

0. COMMENCEZ L'AVENTURE

CHAQUE SITUATION EST UNE OPPORTUNITÉ

Pour connaître l'existence d'une chose, il faut d'abord en faire l'expérience. Peter Hobson rappelle qu'un enfant apprend en faisant et **progresse en interagissant**, nous lui offrirons donc le plus d'occasions possibles d'expérimenter, de vivre des situations logiques adaptées à ses capacités et nous lui apporterons toute l'aide nécessaire. L'objectif est également de vivre ensemble un maximum de moments heureux et de créer des **expériences positives** qui resteront dans la mémoire de l'enfant comme des souvenirs positifs.

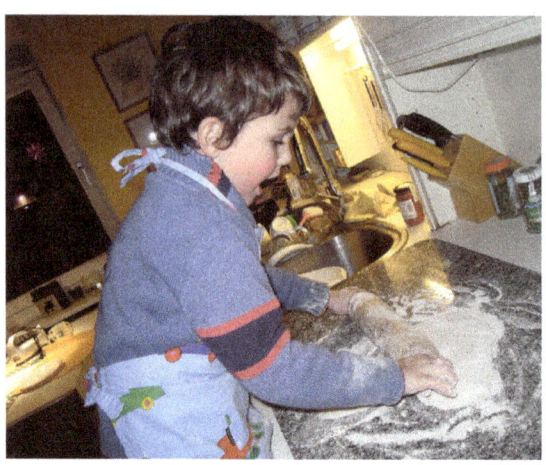

Pour ce faire, nous utiliserons :

- Des situations de la **vie quotidienne**, impliquant les enfants dans des activités de tous les jours. Presser du jus, préparer des muffins, cuire des légumes à la vapeur, mettre des vêtements dans la machine à laver, trier des chaussettes, etc.
- **L'imitation**, à la fois en faisant participer l'enfant et en imitant les mouvements et les actions afin d'en intégrer de nouveaux. Proposer progressivement de nouveaux éléments ou créer des routines motivantes.
- Des activités interactives avec une grande variété de matériaux attrayants. Donnez des instructions précises : **"Prends", "Mets", "Attrape", "Sors"**, etc. Modélisez et faites du modelage (dirigez les mains de l'enfant avec les vôtres) chaque fois que cela est nécessaire. Profitez du moment pour interagir, susciter des intentions de communication, développer des compétences linguistiques, faire à tour de rôle **"une fois toi, une fois moi"**, jouer, encourager l'inclusion d'autres enfants, etc.
- Moments d'**interaction** avec d'autres enfants.

INTERVENTION DE DÉVELOPPEMENT

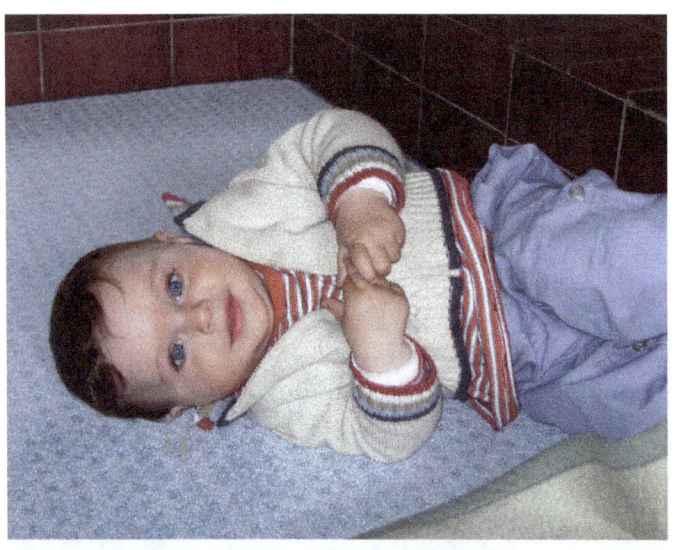

Les compétences en matière de motricité fine impliquent le développement et le raffinement de la compétence motrice, ainsi que son perfectionnement.

Elle commence très tôt, lorsque les bébés commencent à saisir des objets avec leurs mains et à les explorer. Elle est perfectionnée vers l'âge de 7 ans, lorsque les enfants sont capables d'effectuer une préhension stable (c'est-à-dire que pendant que le pouce et l'index effectuent la pince, les autres doigts ne bougent pas).

0. COMMENCEZ L'AVENTURE

Âge	Poussées de croissance	Il le fait
1	➡ Saisir un objet avec les doigts par opposition au pouce ("saisie partielle des doigts")	O N
	➡ Transférer des objets d'une main à l'autre	O N
	➡ Lancer et soulever, donner un objet	O N
	➡ Détacher l'index de la main pour préparer le geste de pointage	O N
1-2	➡ Saisir un petit objet avec le pouce et l'index (saisie fine).	O N
	➡ Poser des objets dans une boîte et les sortir	O N
	➡ Construire une tour de 2 à 4 pièces	O N
	➡ Placer des anneaux	O N
	➡ Enlever ou insérer des pièces rondes/triangulaires	O N
	➡ Tirer ou pousser une voiture	O N
	➡ Premiers gribouillis	O N
	➡ Froisser du papier	O N
2-3	➡ Dévisser les couvercles des petites boîtes	O N
	➡ Completer des puzzles simples	O N
	➡ Lignes verticales et horizontales	O N
	➡ Tourner des pages, éplucher des aliments, désemballer	O N
	➡ Manipuler la pâte à modeler	O N
	➡ Passer des perles sur une ficelle	O N
	➡ Couper avec des ciseaux (en un seul coup)	O N
3-4	➡ Progrès dans les mouvements	O N
	➡ Colorer	O N
	➡ Saisir et insérer avec un haut degré de précision	O N
4-5	➡ Découper sur une ligne continue avec les ciseaux	O N
	➡ Écrire quelques lettres en majuscules	O N
5-6	➡ Copier son prénom.	O N
	➡ Écrire les chiffres de 1 à 5	O N
	➡ Colorer les lignes	O N
	➡ Bonne prise du crayon	O N
	➡ Découper différentes formes et les coller	O N

0. COMMENCEZ L'AVENTURE

INTÉGRATION / TRAITEMENT SENSORIEL

activités quotidiennes
apprentissages scolaires
comportement

concentration
capacité d'écoute
habiletés motrices globales
langage
coordination
contact visuel

schéma corporel
planification motrice
posture stable
conscience des deux côtés du corps

olfactif
tactile
vision proprioceptive
auditif
vestibulaire

La pyramide du développement humain de Williams et Shellenberger (1994)

POUR LE DÉVELOPPEMENT MOTEUR GLOBAL

Dans le développement de la motricité fine, il existe une relation d'interdépendance avec d'autres compétences motrices et sensorielles. Examinons-les plus en détail :

Les troubles sensoriels sont l'une des principales causes d'anxiété chez les personnes autistes et elles provoquent des réactions de défense.

- **RÉGULATION DES STIMULI ENVIRONNEMENTAUX** La réception, l'intégration et le traitement efficaces des données sensorielles nous permettent de réagir de manière adaptative à l'environnement dans lequel nous nous trouvons, ce qui est essentiel pour le fonctionnement quotidien et l'apprentissage. Les enfants apprennent naturellement **à adapter leur réponse aux stimuli sensoriels**, ce qui constitue un mécanisme de familiarisation nécessaire pour les protéger de certains stimuli, tout en distinguant les stimuli pertinents dans l'environnement.

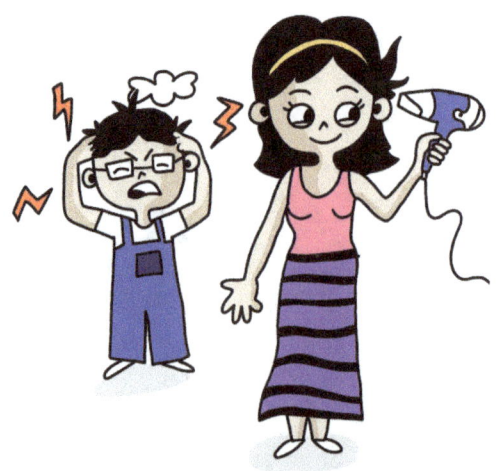

L'intégration sensorielle est un processus neurologique qui organise les informations sensorielles provenant de notre corps et de l'environnement afin de créer des réponses appropriées. En d'autres termes, elle permet de traiter correctement toutes les informations que nous recevons et de les rendre utiles à l'apprentissage de l'enfant, qui réagit à l'environnement de manière appropriée. Lorsque l'enfant est surchargé, sa sensibilité augmente.

Témoignage

À l'âge de 20 mois (en mars 2006), Eric a commencé à suivre deux séances d'ergothérapie par semaine. Nous soupçonnions déjà l'autisme, mais nous attendions un diagnostic. Lorsque j'ai demandé à sa thérapeute **ce qui n'allait pas chez Éric**, elle m'a répondu qu'"**il ne se sentait pas lui-même et que c'était pour cela qu'il était si anxieux**". Ainsi, nous avons commencé à travailler sur la stimulation sensori-motrice, qui est essentielle pour nos enfants.

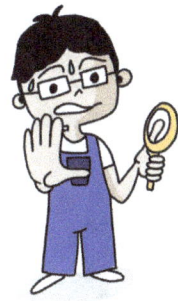

Les **troubles sensoriels** sont présents chez presque toutes les personnes autistes. Certaines études parlent même d'un taux de 92% chez les enfants autistes (Little, Dean, Tomchek & Dunn, 2017 ; Tomchek, Huebner & Dunn, 2014).

S'il n'est pas possible de contrôler la quantité de stimuli reçus ou d'éviter une situation où les stimuli sont forts, des niveaux élevés d'anxiété apparaîtront. Il est donc important de connaître le profil sensoriel de l'enfant suivi par un spécialiste et de se rappeler que les activités manuelles et la proprioception l'aideront à mieux s'adapter.

Un traitement sensoriel atypique affecte l'intégration des indices environnementaux, ce qui entraîne une perception accrue de l'ambiguïté dans différents contextes. On pourrait parler d'"incertitude contextuelle".
Il y a des comportements inhabituels dus à des niveaux sensoriels anormalement bas ou élevés.

1. HYPOSENSIBILITÉ: Le cerveau reçoit très peu d'informations sensorielles. Ces enfants doivent rechercher des expériences sensorielles plus intenses et ont souvent des difficultés à prêter attention et à réagir aux stimuli environnementaux pertinents.

2. HYPERSENSIBILITÉ: Le cerveau reçoit trop d'informations sensorielles. Ces enfants évitent les expériences sensorielles parce qu'ils les trouvent dérangeantes et ont du mal à s'habituer à des stimuli non pertinents.

- **CONSCIENCE DU CORPS. Système de proprioception** qui provient de l'information transmise par les muscles et les articulations. Ainsi, nous savons où se trouve chaque partie de notre corps et comment elle se déplace dans l'espace, même si nous ne la voyons pas.
Nous en avons besoin pour réguler le mouvement, la posture et déterminer la quantité de force nécessaire pour effectuer certaines actions.

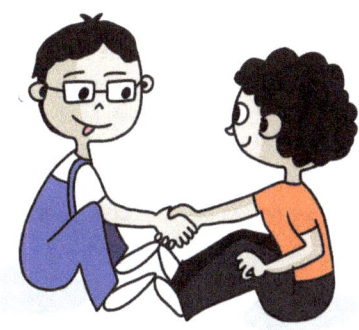

0. COMMENCEZ L'AVENTURE AVEC VOS MAINS

ACTIVITÉS PROPRIOCEPTIFS : J'AIME BOUGER

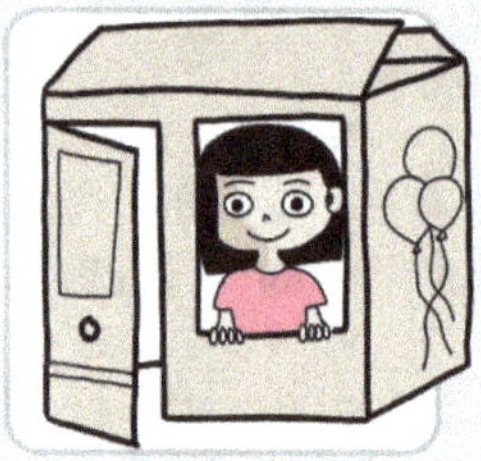

aller 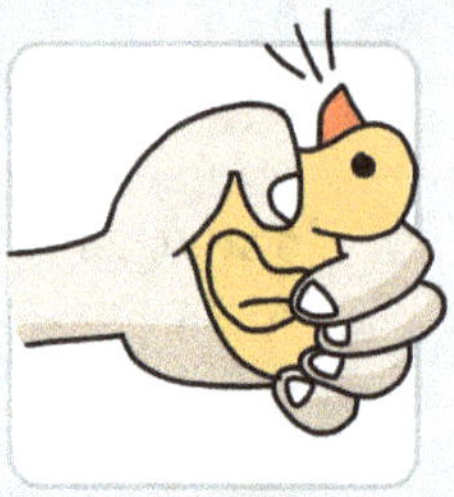 — *presser* 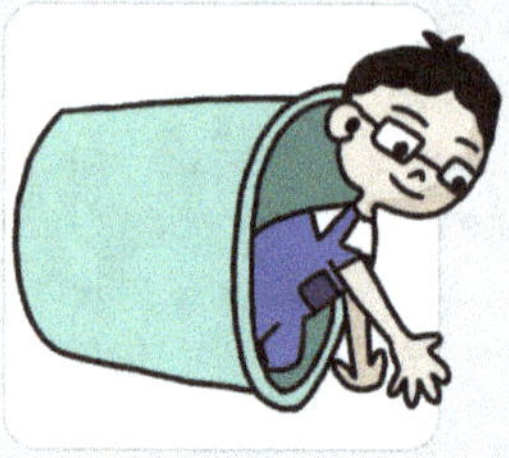 — *ramper* 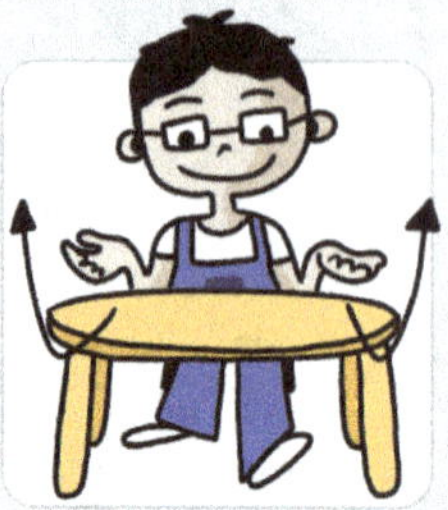 — *soulever*

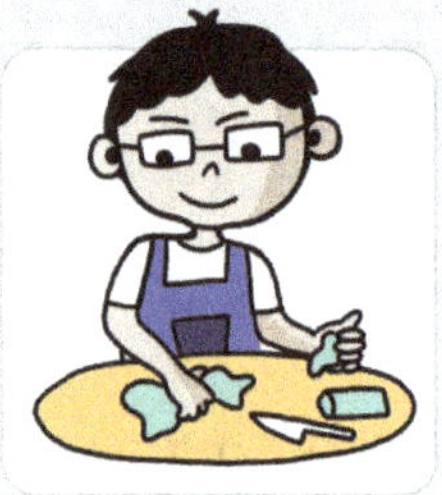

pétrir 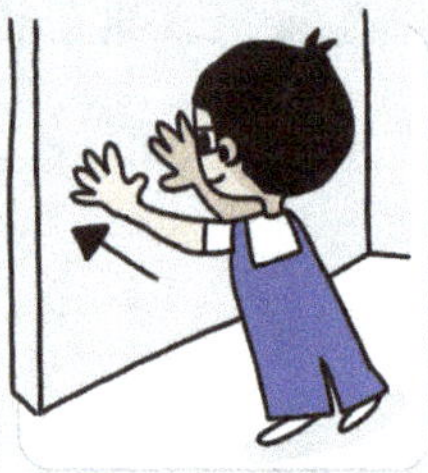 — *pousser le mur* 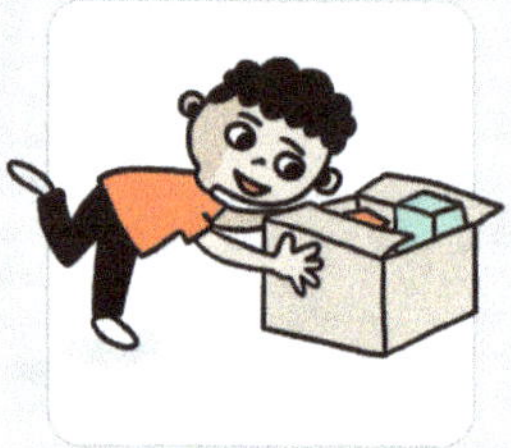 — *pousser un poids* 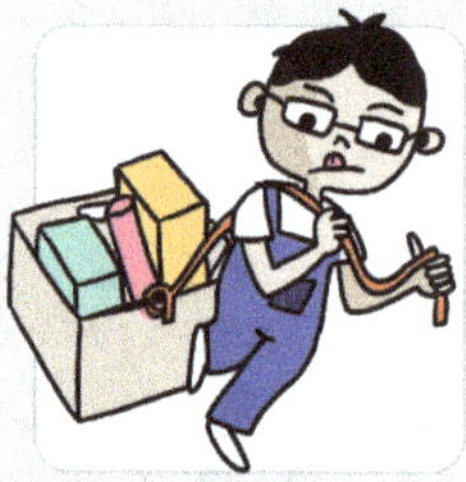 — *tirer un poids*

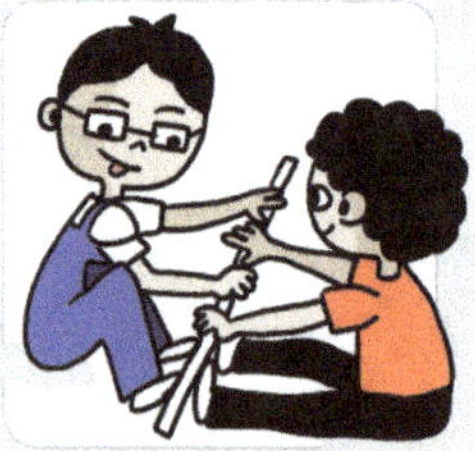

tirer une corde 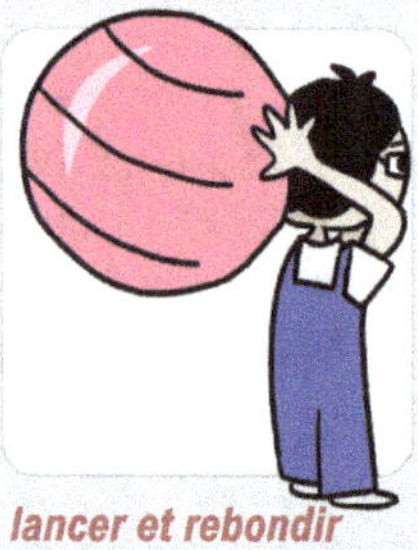 — *lancer et rebondir* 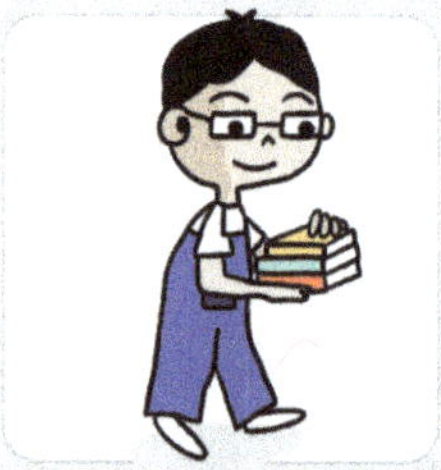 — *porter / sens du poids* 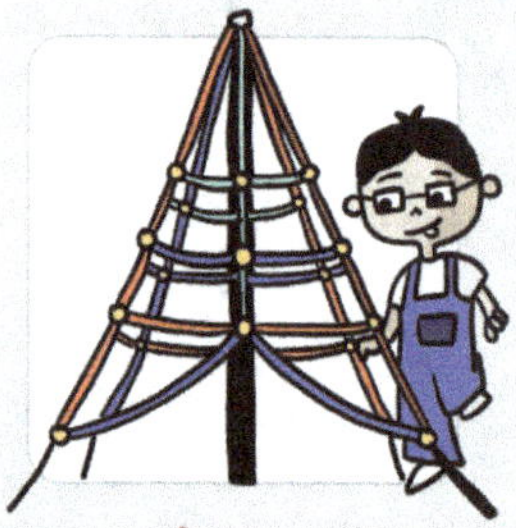 — *grimper*

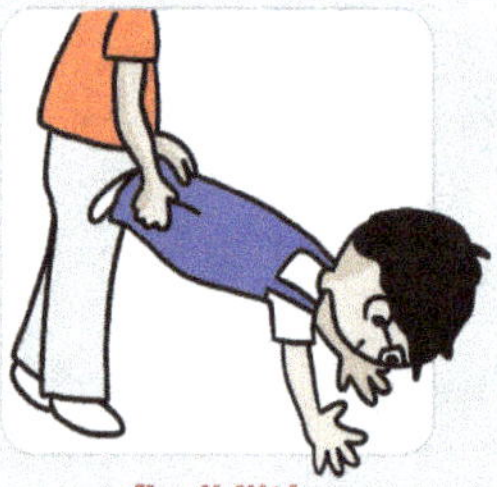

flexibilité 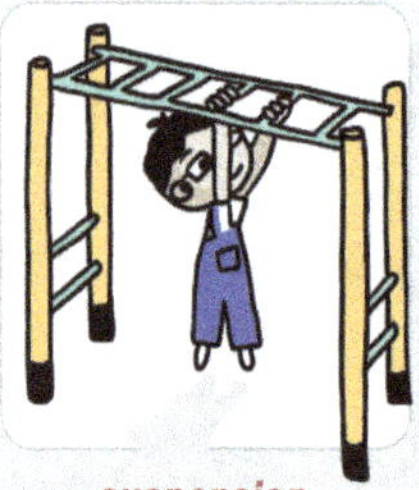 — *suspension*

ASTUCE

15 minutes de "travail acharné" toutes les deux heures vous aideront à rester concentré.

Dans **la vie quotidienne**, nous pouvons impliquer l'enfant dans des activités telles que porter les sacs de courses, ranger l'étagère, porter le panier à linge ou tirer un chariot contenant des objets. L'enfant peut également sortir les poubelles, laver, essuyer, cuisiner (pétrir, battre, remuer), déplacer des chaises/meubles, pelleter la neige ou ramasser les feuilles du jardin, pousser le chariot de supermarché, nettoyer la table, essuyer le tableau, distribuer des livres, etc.

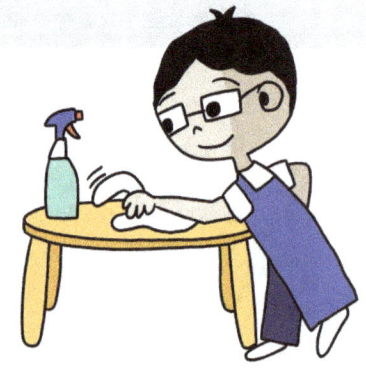

- **CAPACITÉ DE PERCEPTION.** Le **système tactile** est à la base de la perception que nous avons de nous-mêmes et des autres. Il nous informe sur les stimuli reçus par la peau et est étroitement lié au développement émotionnel (influence l'état de bien-être et le stress). Le toucher et les caresses créent le premier lien émotionnel avec la personne qui s'occupe de l'enfant. Le système tactile influence également le mouvement et protège contre les stimuli potentiellement nocifs. Il est en outre étroitement lié au système proprioceptif.

> **Préparez un kit de sédatifs avec :**
> - Par exemple, diverses balles à presser, de la pâte pour bébé, des brosses de massage, des sacs lestés, de la gomme à mâcher.
> - Des objets visuels : des bouteilles avec bouchons, des ampoules, des pompons, des ressorts colorés.
> - Des objets sonores : des maracas de riz, des bâtons de pluie, etc.
> - Une histoire avec les sujets qui les intéressent.
> - Des objets liés qu'il adore.

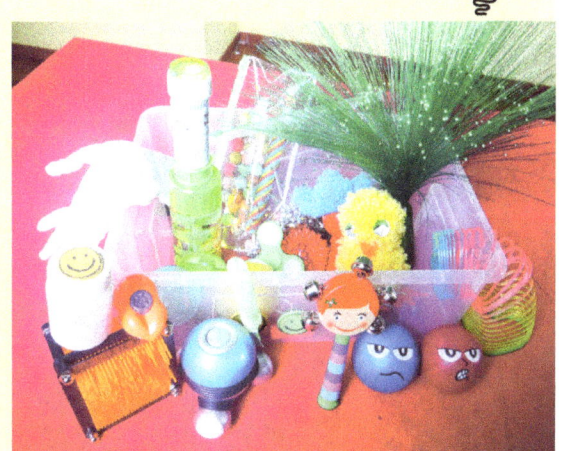

- **CONTRÔLE VISUEL.** Il permet de coordonner les mouvements oculaires pour localiser et suivre des yeux les objets et les personnes. Traîner, rouler, lancer, faire rebondir ou attraper une balle, suivre des rayons lumineux et faire du sport en général sont autant d'activités qui y contribuent.

Le maintien du regard et le suivi de ce que l'on montre à l'enfant par des mouvements oculaires est un objectif important dans l'autisme..

JEUX DE CONTRÔLE VISUEL

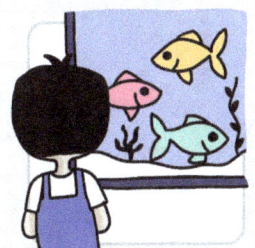
aquarium

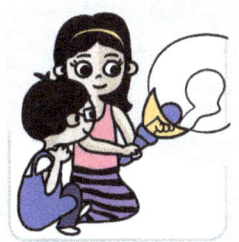
rayons lumineux

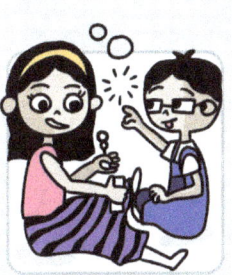
bulles

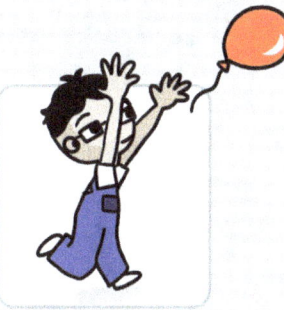
poursuite d'un ballon

0. COMMENCEZ L'AVENTURE

- **LES PIEDS SUR LE SOL.** Le système **vestibulaire** est situé dans l'oreille interne et nous donne des informations sur le mouvement, la gravité et l'équilibre. Cette sensation de stabilité sous les pieds est source de sécurité et de confiance.

ACTIVITÉS DU SYSTÈME VESTIBULAIRE

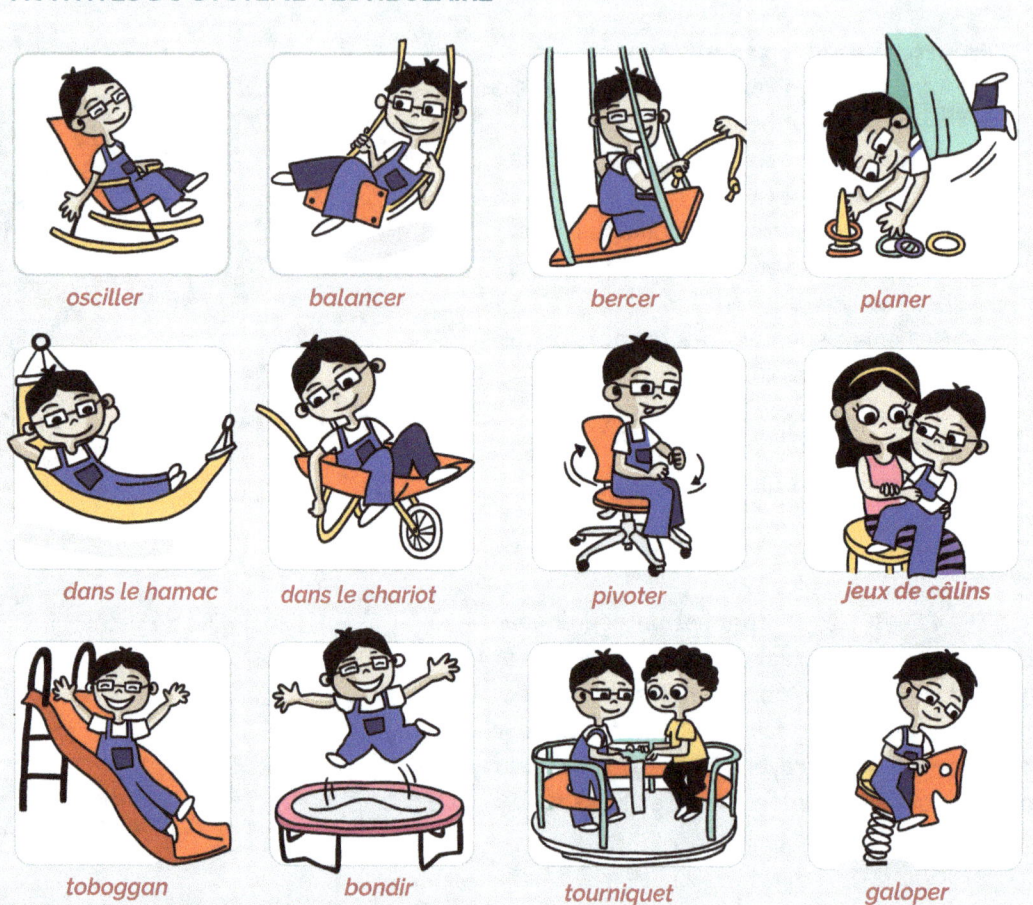

osciller — balancer — bercer — planer
dans le hamac — dans le chariot — pivoter — jeux de câlins
toboggan — bondir — tourniquet — galoper

Le ballon thérapeutique : il est fantastique pour la sensibilité tactile, l'endurance générale, le contrôle postural et la conscience proprioceptive et vestibulaire.

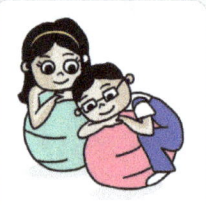 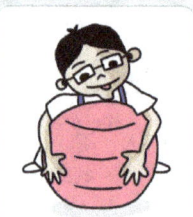 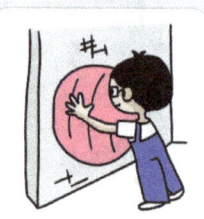 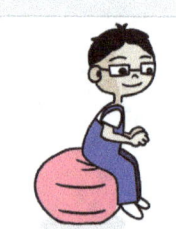

- **L'ÉQUILIBRE.** C'est la coordination des deux côtés du corps, le côté droit et le côté gauche, en traversant la ligne médiane. C'est une compétence de base pour écrire avec un stylo ou couper avec des ciseaux. Les enfants apprennent à coordonner les deux côtés lorsqu'ils utilisent des jouets tels que les Lego, mais aussi lorsqu'ils jouent au ballon, sautent à la corde, galopent, font du vélo, montent les escaliers du toboggan, grimpent, etc.

PLUS : des mouvements simultanés avec les deux parties du corps comme dans la séquence de tapements des mains, des jeux de parachute pour pratiquer les mouvements d'élévation et d'abaissement des bras en balançant le drap, des jeux de construction en bois, avec des pierres, des bâtons, des branches, où l'équilibre est nécessaire, ou le tambour, d'abord avec les deux mains, puis en passant la main droite par-dessus la gauche et vice versa, puis en croisant la main droite par-dessus la main gauche et vice versa.

JEUX DE LATÉRALITÉ ET D'ÉQUILIBRE

Marcher avec des échasses, sauter à la corde, faire du vélo, du vélo statique, patiner, etc.

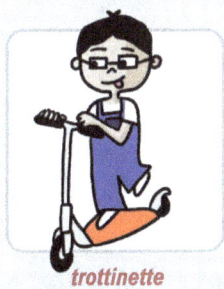
trottinette

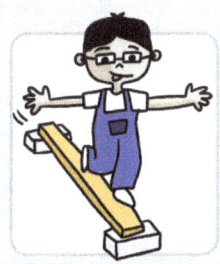
équilibre sur bois

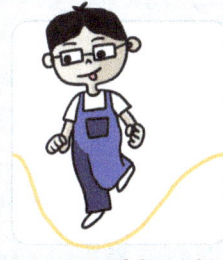
sauter à la corde

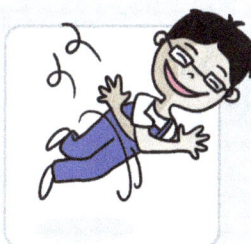
tourner sur soi-même

RAMPER :
- Ramper en commençant par la main droite et le pied droit, suivis de la main gauche et du pied gauche.
- Ramper en commençant par la main droite et le pied gauche, puis la main gauche et le pied droit.

Répéter vers l'avant et vers l'arrière.

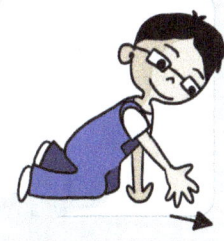 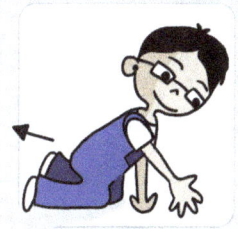

JEUX :
- **Le parcours croisé :** L'enfant marche vers l'avant en faisant passer son pied gauche par-dessus son pied droit et vice-versa, en essayant de se déplacer en ligne droite.
- **Levés de genoux :** Demandez à l'enfant de toucher son genou avec la main opposée. Puis changez de genou et de main.
- **Jouer à pile ou face :** Demandez à l'enfant de s'asseoir par terre. Placez deux petits récipients sur le sol, l'un à gauche de l'enfant et l'autre à droite. Dites à l'enfant de lancer les pièces, une à la fois, en utilisant la main gauche pour le récipient de droite et la main droite pour le récipient de gauche.

0. COMMENCEZ L'AVENTURE

- **PLANIFICATION MOTRICE.**
Elle permet de concevoir, organiser et exécuter une séquence d'actions inconnues. Les circuits moteurs, l'imitation ou la grimpe y contribuent. Essayez de placer un objet qui interrompt le chemin vers un jouet ou familiarisez les enfants avec l'utilisation d'outils : utilisez un bâton pour sortir un objet de sous le canapé ou utilisez simplement le seau et la pelle dans le sable.

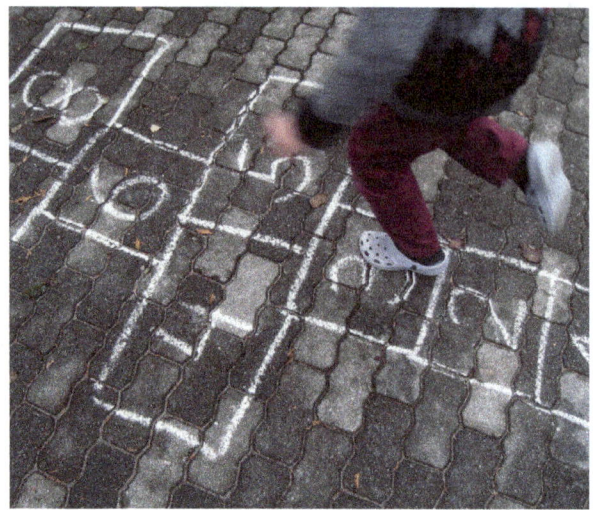

La marelle est géniale !

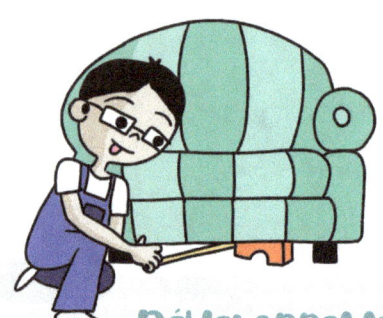

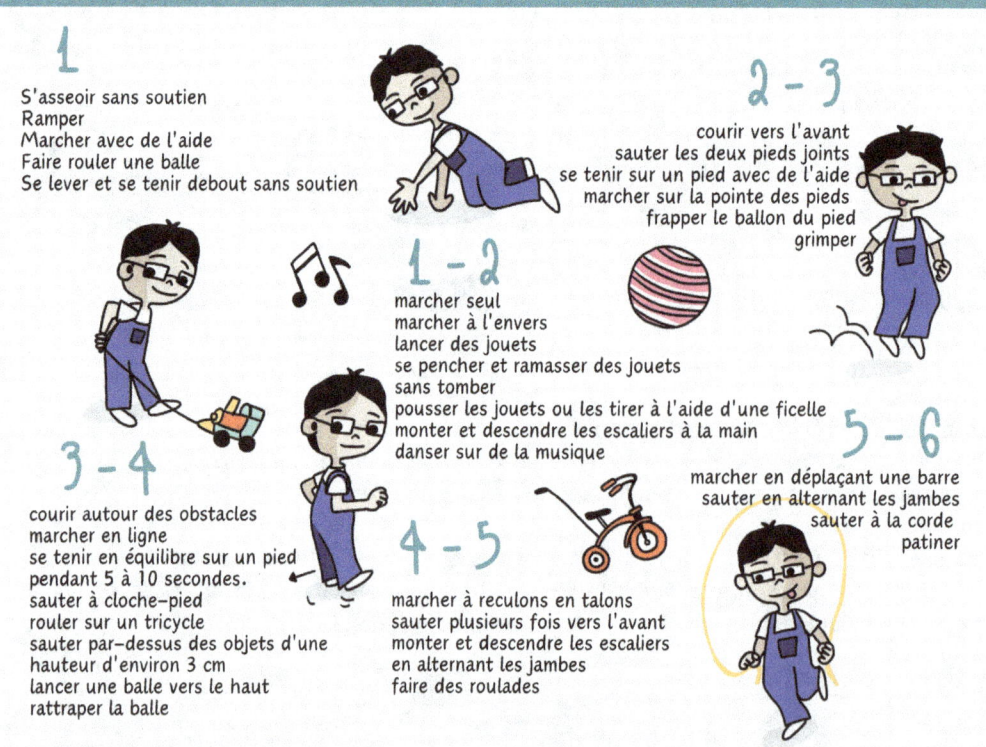

DÉVELOPPEMENT DE LA MOTRICITÉ GLOBALE

www.elsonidodelahierbaalcrecer.com

1
S'asseoir sans soutien
Ramper
Marcher avec de l'aide
Faire rouler une balle
Se lever et se tenir debout sans soutien

1 - 2
marcher seul
marcher à l'envers
lancer des jouets
se pencher et ramasser des jouets sans tomber
pousser les jouets ou les tirer à l'aide d'une ficelle
monter et descendre les escaliers à la main
danser sur de la musique

2 - 3
courir vers l'avant
sauter les deux pieds joints
se tenir sur un pied avec de l'aide
marcher sur la pointe des pieds
frapper le ballon du pied
grimper

3 - 4
courir autour des obstacles
marcher en ligne
se tenir en équilibre sur un pied pendant 5 à 10 secondes.
sauter à cloche-pied
rouler sur un tricycle
sauter par-dessus des objets d'une hauteur d'environ 3 cm
lancer une balle vers le haut
rattraper la balle

4 - 5
marcher à reculons en talons
sauter plusieurs fois vers l'avant
monter et descendre les escaliers en alternant les jambes
faire des roulades

5 - 6
marcher en déplaçant une barre
sauter en alternant les jambes
sauter à la corde
patiner

0. COMMENCEZ L'AVENTURE

- **POSTURE STABLE.** Maintien de l'axe corporel sur lequel les membres (bras et jambes) peuvent agir en effectuant des mouvements plus spécifiques et plus subtils.

Elle permet de maintenir la posture et l'équilibre. Par exemple, pour pouvoir dessiner en respectant les contours, le torse, la tête, les épaules et le coude doivent rester stables afin que la main puisse effectuer des mouvements subtils et contrôlés. Avez-vous essayé de dessiner, d'écrire ou de jouer à un jeu en étant allongé sur le sol ? Les activités en position debout sont également utiles. Il n'est pas toujours nécessaire de s'asseoir de manière traditionnelle. Si vous devez faire des activités assises et que l'enfant est perturbé, vous pouvez vous asseoir sur la balle thérapeutique, mais faites-la rouler ! Mettez-la dans une boîte en carton. Ainsi, elle ne roulera pas loin.

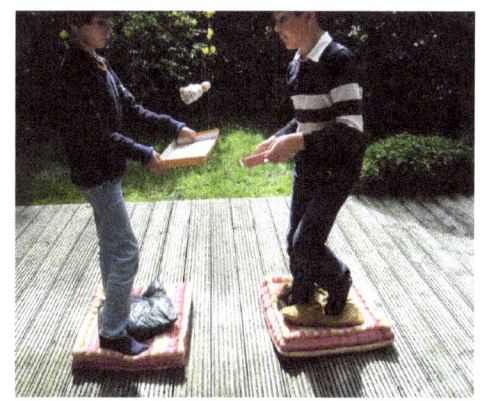

Organisez des activités sur des coussins

Dans les chapitres suivants, nous examinerons de nombreuses activités qui peuvent amener les enfants à se tenir debout, à bouger ou à s'allonger sur le sol. Êtes-vous prêts?

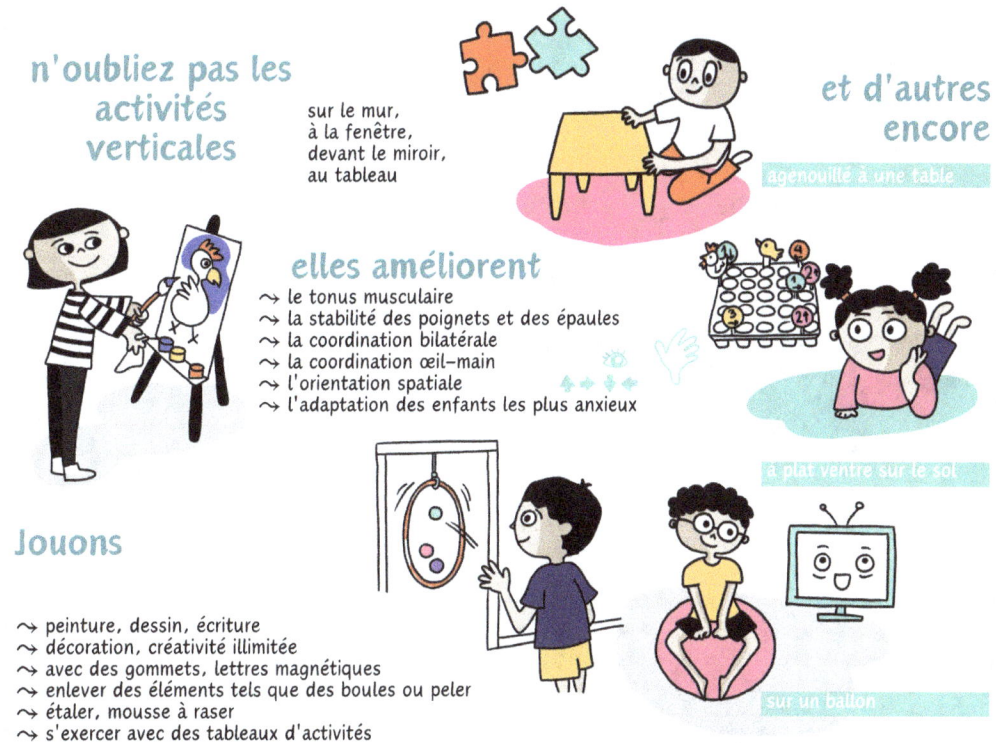

n'oubliez pas les activités verticales

sur le mur, à la fenêtre, devant le miroir, au tableau

et d'autres encore

agenouillé à une table

elles améliorent
- le tonus musculaire
- la stabilité des poignets et des épaules
- la coordination bilatérale
- la coordination œil-main
- l'orientation spatiale
- l'adaptation des enfants les plus anxieux

à plat ventre sur le sol

Jouons
- peinture, dessin, écriture
- décoration, créativité illimitée
- avec des gommets, lettres magnétiques
- enlever des éléments tels que des boules ou peler
- étaler, mousse à raser
- s'exercer avec des tableaux d'activités

sur un ballon

0. COMMENCEZ L'AVENTURE

- **PERCEPTION VISUELLE.** Il s'agit de la manière dont une personne perçoit la relation entre les objets (y compris son corps) dans l'espace. Voici, entre autres, ce qui peut aider dans ce domaine : les jeux de construction, tant sous forme de puzzles que de jeux d'association classiques, construction de labyrinthes, en suivant un chemin, en déplaçant des figures ou en traçant des lignes avec un crayon, copie de séquences, recherche de différences et activités de distinction entre la figure et le fond.

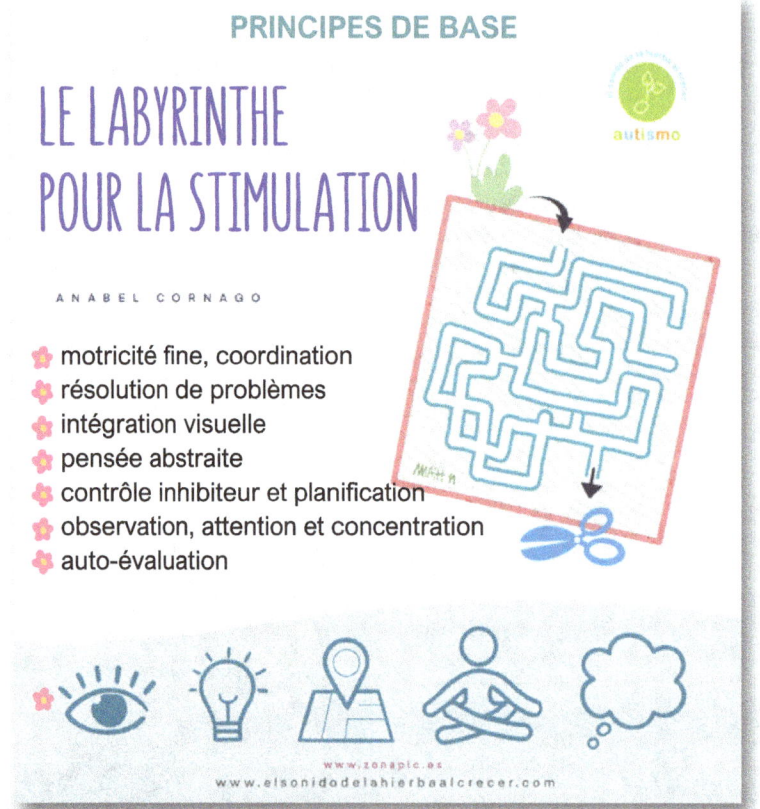

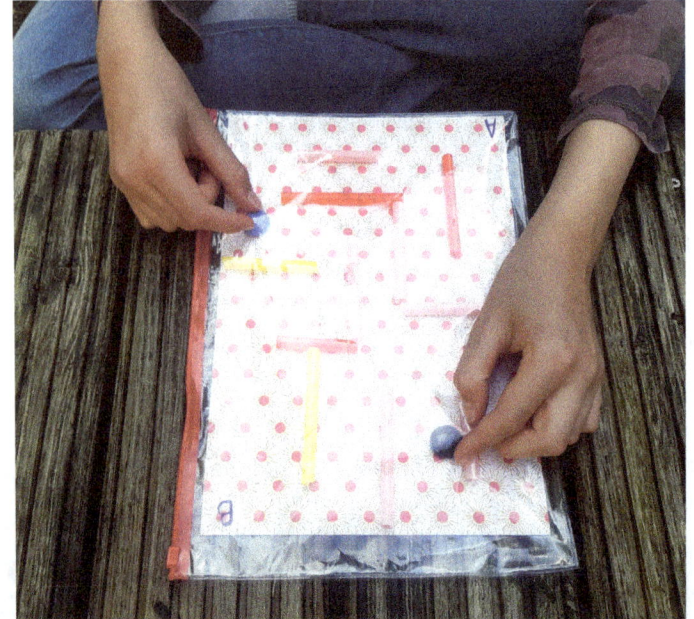

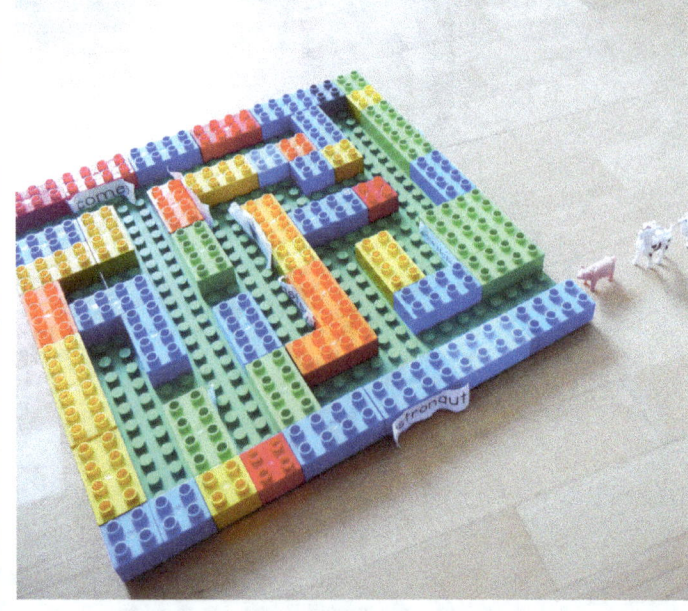

À PROPOS DE L'AUTISME

L'autisme implique un développement neurologique différent, ce qui implique une manière différente de percevoir, de penser, de ressentir et de s'exprimer, avec des points forts, des défis, des capacités et des besoins qui se manifestent de manière individualisée chez chaque personne autiste. Il s'agit donc d'une façon différente d'apprendre, qui sera présente dans ce livre et dans les activités que nous proposons.

Avant de commencer, examinons quelques points essentiels :

- **Observez et apprenez à personnaliser :**
  - Ce qui l'ennuie, ce qui le fait rire, ce qui le calme.
  - Son profil sensoriel et neurocognitif, qui évoluera avec le temps.

  Vous pouvez ainsi développer ses points forts, mais aussi motiver ou faciliter l'apprentissage en fonction de ses préférences et de ses intérêts.

- **Soyez des partenaires dans le jeu et dans les intérêts :**
  Amusez-vous ensemble et apprenez l'un de l'autre, sur la base de la compréhension et du respect.
  Les personnes autistes ont une énorme mémoire émotionnelle, c'est pourquoi il est si important de leur offrir autant de moments heureux que possible.

- **Ne les limitez pas à cause de l'autisme :** Il est nécessaire de sortir dans le monde, mais raisonnablement, avec des aides appropriées aux particularités de chacun.

- **Offrez un environnement sûr, accessible, compréhensible** et prévisible, avec des informations sensorielles appropriées. La structure et les aides visuelles seront un bon guide pour de nombreux enfants, mais essayez d'introduire des changements, des variations et différentes façons de faire la même chose afin d'**encourager la flexibilité.**

- **Guidez l'enfant pour qu'il atteigne ses objectifs en lui apportant l'aide dont il a besoin :** donnez du sens à l'activité grâce à l'apprentissage fonctionnel, c'est-à-dire avec un but et un objectif à très court terme (A. Riviere). Expliquez clairement en quoi consiste l'activité, ce que l'on attend de l'enfant, comment le faire, etc. Utilisez du matériel de manipulation, sensorimoteur ou adapté.
  Rappelez-vous que plus il est capable d'en faire avec ou sans aide, moins ils sera frustré.

- **Respectez son temps :** Il a besoin de plus de temps pour assimiler les informations, changer d'orientation ou réagir. Fournissez des structures claires et concises.
  Incluez des **activités motrices et sensorimotrices** quotidiennes.

- **Équilibrez la journée** avec des tâches exigeantes et d'autres qui le sont moins. Ajustez le niveau des tâches au niveau de fatigue ou à l'état émotionnel.
  Appliquez le "MAGRS" : motivez, adaptez, guidez, raccourcissez, simplifiez.

- **Organisez-vous :** Établissez un calendrier quotidien ou hebdomadaire des jeux auxquels vous souhaitez jouer avec votre enfant.
  Préparez le matériel à l'avance et ayez envie de vous amuser.

0. COMMENCEZ L'AVENTURE

CALENDRIER

ACTIVITÉ	lundi	mardi	mercredi	jeudi	vendredi	samedi	dimanche
exploration							
interaction							
motricité fine							
créativité							
graphomotricité							
mobilité							
autres							

Au sol : **S**   En mouvement : **M**   A table : **T**

Nécessités :

_____
_____
_____
_____
_____

0. COMMENCEZ L'AVENTURE

QUE FAIRE SI...

il est difficile d'attirer son attention, même si l'on commence par tenir compte de ses goûts et de ses centres d'intérêt ?

- ✓ Portez des lunettes, des perruques ou des chapeaux fantaisistes.
- ✓ Peignez votre visage avec des couleurs indiennes.
- ✓ Couvrez-vous d'un tissu ou d'un coussin et faites différents sons pour que l'enfant vous regarde. Lorsqu'il regarde dans votre direction, dévoilez-vous.
- ✓ Peignez vos mains de couleurs vives et agitez-les devant le visage de l'enfant pour attirer son attention.
- ✓ Accrochez des clochettes à vos poignets.
- ✓ Agitez des rubans colorés.
- ✓ Utilisez des matériaux aux couleurs vives et contrastées.
- ✓ Déplacez des objets d'un côté à l'autre avec des lumières, des sons et des rotations.
- ✓ Lancez un objet que vous portez : un chapeau, par exemple.
- ✓ Exagérez vos expressions faciales et corporelles, variez le ton de votre voix.
- ✓ Déguisez-vous avec des oreilles de lapin, un nez de clown, etc.

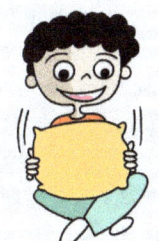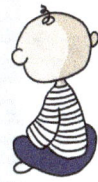

Souriez. Partagez un moment avec la personne que vous aimez le plus !

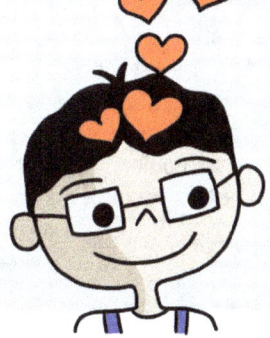

«Tes mots d'encouragement, tes louanges, ton affection ou le fait que tu sois fier de moi me feront du bien. J'ai besoin que tu m'apprécies, que tu me motives, que tu me guides et que tu croies en moi !»

27

1. EXPLORER

EXPLORER
un monde à découvrir

Le sens du toucher développe la motricité fine, la capacité à manipuler des objets, la coordination des mouvements du corps et la planification motrice.

En grandissant, votre bébé manipule tout avec **ses mains**, car ce sont les meilleurs outils pour explorer le monde qui l'entoure. Les mains et les doigts aident les bébés à sentir les textures, à examiner les objets de plus près et à jouer. Les **activités interactives** de ce chapitre ont pour but d'amener votre enfant à explorer avec ses mains, mais aussi avec ses pieds.

Si vous ajoutez du bicarbonate de soude à la mousse de rasage, vous obtiendrez un effet de neige - une pléthore de sensations !

Veillez à disposer de cartes texturées, de boîtes sensorielles, de sacs sensoriels, de livres, de sable, etc. pour offrir une variété de perceptions intégrées dans leurs objets de jeu (laine, tissu, métal, pierre, carton, mou, dur, collant, humide, etc.), sans oublier qu'ils devront manipuler des objets de tailles, de **poids** et de **formes** différents.

1 EXPLORER

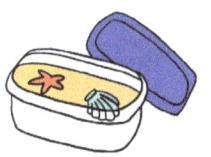 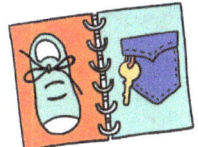 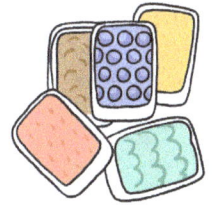 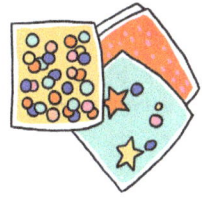 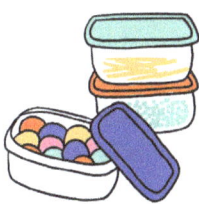

boîte à sable   *brochures interactives*   *textures*   *sacs sensoriels*   *boîtes sensorielles*

Si l'enfant ne touche pas le matériel avec ses mains ou ses doigts, **ne le forcez pas à le faire !** Essayez de le persuader de le faire avec des objets auxiliaires : une cuillère, un petit bâton ou des gants en caoutchouc.

- Préparez des chiffons doux et de l'eau pour le nettoyage.
- Vous pouvez également placer les textures dans des sacs sensoriels scellables, fixés à la fenêtre ou à la table avec du ruban adhésif.
- Commencez par des textures sèches et dures, puis passez progressivement à des textures plus douces ou plus visqueuses.
- Proposez également des stratégies d'ajustement avant et pendant l'activité : massage en profondeur, objets lestés, etc. c'est-à-dire combinez avec des activités proprioceptives.

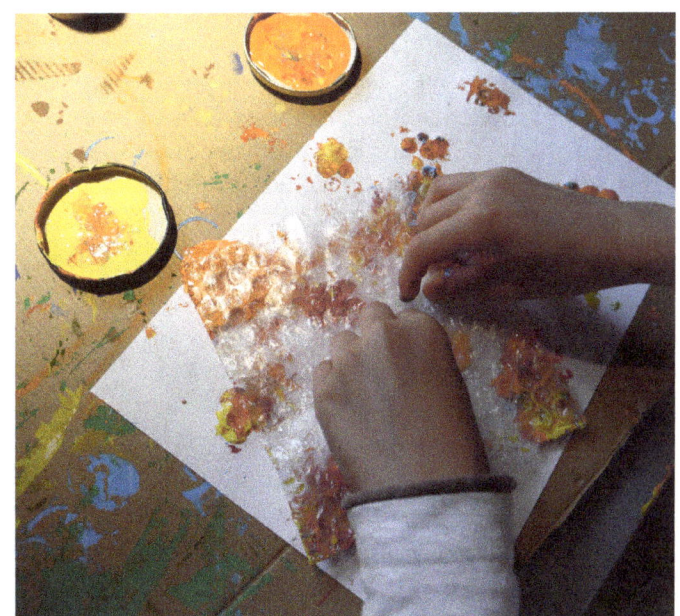

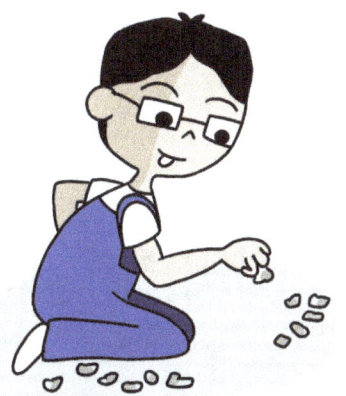

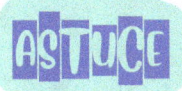

Des mains occupées : des activités qui consistent à presser ou des jeux qui calment les petites mains nerveuses. Préparez et gardez toujours à portée de main un sac contenant divers objets texturés. Essayez les balles anti-stress, les élastiques et les jouets en caoutchouc, encore mieux s'ils émettent des sons lorsque vous les pressez. Gardez à l'esprit les intérêts et les préférences de votre enfant lorsque vous choisissez la forme des objets. Par exemple, un dinosaure plutôt qu'un caneton.

1. EXPLORER

1. LES BOÎTES SENSORIELLES

Il s'agit d'un simple récipient rempli de différents matériaux et textures, dans lequel vous pouvez placer des objets utiles. Ils peuvent être combinés avec des activités cognitives et encourager l'imagination si vous créez des scénarios thématiques. **Des idées pour le remplissage ?** Du riz teinté, des pâtes teintées, châtaignes, herbes aromatiques, sable, farine, mousse à raser, boules d'hydrogel, petites figurines, billes, rubans, objets roulés, galets, pompons, eau, etc. Les éléments que l'on peut utiliser dépendent des circonstances que l'on veut créer. Par exemple, avec des animaux, on peut créer une ferme.

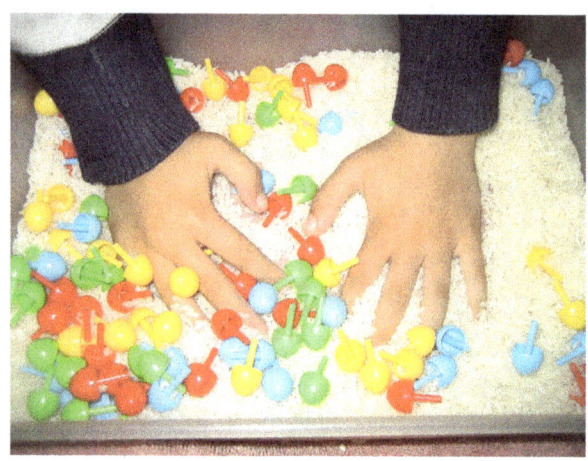

Photo: Sonia Borrás

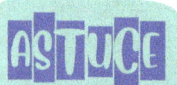

La boîte doit être suffisamment grande pour permettre à votre enfant de l'explorer. De plus, elle est souvent utilisée par deux enfants en même temps afin d'encourager l'interaction.

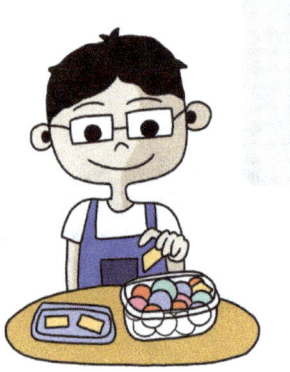

Vous pouvez placer la boîte sensorielle sur un support à une hauteur adaptée à la taille de l'enfant afin qu'il puisse la manipuler debout.

C'est un outil fantastique qui permet aux enfants d'apprendre en expérimentant et en reconnaissant leurs sens. Il a aussi un effet calmant et les aide à se concentrer et à s'amuser.

Ils acquièrent des compétences pratiques (lancer, remplir, vider, déplacer, etc.), améliorent leur motricité et encouragent l'apprentissage par le jeu. Nous toucherons, verrons, entendrons, goûterons et sentirons. Des sensations inoubliables.

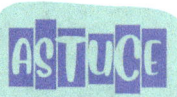

Si vous êtes à l'intérieur, placez une bâche en plastique ou un grand drap en dessous. Ce sera plus facile à ramasser par la suite (faites-le avec votre ou vos enfants).

1. EXPLORER

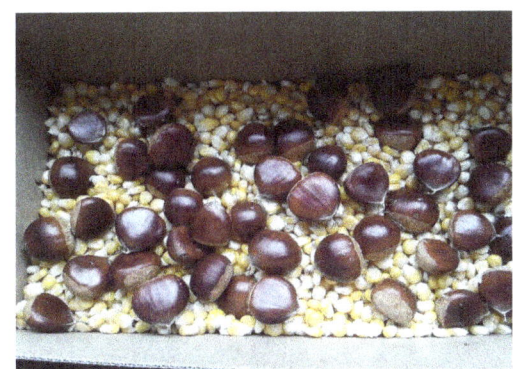

La boîte de riz teinté en **arc-en-ciel** est la préférée de mon fils, même aujourd'hui, alors qu'il est adolescent. La texture du riz, le craquement entre les doigts, le bruit de la pluie qui tombe. L'avez-vous essayée ?
VARIATION : Cachez des lettres entre les grains de riz pour qu'il puisse les retirer avec ses petits doigts.

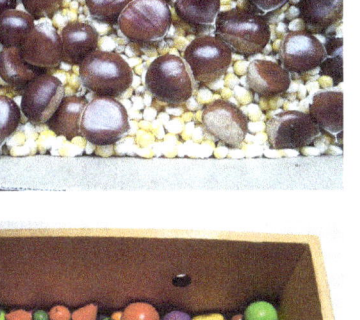
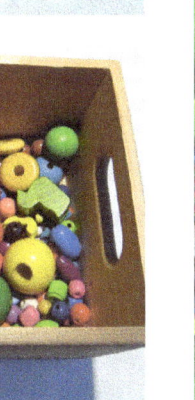
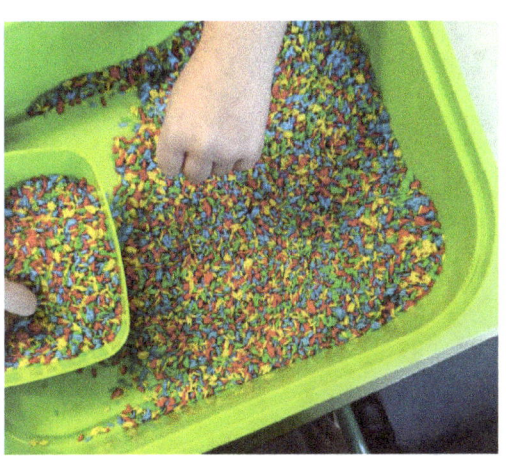

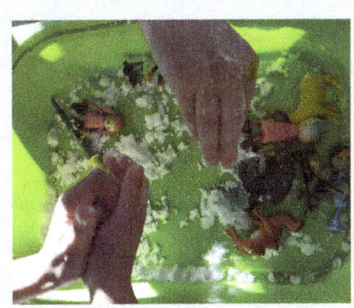
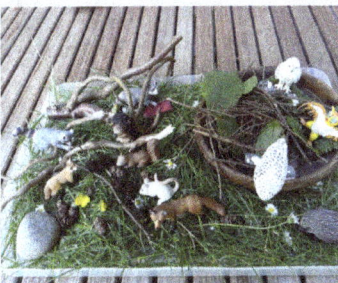
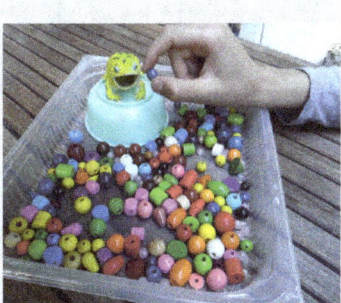

dans la neige — *dans la forêt* — *grenouille avaleuse*

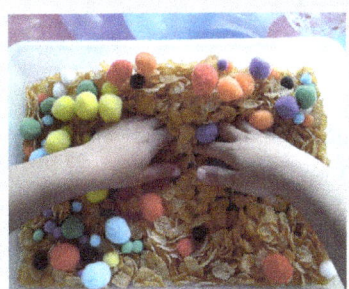
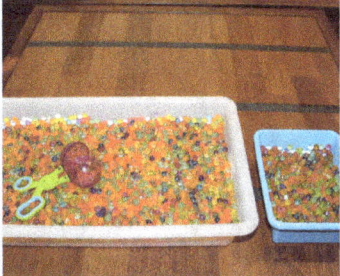
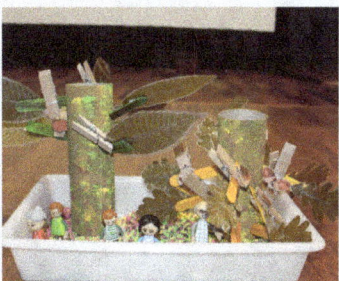

dans les cornflakes — *hydrogel* — *l'automne*

1. EXPLORER

2. NOURRIR LES ANIMAUX

Lors de la préparation d'activités, il existe d'innombrables possibilités de combiner des éléments. Sur ce disque sensoriel, nous combinons le jeu symbolique, la motricité et les aspects sensoriels.

Nous sommes partis des centres d'intérêt de l'enfant : les animaux de la ferme, mais vous pouvez tout à fait adapter cette idée aux préférences de votre enfant.

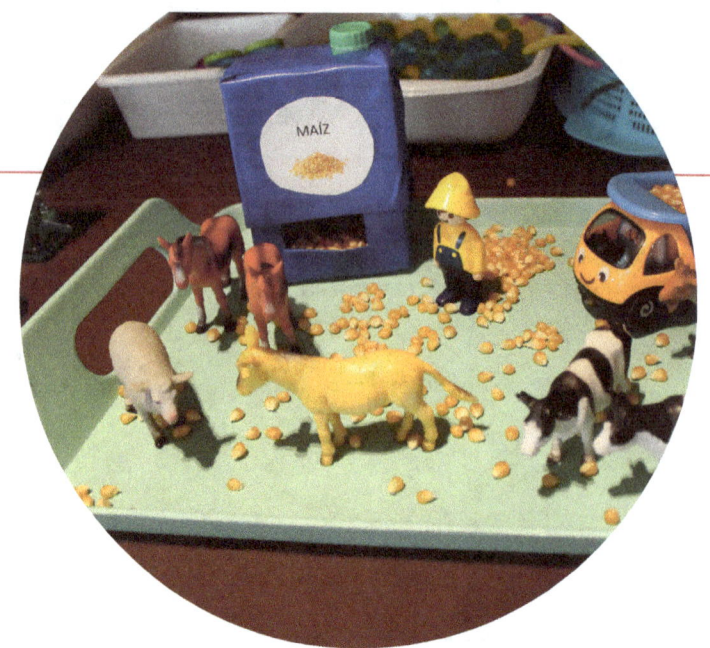

Photo: Silvia Rodriguez Obeso

3. LES PÂTES COLORÉES

Ou pois chiches, lentilles...

VOUS AUREZ BESOIN: de différents types de pâtes, de colorants et de quelques gouttes d'alcool.

- Avant de verser la peinture, tâtez la pâte avec vos mains.
- Mettez les pâtes dans un sac refermable et ajoutez, par exemple, de la peinture rouge et des gouttes d'alcool. Retirez-les bien. Faites de même avec d'autres couleurs. Elles peuvent être utilisées pour simuler des pâtes à la tomate ou au pesto.
- Laissez-les sécher pendant au moins un jour avant de les utiliser.

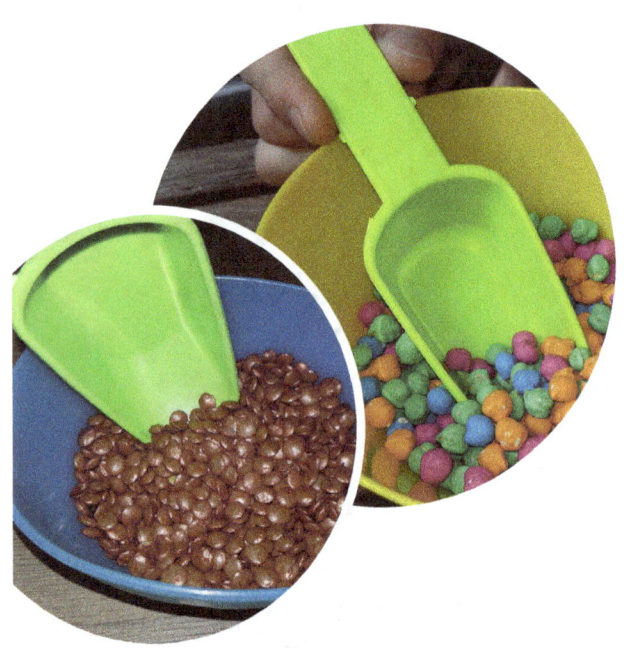

4. LE RIZ SENSORIEL

VOUS AUREZ BESOIN: du riz, des sacs de congélation, des colorants et du vinaigre blanc

- Mettez le riz dans les sacs.
- Dans chaque sac, mettez quelques gouttes d'un colorant et un peu de vinaigre blanc.
- Il faut ensuite laisser sécher le riz pendant au moins un jour avant de l'utiliser.

Nous avons fabriqué quatre sacs, qui servent également de sacs sensoriels pour stimuler le toucher.

1. EXPLORER

5. TEXTURES

Collez différents matériaux sur du carton pour que l'enfant puisse les toucher avec ses petites mains. Vous pouvez utiliser des feuilles en plastique, des plumes, du coton, du papier de verre, des pommes de pin, de la laine, des élastiques, etc.

Vous pouvez faire la préparation ensemble. Préparez tout à l'avance et laissez l'enfant vous aider à coller le tout.

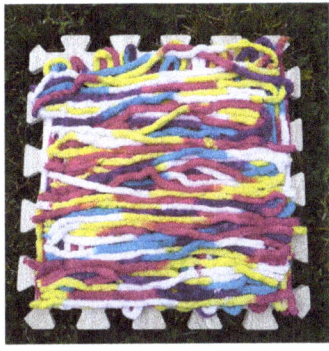
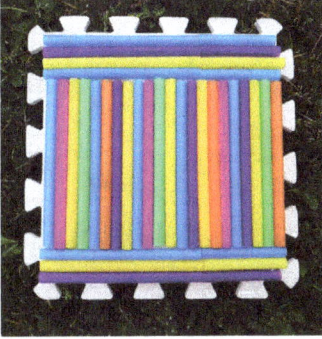
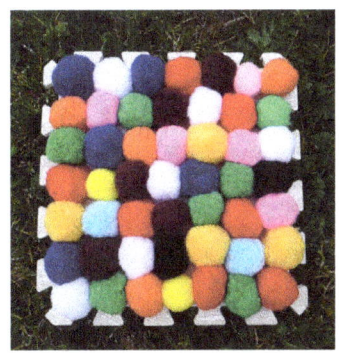

Plus tard, pour familiariser l'enfant avec les contrastes du toucher, collez deux éléments différents sur le même carton : du coton et des pommes de pin, par exemple. L'enfant les touche d'abord d'une main. Guidez-le avec des commentaires tels que : **"Touche les pommes de pin, les pommes de pin sont dures, etc."** ou en lui demandant : **"Aimes-tu toucher les pommes de pin ?"** Ensuite, l'enfant peut expérimenter avec ses deux mains en même temps.

Et si vous les accrochiez au mur ?
Les enfants adorent se déplacer d'un endroit à l'autre. Ils ont souvent besoin de bouger pour observer, apprendre et expérimenter le monde qui les entoure. C'est pourquoi le jeu vertical encourage une forme naturelle de jeu.

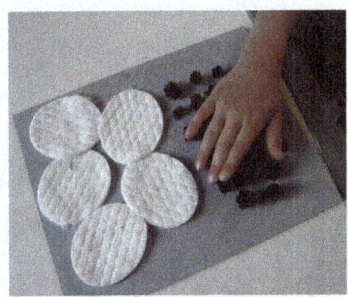
contraste dur et doux

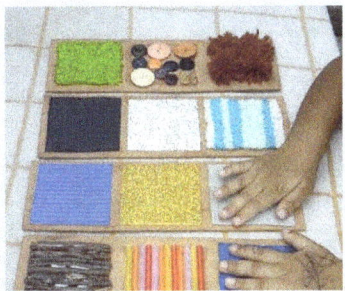
cartons de texture
photo: Norkys García

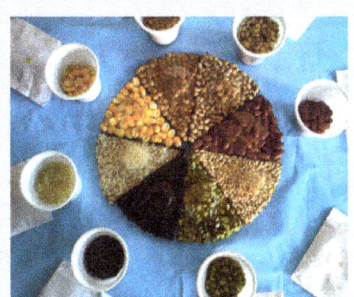
pizza de textures
photo: Norkys García

33

1. EXPLORER

Si vous décrivez la sensation : doux, rugueux, lisse, moelleux, etc., vous les aiderez à acquérir un vocabulaire d'adjectifs. Vous pouvez préparer des cartes mémoire comme celle-ci :

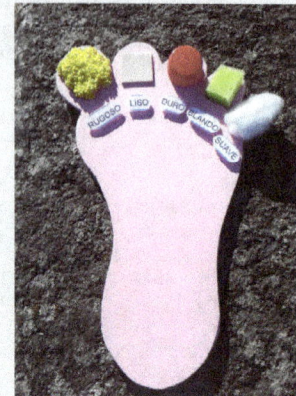
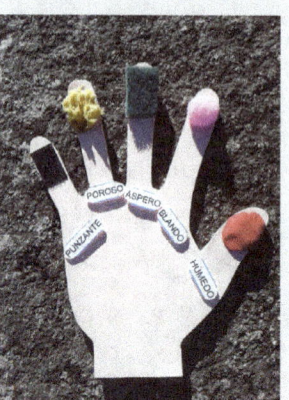

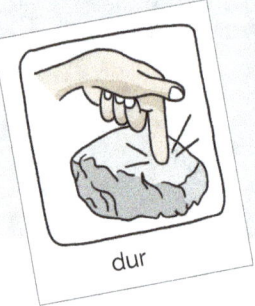

Deux suggestions que vous allez adorer

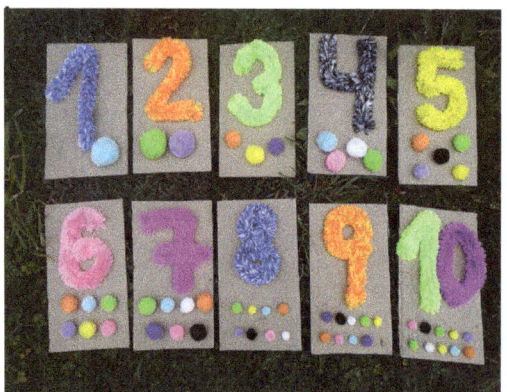

Chiffres sensoriels
photo: Carmen Fernández Cacho

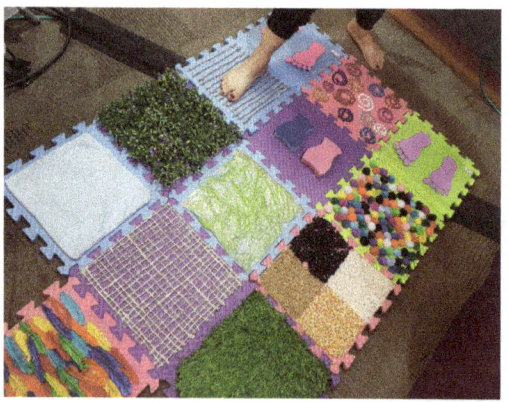

Tapis sensoriel
photo: Doany Montes

7. QUELLE SENSATION !

VOUS AUREZ BESOIN : du sel, des craies de couleur et une râpe

- Versez le sel dans un bol. Jouez un peu avec le sel entre vos doigts.
- Frottez la craie et sentez-la à nouveau.

Nous l'avons fabriqué en différentes couleurs et une nouvelle boîte de stimuli sensoriels verra bientôt le jour.

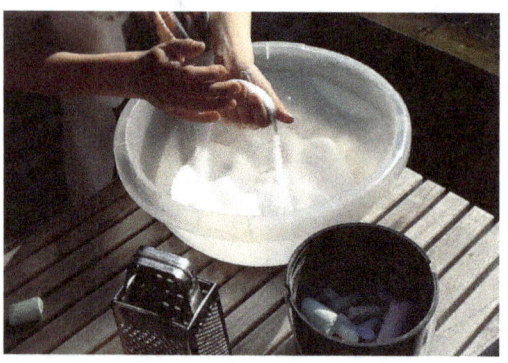

8. LES SACS SENSORIELS

La réalisation d'un sac sensoriel, qui stimule le toucher, est très facile.

VOUS AUREZ BESOIN : des sacs de congélation avec des fermetures éclair, du gel pour les cheveux, des colorants alimentaires, des objets à mettre à l'intérieur.

VARIANTE :
Sachets et gants farcis.

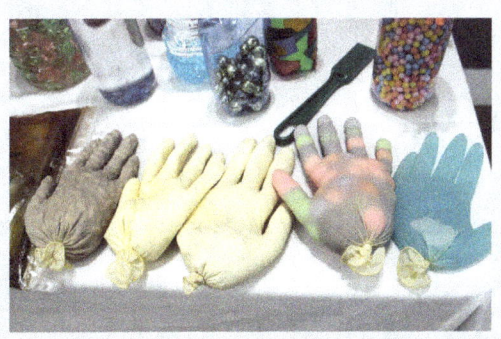
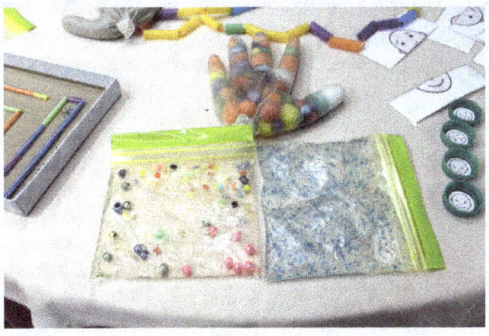

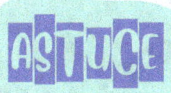

Nous les utilisons également pour le kit apaisant.

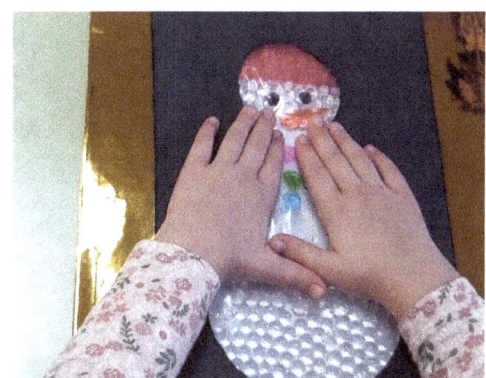
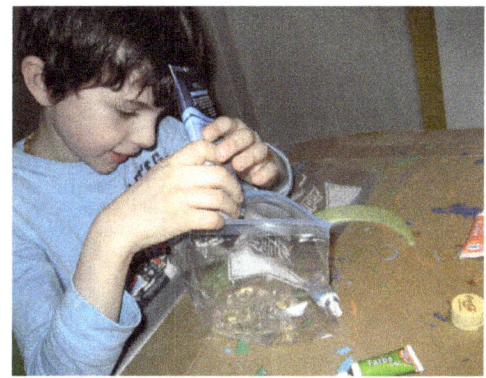
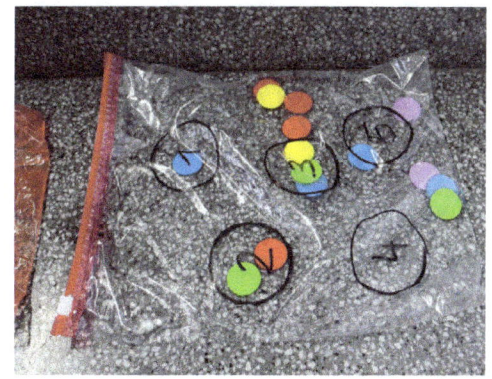
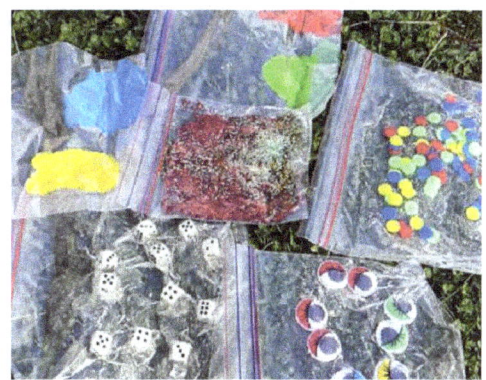

1. EXPLORER

9. LE BON TISSU

Vous voulez garder vos mains occupées ? Utilisez des tissus pour préparer des activités qui vous permettront de les presser, de les mouiller, de les tordre, de les secouer, de les étirer... Changez aussi les textures.

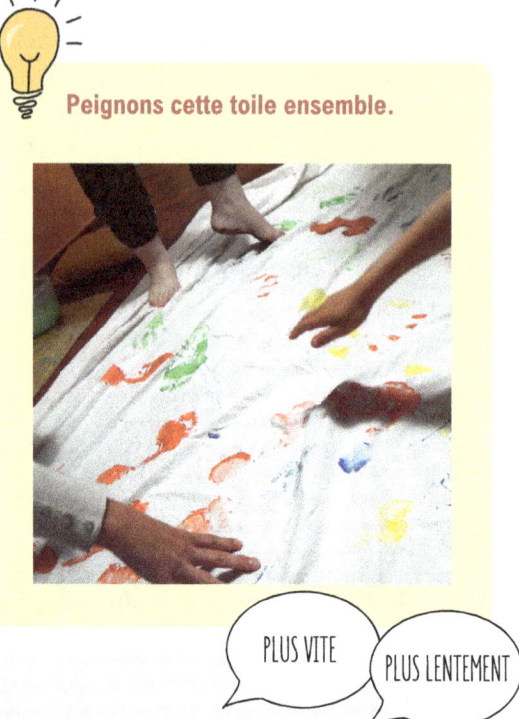

Peignons cette toile ensemble.

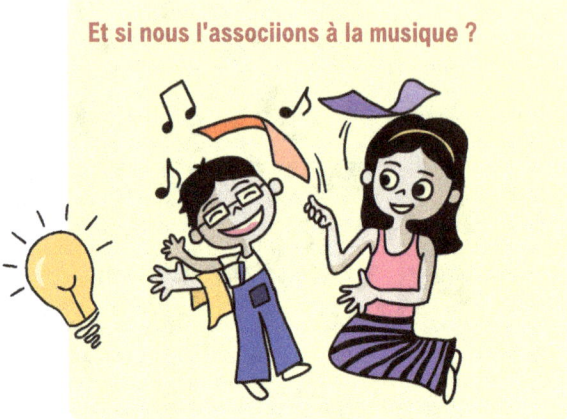

Et si nous l'associions à la musique ?

PLUS VITE   PLUS LENTEMENT

Témoignage

L'un de nos premiers moments interactifs constituait à lancer des morceaux de différents tissus (soie et tissu léger) et de les sentir tomber sur nous. Tenir un tissu, chacun d'un côté, est aussi une activité collaborative qui permet de nombreuses possibilités (tenir un animal en peluche, par exemple, ou le faire bouger au rythme de la musique). Plus tard, en maternelle, les enfants faisaient beaucoup de jeux avec la toile de parachute. Voyant le succès rencontré avec Eric, nous en avons fait une avec les empreintes de mains et de pieds.

10. SPAGHETTI AL DENTE

VOUS AUREZ BESOIN: Des spaghettis, des colorants, de l'huile et des sacs en plastique

Mon fils a réparti les pâtes cuites dans quatre sacs en plastique. Il a ensuite mis quelques gouttes de colorant alimentaire dans chaque sac. Chacun avait une couleur différente. Et... on pétrit, on sent, on touche et on déguste. Sur la photo, vous voyez un ornement décoratif pour le Carnaval.

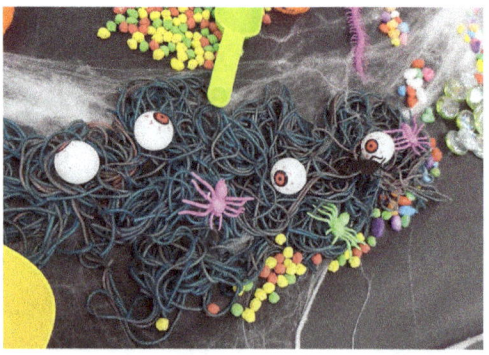

Photo: Carmen Fernández Cacho

11. PEINDRE AVEC LES DOIGTS

Salissons-nous ! Il est conseillé de poser une bâche en plastique sur le sol. Utilisez de très grandes feuilles de papier. Vous pouvez peindre les paumes de l'enfant, la plante de ses pieds...
Et laisser des empreintes de pieds, par exemple. Une autre variante consiste à placer un grand morceau de carton sur le mur afin qu'il puisse peindre debout, en mouvements circulaires et en utilisant ses deux mains.

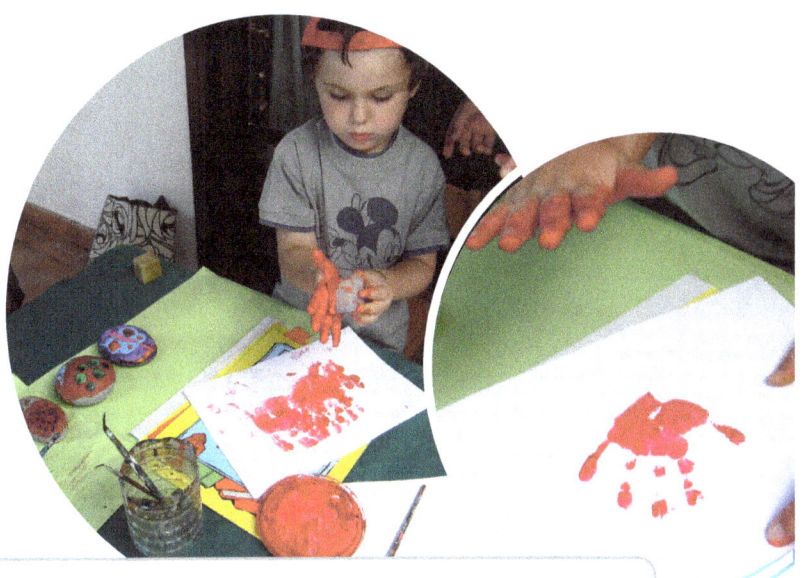

COMMENT FAIRE DE LA PEINTURE À DOIGTS MAISON

- Mélangez tous les ingrédients et faites chauffer jusqu'à ce que le mélange soit épais.
- Laissez refroidir et répartissez dans des bols.
- Ajoutez quelques gouttes de colorant alimentaire.

VOUS AUREZ BESOIN

- 3 cuillères à soupe de sucre
- ½ cuillère à soupe de sel
- ½ tasse de fécule de maïs
- 2 tasses d'eau
- 1 petite casserole
- des colorants végétaux

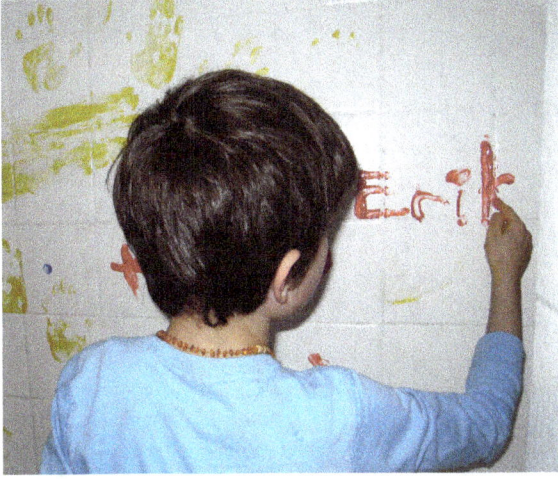

LA SALLE DE BAIN COMME ESPACE CRÉATIF

La peinture avec les doigts, les mains et les pieds est une activité qui libère la créativité, l'imagination et l'énergie et qui est très amusante ! N'oublions pas qu'elle développe la sensibilité et améliore l'expression artistique, verbale et émotionnelle, surtout si nous participons avec l'enfant. Décorer le carrelage de la salle de bain avec des mains et des pieds présente de nombreux avantages : il y a plus d'espace et il est plus amusant de nettoyer ensuite ensemble.

1. EXPLORER

12. UN TABLEAU VIVANT

VOUS AUREZ BESOIN: 1 tasse de farine, 3 cuillères à soupe de levure chimique, 1 cuillère à soupe de sel, de l'eau, des petits sachets zippés, du colorant alimentaire et un four à micro-ondes.

REGARDEZ-LE S'ÉTALER !

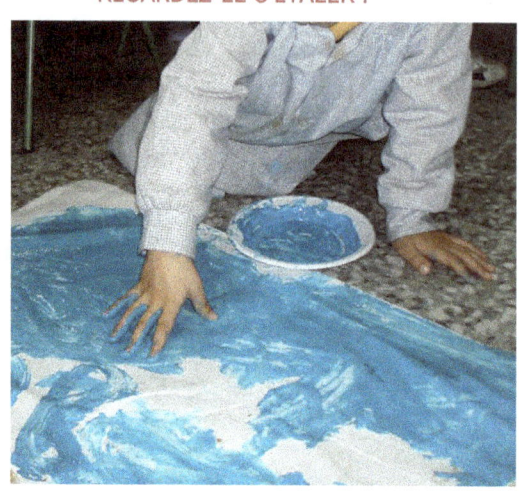

- Mélangez la farine, la levure, le sel et suffisamment d'eau pour obtenir une consistance. Divisez-la en 4 parties et répartissez-la dans les sacs. Versez la couleur, fermez et pétrissez/pressez pour mélanger la couleur.
- Faites un nœud sur un côté et coupez un coin.
- Les enfants utiliseront le sac comme sac à éclaboussures. Amusez-vous !

13. SEL ET FARINE

NON-TOXIQUE

VOUS AUREZ BESOIN: 1 tasse d'eau, 1 tasse de farine, 1 tasse de sel, colorant alimentaire, de petits sacs en plastique, des récipients et 1 cuillère

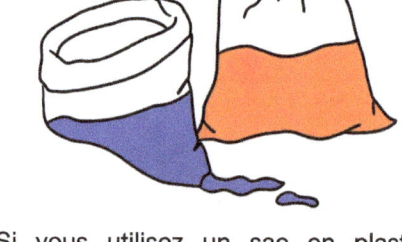

- Mélangez le sel à la farine, puis à l'eau. Pour obtenir une texture un peu plus fluide, ajoutez un peu plus d'eau (1/4 de tasse supplémentaire).
- Répartissez le mélange dans différents récipients ou sacs en plastique et ajoutez 5 à 10 gouttes de colorant alimentaire dans chacun d'eux pour créer les différentes couleurs.
- Si vous utilisez un sac en plastique, fermez une extrémité. Coupez ensuite l'extrémité du sac et donnez-la à l'enfant pour dessiner.

Essayez de peindre ou d'étaler avec vos pieds :

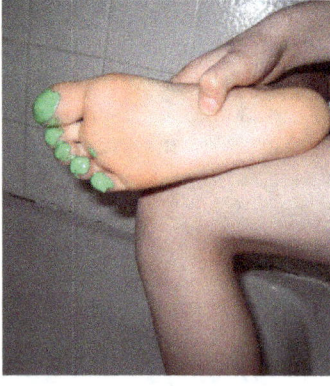 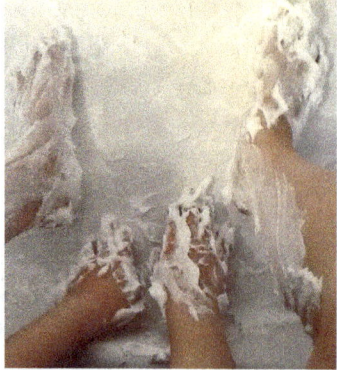 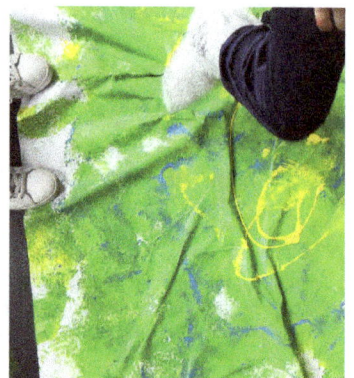

1. EXPLORER

14. LA MOUSSE À RASER

La mousse à raser offre des possibilités fantastiques. Déposez-la sur une table et laissez l'enfant l'étaler en faisant de grands mouvements circulaires.

Imitons papa. Il peut s'agir d'un autre jeu. Fabriquons une barbe avec de la mousse à raser ou mettons de la mousse à raser sur différentes parties du corps et nommons-les.

Il est également très amusant de remplir une bassine de mousse et de laisser l'enfant la déplacer pieds nus.

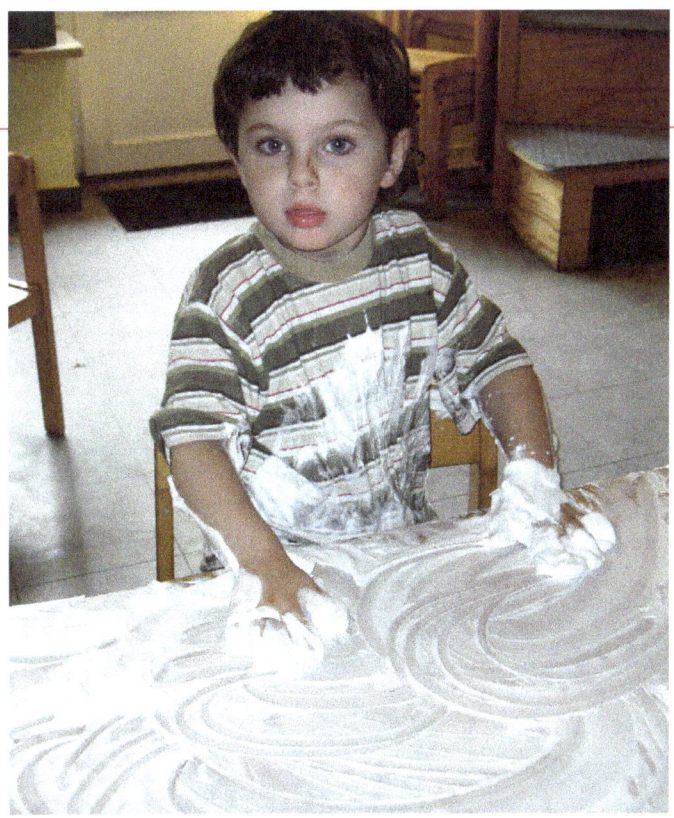

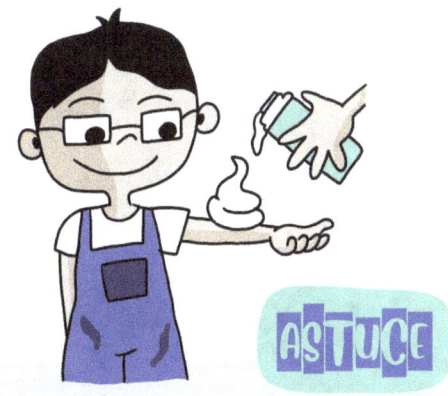

ASTUCE

Inventez des jeux : "laver une voiture avec de la mousse à raser". Faites passer la voiture dans la mousse à raser, dessinez des formes et écrivez son nom.

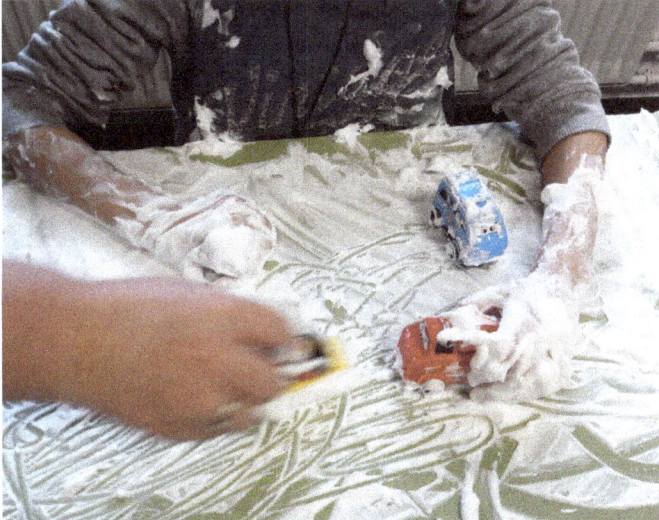

15. LA CRÈME COLORÉE

VOUS AUREZ BESOIN: 1 mousse à raser, peintures acryliques ou colorants alimentaires, seaux, pinceaux, brosses, charettes

Si votre enfant est enclin à tout porter à la bouche, remplacez la mousse à raser par de la crème fraîche ou du yaourt, par exemple.

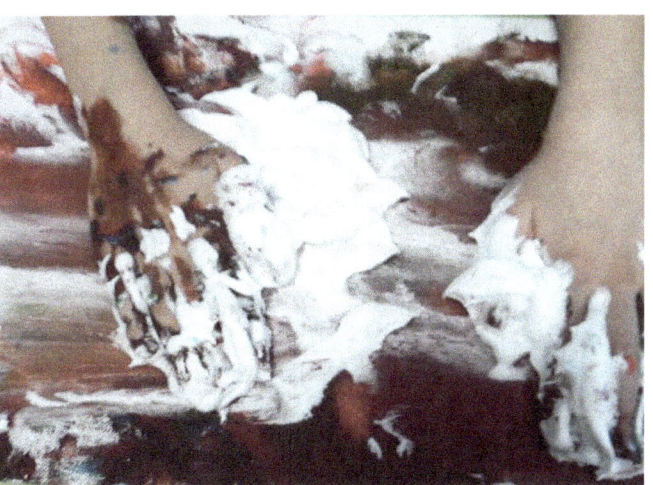

1. EXPLORER

16. AVEC RELIEF

VOUS AUREZ BESOIN. de la mousse à raser, de la colle liquide, des colorants alimentaires, du papier épais : papier ou carton

- Mélangez des quantités égales de mousse à raser et de colle liquide. Par exemple, une demi-tasse de chaque pour chaque couleur.
- Ajoutez 5 gouttes de colorant alimentaire. Vous pouvez également remplacer le colorant par de la tempera.

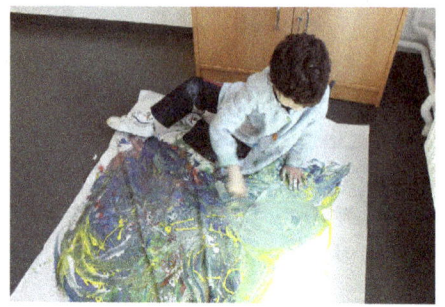

Photo: Carmen Fernández Cacho

17. BILLES DANS LE SABLE SCINTILLANT

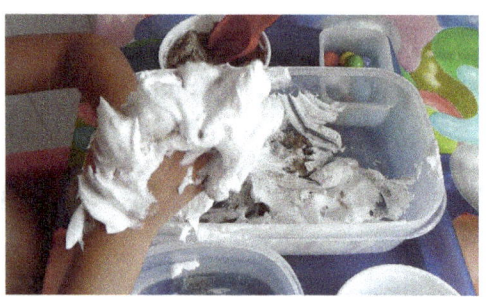

Photo: Sonia Borrás

Ajoutez du sable et des billes. Avez-vous essayé de mélanger avec de la glace ?

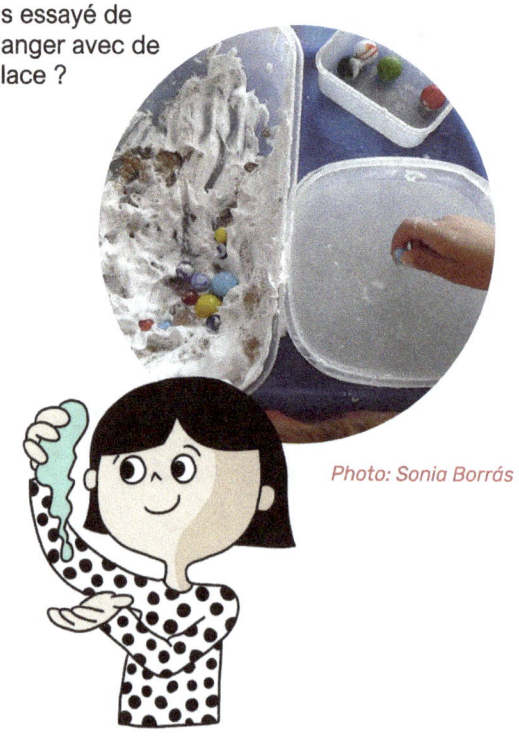

Photo: Sonia Borrás

18. ABRACADABRA

VOUS AUREZ BESOIN : 2 tasses de bicarbonate de soude, 2 cuillères à soupe de sel, du colorant alimentaire, 1 cuillère à café de liquide vaisselle, 1/2 tasse d'eau, 2 tasses de vinaigre

- Mélangez le bicarbonate de soude et le sel dans un bol.
- Ajoutez et mélangez bien le colorant alimentaire ou le colorant liquide à l'eau si vous voulez peindre.
- Ajoutez une cuillère à café de liquide vaisselle et mélangez.
- Ajoutez l'eau. Le mélange est prêt lorsqu'il forme une boule. Si ce n'est pas le cas, continuez à ajouter de l'eau par petites cuillères. S'il est trop mou, vous pouvez ajouter du bicarbonate de soude.
- Enfin, ajoutez du vinaigre et vous obtiendrez beaucoup de mousse !

Préparez une pâte modelable. Sa texture n'est pas la même que celle de la pâte à modeler. On ne peut pas la pétrir, mais on peut lui donner la forme d'une boule. De plus, si l'on ajoute du vinaigre, il en sortira une grande quantité de mousse.

1. EXPLORER

19. LES BONBONS

VOUS AUREZ BESOIN: 1 boîte de lait concentré, un moule à glaçons, du colorant alimentaire et un bâton à mélanger

- Videz le lait concentré dans le moule à glaçons.

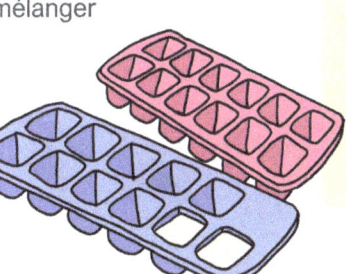

Avez-vous déjà pensé au plaisir de peindre avec du chocolat ? Ne le chauffez pas trop. Prenez garde.

- Ajoutez le colorant. Remuez à l'aide d'un bâtonnet.

20. TEMPÉRA ET COLLE BLANCHE

VOUS AUREZ BESOIN: de la colle blanche, du sel et de la tempéra liquide.

- Mélangez la colle blanche et le sel.
- Versez la tempéra liquide et laissez sécher.

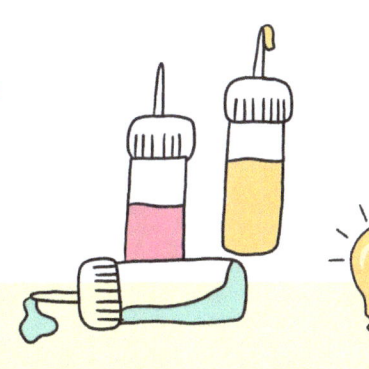

AUTRES MELANGES :

- **VISCOSE :** bicarbonate de soude + vinaigre + farine + pigment
- **ADHÉSIF :** gélatine (1 sachet à froid) + gel capillaire + colle + colle de farine + pigment
- **HUILE :** farine + eau + huile + pigment + savon de lavage

Inventez ensemble vos propres "recettes" : de textures et couleurs différentes, sur un plateau, sur des feuilles de papier posées au sol ou accrochées au mur. Favorisez l'interaction chaque fois que vous le pouvez.

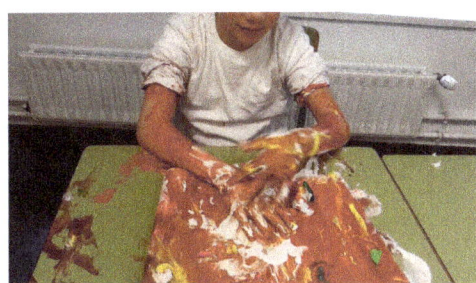
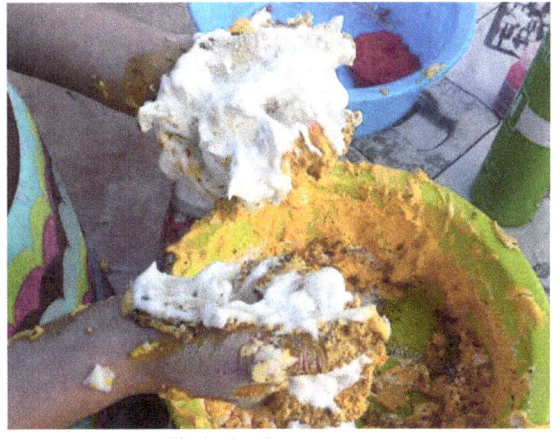

Photo: Isa Arcas

LA PLASTILINE ET SON POTENTIEL

La plastiline est vite devenue notre principale alliée pour améliorer le sens du toucher d'Eric : roulez-la en petits serpents, formez des petites boules, faites-les fondre avec la main et laissez libre cours à votre imagination pour créer de nombreux personnages. Vous pouvez également intégrer des outils tels que des rouleaux, des ciseaux arrondis, des couteaux, des moules et des objets à décorer ou à cacher : bâtons, pièces de monnaie, billes, cailloux ou petits jouets.

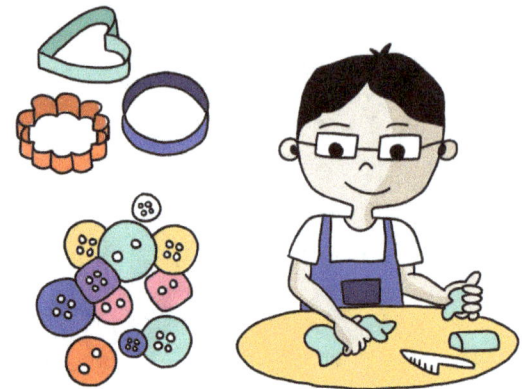

À PARTIR DE 2 ANS

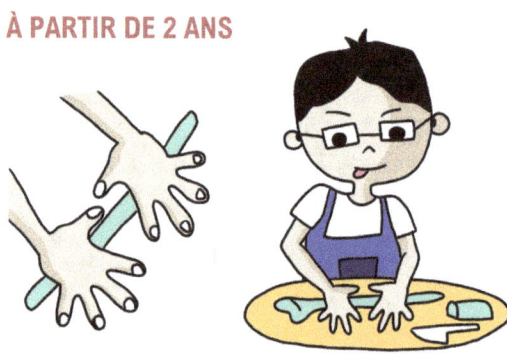

Nous avons commencé à jouer avec la pâte en imitant.
Assis l'un en face de l'autre à une table, vous placez un morceau de pâte devant vous.

- **FORCE :** L'empreinte de notre pâte à modeler. La force de la main. Une pression qui donne une perception.
- **COMPÉTENCES MANUELLES :** Pour améliorer la motricité et la préhension, vous pouvez fabriquer des "hérissons" en pâte à modeler. Préparez des bâtonnets à percer. Ensuite, l'enfant enfoncera les bâtonnets dans une boule de pâte à modeler qu'il a fabriquée plus tôt.
- **CRÉATIVITÉ :** Mettez à sa disposition divers objets et outils : rouleau à pâtisserie, moules, cailloux, plumes, spaghettis, poupées, perles, etc. Et laissez-le créer librement.
- **JEUX D'ACTIVITÉ :** Il existe une grande variété de jeux qui combinent des sujets d'intérêt et des aspects cognitifs.

Prenez votre propre morceau et commencez à le rouler pour en faire un galet, en disant : "Je fais un galet" : "Je fais un galet". Lorsque le galet est prêt, vous donnez l'ordre "Maintenant toi". Si l'enfant ne le fait pas, vous prenez sa main avec la vôtre et vous l'aidez à faire le galet. De la même manière, vous pouvez vous entraîner à faire des boules, à les écraser, à faire des cercles et tout ce qui vous passe par la tête. Eric a nommé les petits serpents "tubes" (l'un de ses centres d'intérêt lorsqu'il était enfant).

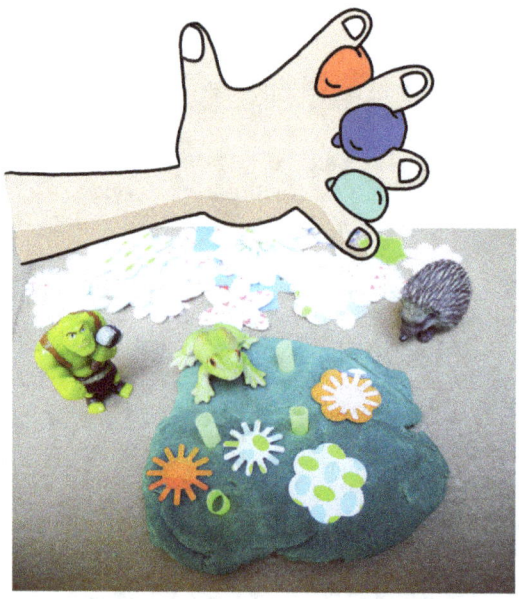

Paysage en plastiline

1. EXPLORER

21. COPIER DES MODÈLES AVEC DE LA PLASTILINE

3-4 ANS

- Placez un objet sur la table pour que l'enfant puisse le copier, par exemple une petite boule. Préparez de gros morceaux de pâte à modeler de la même couleur que l'objet.
- Assis à la table, placez l'objet devant l'enfant, ainsi qu'un morceau de pâte à modeler pour lui et un pour vous. Montrez l'objet et nommez-le : **"Regarde, une boule."**.
- Commencez à copier l'objet avec votre morceau de pâte à modeler et placez-le près de l'original. Montrez ensuite à l'enfant son morceau de pâte à modeler, mettez-le dans ses mains et dites : **"Fais une boule"**.
- Aidez et guidez l'enfant si nécessaire dans le processus de copie de l'objet.

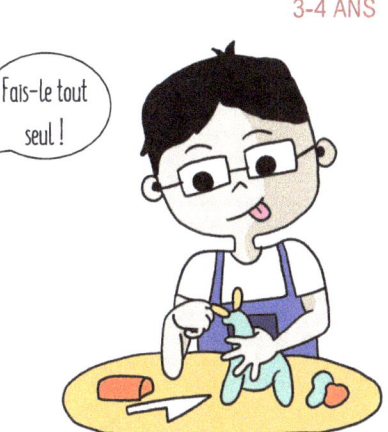

- Lorsque la copie de l'enfant est terminée, placez-la à côté du modèle et de votre copie et dites : **" Boules "**.

22. COPIES DE MODÈLES PHOTOGRAPHIÉS

3-4 ANS

Si vous vous êtes déjà exercé à copier différents modèles : un escargot, des hérissons ou un chat, par exemple, utilisez des images de ces objets pour les copier. Vous pouvez également utiliser des modèles pour créer des situations ou même les utiliser pour des concepts mathématiques comme les fractions.

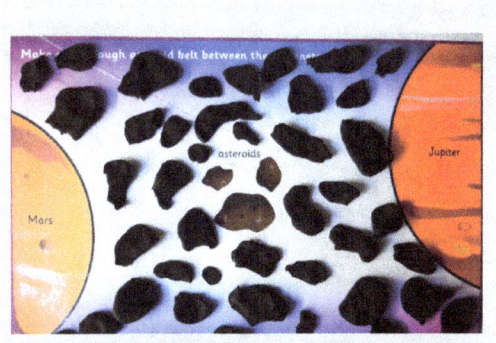

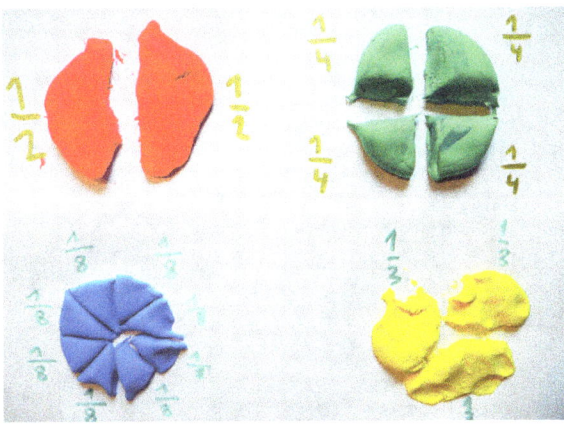

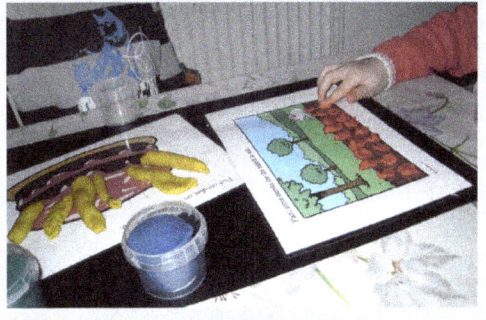

FRACTIONS
Photo: Mercedes Lancharro

Exemples

1. EXPLORER

23. COMMENT STIMULER AVEC LA PAROLE

PLASTILINE : VOCABULAIRE UTILISÉ

AVEC LA PLASTILINE

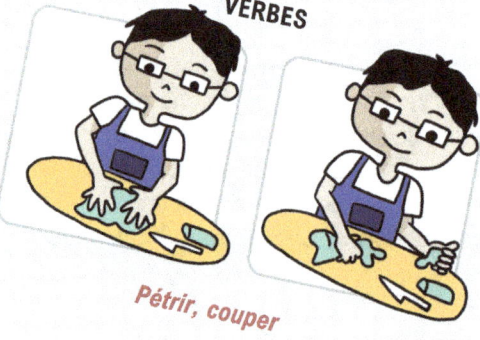

ON DIRA

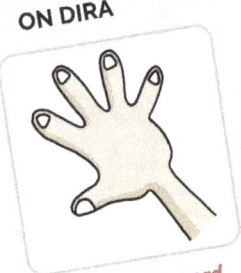

Encore. D'accord. C'est ça.

SOUHAITS, EXPRESSIONS

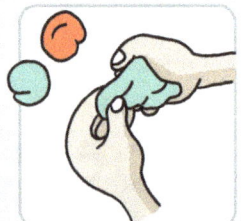

*Je veux..,
Qu'est-ce que tu fais ? Je fais..,
Qu'est-ce que je fais ? Tu fais…*

VERBES

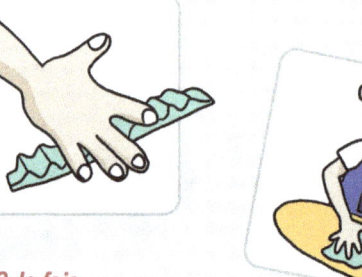

Pétrir, couper

ADJECTIFS

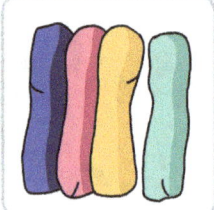

Couleurs, Formes, Descriptions ("long/court"), Comparaisons

MATÉRIEL

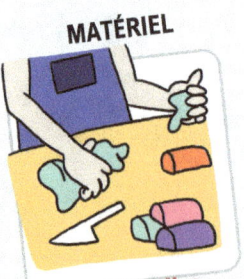

*Galets, balles…
Outils : couteau…
Nom de l'objet modelé : hérisson*

1. EXPLORER

24. ARGILE MAISON

VOUS AUREZ BESOIN : De la farine (1 tasse pour chaque couleur), du sel (1/2 tasse pour chaque couleur), de l'huile (1 cuillère à soupe pour chaque couleur), du colorant alimentaire (environ 15 gouttes pour chaque couleur), de l'eau (1 tasse pour chaque couleur). Facultatif : crème de tartre (1 cuillère à soupe pour chaque couleur permet à la pâte à modeler de se conserver pendant des mois dans des sacs).

- Mettez 1 tasse d'eau à température ambiante dans la casserole, puis ajoutez le colorant alimentaire souhaité (environ 15 gouttes).
- Ajoutez 1 cuillère à soupe d'huile et remuez.
- Ajoutez 1 tasse de farine et 1/2 tasse de sel.
- Mélangez les ingrédients. Une fois que la pâte est prête (bien mélangée), versez-la dans la casserole et faites-la cuire à feu moyen/faible, en remuant la pâte.

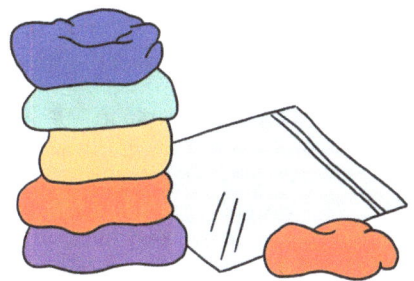

Vous savez que la pâte à modeler est prête lorsqu'elle devient dure et que, même si vous essayez de la remuer, elle se transforme en boule au centre de la casserole.

- Retirez la pâte de la casserole et pétrissez-la lorsqu'elle a refroidi. Si elle est trop collante, remettez-la dans la casserole à feu doux pendant quelques minutes encore.
- Conservez la pâte dans des sacs à sandwich et expulsez l'air lorsque vous fermez le sac. Elle se conserve quelques jours, mais d'après notre expérience, elle s'abîme très rapidement.

25. UN JARDIN CHEZ SOI

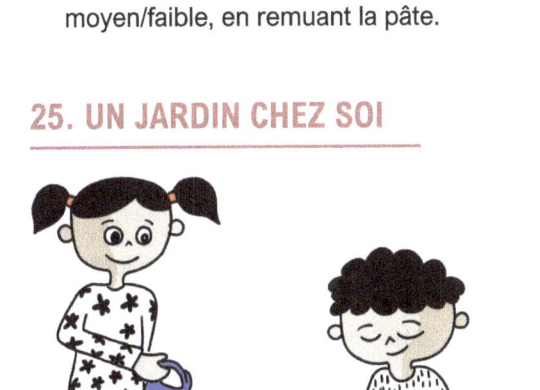

Les plantes aromatiques sont très faciles à cultiver. La cueillette des fraises est une activité que nous pratiquons chaque année. Avec ces ingrédients, la magie de la cuisine ne se dément pas.

Outre les semis et le suivi de la croissance des plantes, vous pouvez également sécher et presser des fleurs ou des plantes. Utilisez des plantes colorées et aromatiques : thym, romarin, lavande, menthe, camomille, persil, laurier, reine des prés, sauge, origan, fenouil, etc. VOUS AUREZ BESOIN : des ciseaux, du fil, un séchoir ou un endroit ventilé pour faire sécher les fleurs ou les plantes (les suspendre la tête vers le bas).

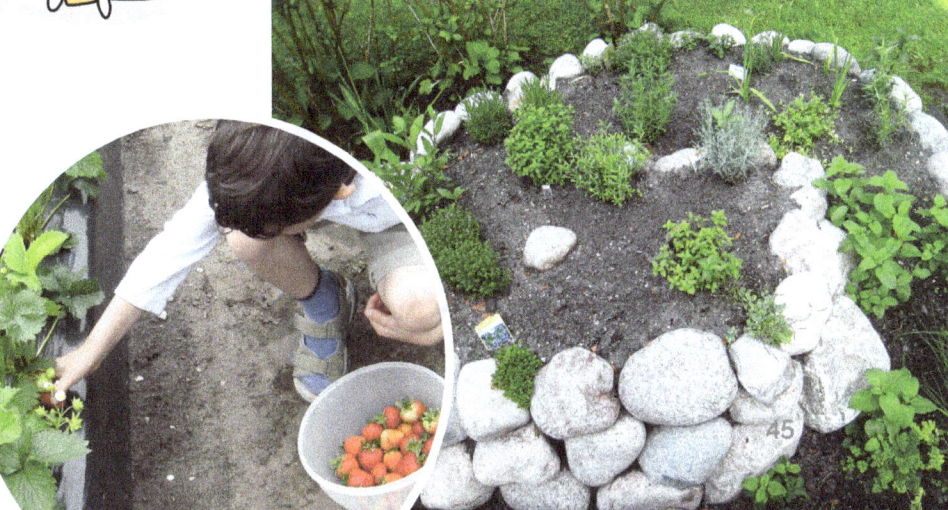

1. EXPLORER

26. GÂTEAU ET CHÂTEAU DE SABLE

Les bacs à sable ou les moments passés à la plage - si l'enfant n'est pas dérangé par le bruit des vagues et le bruit en général - offrent également de nombreuses possibilités d'interaction. Eric adorait toucher le sable et le faire glisser entre ses petites mains, ainsi que remplir des seaux d'eau et les faire basculer. Toutefois, il est préférable de se rendre à la plage à une période calme.

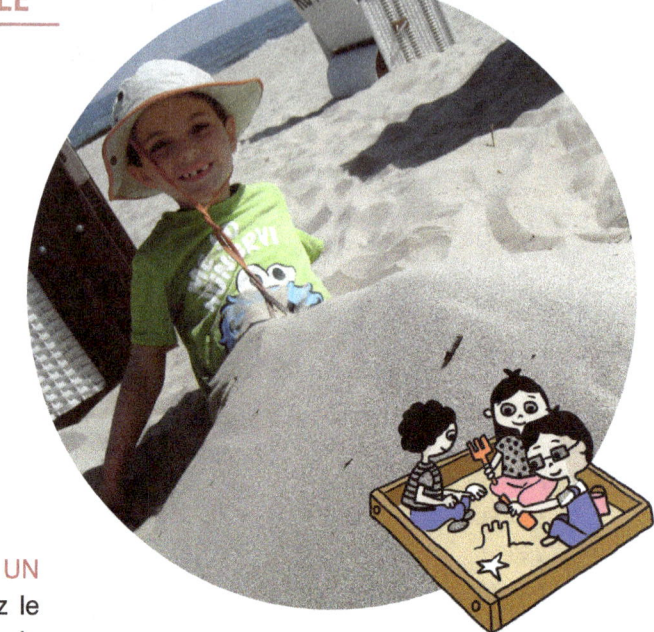

- FAITES UN GÂTEAU, QUI DEVIENDRA UN CHÂTEAU AVEC LE TEMPS. Remplissez le seau de sable, de préférence un peu de sable mouillé. Retournez le seau et laissez-le tomber sur le sable. Nous avons maintenant le gâteau, que l'enfant peut également décorer avec des bâtons et des cailloux. Les grands "bâtisseurs" peuvent aussi construire des châteaux.
- DES TUNNELS ET DES TUYAUX. Eric a adoré. Nous avons commencé à creuser chacun de notre côté jusqu'à ce que le tunnel se rejoigne. Le tunnel peut ensuite être rempli d'eau (tuyaux !) ou nous pouvons essayer d'y faire passer une voiture.
- MINIGOLF. Mouillez légèrement un grand carré de sable et formez-y une petite piste avec de légers dénivelés et quelques trous. L'idée est de pousser ou de faire rouler des balles.
- ROUTE. Vous pouvez tracer une piste qui devient une route et faire rouler des voitures.
- EFFACER LES NOMS : Un après-midi, sur une plage déserte, nous avons eu quelques précieux moments d'interaction avec Eric. Nous avons commencé à écrire des noms dans le sable. Il allait à l'eau, remplissait son seau et effaçait les noms avec l'eau qu'il versait. Plus tard, c'est devenu l'un de ses jeux de plage préférés.
- LA MAMAN. Couvrez son corps de sable.

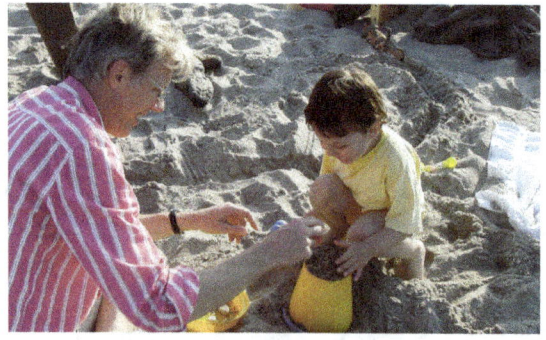
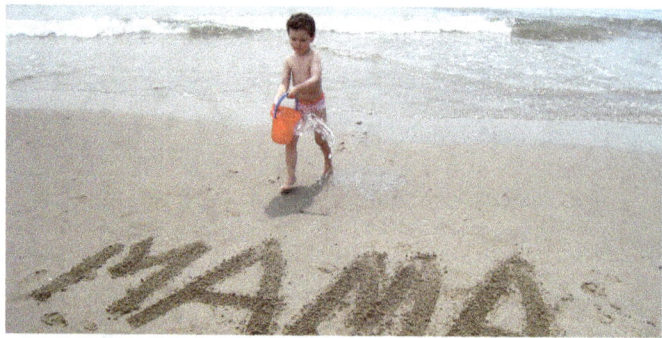

1. EXPLORER

27. À L'AVEUGLETTE

Utilisez un sac ou une boîte. Mettez différents objets à l'intérieur. L'enfant met sa main à l'intérieur pour prendre un objet et lorsque vous l'avez dans votre main, demandez : **"Qu'est-ce que c'est ?"** Si l'enfant ne possède pas encore le langage verbal, vous pouvez placer à côté de vous les images des objets que vous y avez déposés. Lorsque vous posez la question, dites : **"Qu'est-ce que c'est ? Montre-moi"**.

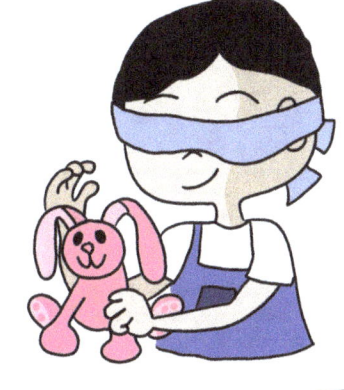

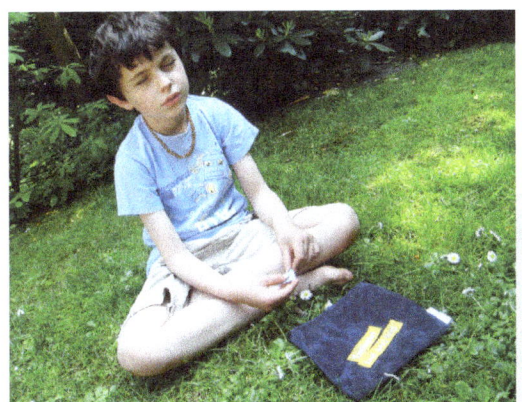

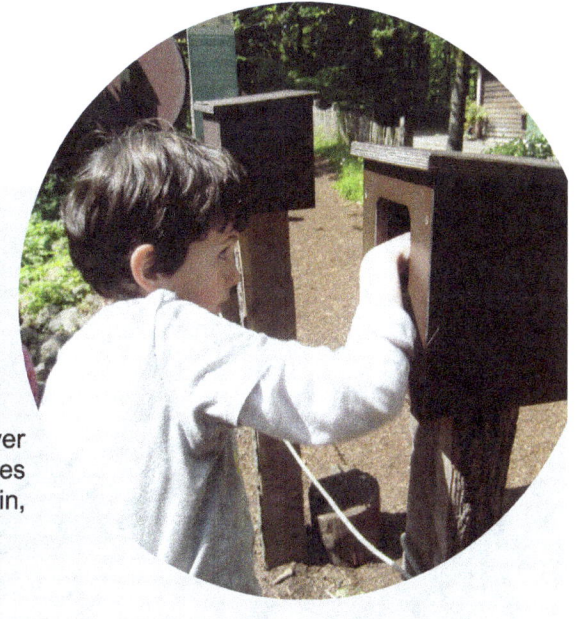

En Allemagne, il est aussi courant de trouver de telles activités en plein air avec des "boîtes" où l'enfant peut poser sa main, sentir et deviner ce qu'il y a à l'intérieur.

28. TOUCHER DES BALLONS   4 ANS

Touchez et identifiez leur contenu. Vous avez déjà pu les remplir ensemble.

Une activité que nous avons souvent répétée consistait à remplir des ballons de divers objets : riz, sable, perles, pompons, lentilles, etc.
Nous disposons aussi de cartes avec une image du contenu. L'enfant doit toucher le ballon, deviner avec quoi nous l'avons rempli et placer le ballon à côté de la carte représentant le contenu.

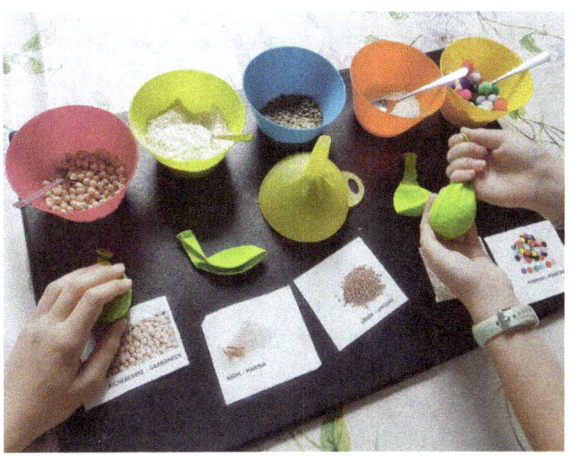

1. EXPLORER

29. QU'EST-CE QUE JE TOUCHE ?

Si l'enfant possède déjà des compétences linguistiques, placez un mouchoir ou un masque sur ses yeux (pour qu'il ne puisse pas voir) et exercez des pressions sur différentes parties de son corps. Par exemple, une pression sur la main : "(nom de l'enfant), **qu'est-ce que je touche ?**" L'enfant doit répondre : **"Ma main"**. Curieusement, je voudrais signaler qu'Eric avait beaucoup de difficultés à identifier les parties de la tête. Il confondait, par exemple, le cou avec les joues et il ne s'agissait pas d'un problème de langage, mais d'un problème sensoriel.

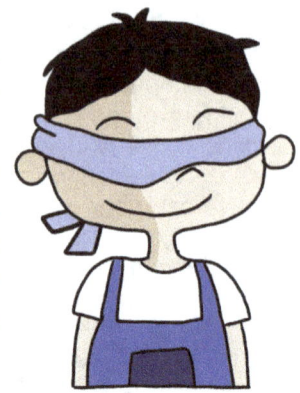

30. LA MAGIE DE LA CUISINE

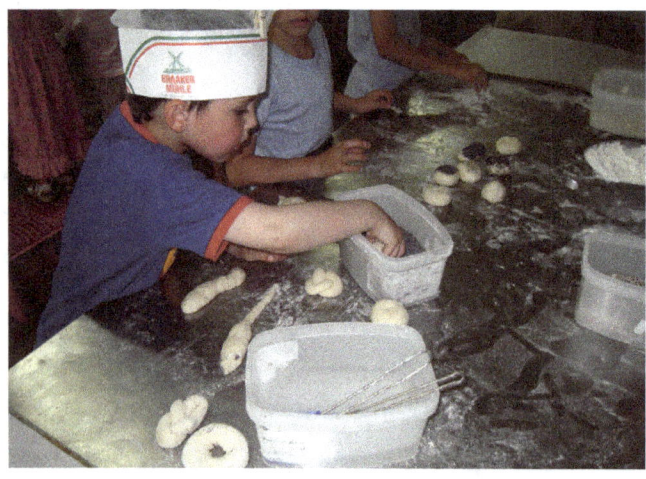

- Mélangez et battez la pâte à biscuits. Mettez la pâte dans les moules. Mesurez et versez les ingrédients. Préparez le pudding et la gelée. Tamisez la farine.
- Mélangez, pétrissez, utilisez un rouleau à pâtisserie ou à muffins.
- Préparez le guacamole en remuant.
- Fouettez les puddings, les gelées, les préparations pour gâteaux.
- Pressez à l'aide de moules pour former des biscuits.
- Insérez des morceaux de fruits pour faire des brochettes.

 **Témoignage**

La cuisine nous offre de nombreuses possibilités, comme la préparation de pizzas, de biscuits ou de muffins. Elle peut aussi être un grand moment d'interaction avec une grande récompense : manger ce que l'on a fabriqué par la suite. Pour Éric, il était essentiel de porter son tablier "comme maman". Une vieille chemise de papa nouée à l'envers peut également faire office de tablier.

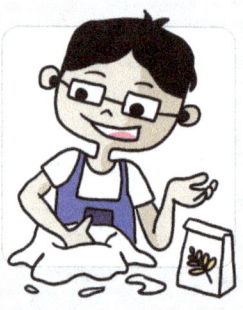 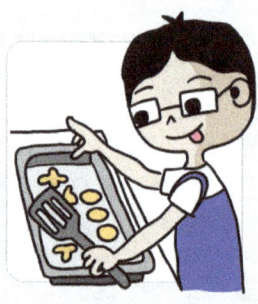

31. À PIEDS NUS

- **MARCHE :** Qui n'aime pas marcher pieds nus ? En outre, c'est une excellente activité sensorielle. On peut marcher pieds nus sur du sable, de l'eau, de l'herbe, de la boue, du sol (carrelage, parquet, terrain), etc.

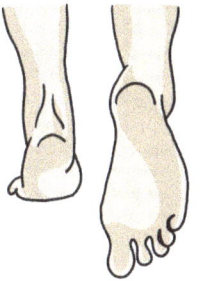 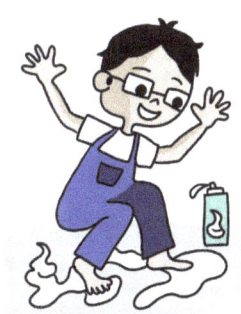

- **SUIVRE LES TRACES DE PAS.** Marcher avec toute la plante du pied sur les empreintes de pas d'autrui dans l d'autre

- **AMÉLIORATION DE LA MARCHE.** Entraînez-vous avec l'enfant à marcher avec toute la plante du pied, sur les orteils et sur les talons. Entraînez-vous à marcher avec tout le pied, la patte au sol (éléphant). Marchez sur les orteils (poulet). Marchez sur les talons (pingouin). Pour rendre cette activité plus attrayante, il est conseillé de préparer un plan et nous vous guiderons à l'aide d'un support visuel.

- **SUR LA MOUSSE À RASER.** Sur le sol ou dans le bac à douche, l'ajout de couleurs ajoutera du piquant.

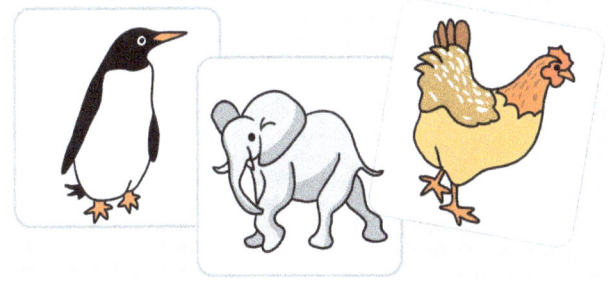

Nous avons vécu une expérience sensorielle inoubliable dans une forêt d'activités avec un parcours préparé sur lequel nous devions marcher pieds nus.

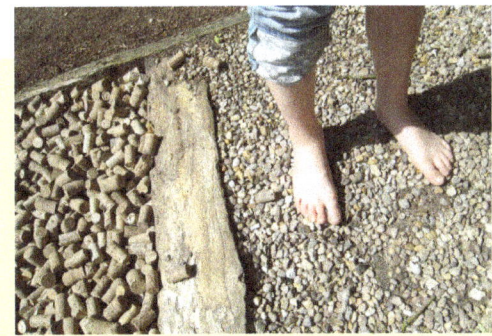

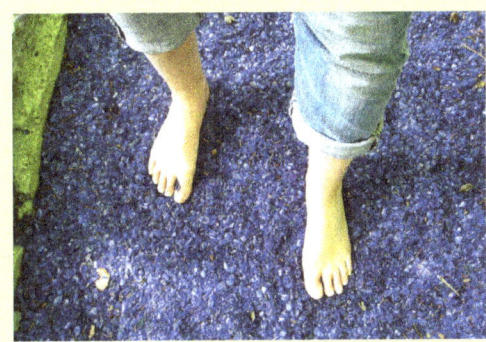 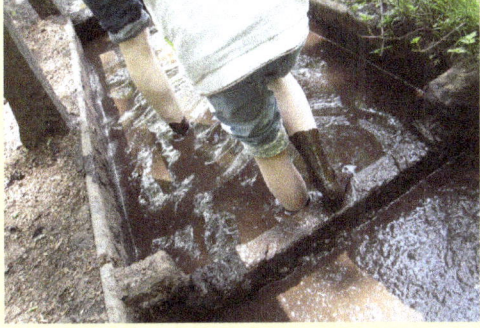

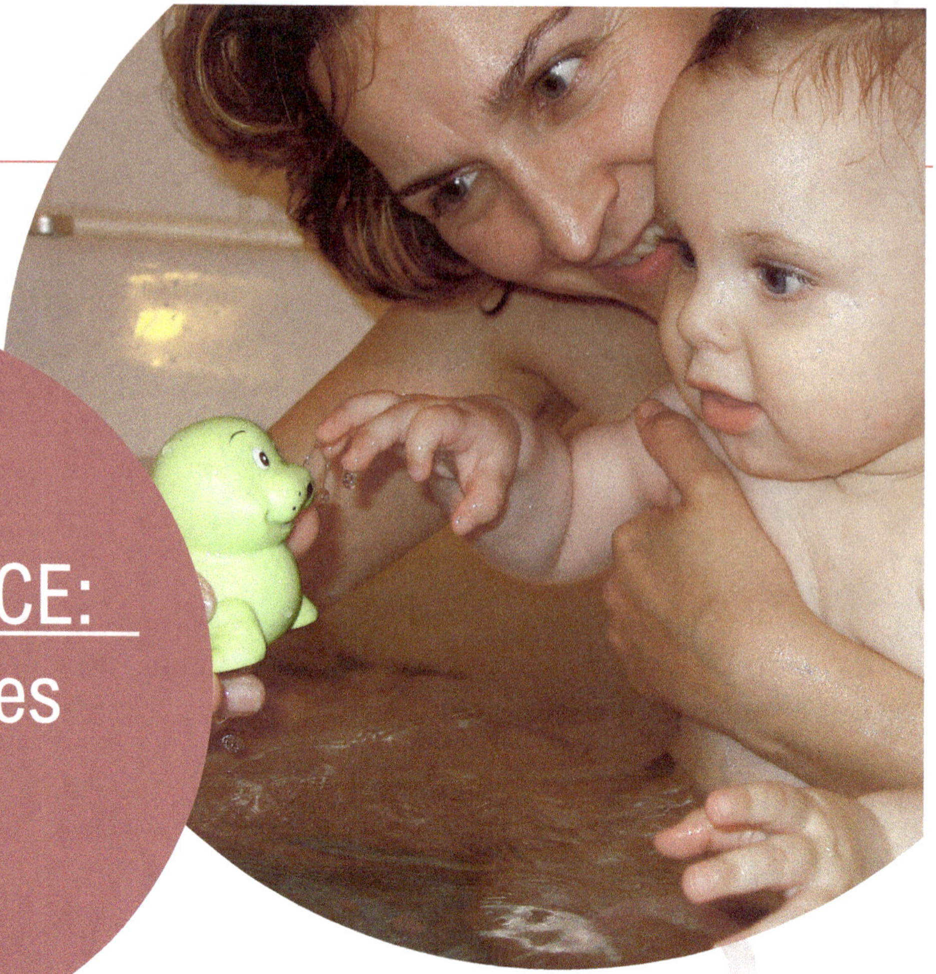

2 CONSCIENCE

CONSCIENCE: expériences tactiles

Le jeu interactif est un moyen amusant pour les enfants d'acquérir certaines des compétences fondamentales pour le développement de la communication et des compétences socio-émotionnelles. Il consiste en des routines sensori-motrices avec ou sans objets, très **répétitives, courtes et prévisibles**, où la réaction de l'enfant dépend de l'action de l'adulte. De cette manière, l'enfant découvre la finalité des actions. Et ainsi de suite.

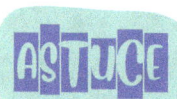

Observez et notez les activités, les types de jeux et les objets qui fonctionnent le mieux pour l'enfant afin de le motiver et de le faire participer.

- Nous développons la communication, le contact visuel, le lien socio-émotionnel, la synchronisation des actions, l'attention conjointe, le contact visuel. ou les gestes, lorsque nous utilisons une expression émotionnelle excessive, des sons excessifs, des jeux en face à face, des objets, des mots ou des chansons significatifs, etc.
- Nous introduisons lentement le langage et encourageons la production de sons ou l'approximation de mots à l'aide de stratégies telles que l'imitation des vocalisations spontanées de l'enfant, y compris les noms, les rimes et les chants, l'utilisation d'expressions rituelles dans les routines ("un, deux et... trois") ou l'attribution de noms courts, qui peuvent également être synchronisés avec des mouvements.

2 CONSCIENCE

RECHERCHE DE CONTACT

- ✓ **Positionnez-vous** de manière à interagir en proximité, face à face, au niveau des yeux. Approchez-vous et mettez-vous face à face dans une situation confortable : sur le sol, dans son berceau, en sautant main dans la main sur le trampoline, en changeant ses couches, sur une table avec des jouets, sur les genoux, assis sur un pouf, au moment du repas dans sa chaise haute, en donnant le bain à votre bébé, etc.

- ✓ Si vous utilisez **un objet,** utilisez-le très près de l'enfant. Il est préférable qu'il émette des sons et qu'il ait des couleurs vives et contrastées. Déplacez l'objet devant les yeux de l'enfant.

- ✓ Appelez toujours l'enfant par son nom et utilisez des commentaires tels que "Regarde, écoute, Ooh, c'est trop cool !" au lieu de poser des questions.

- ✓ Déterminez le moment opportun pour susciter une réponse communicative (geste, regard, son, mouvement, parole) :
    - Montrez-lui votre main avant de commencer pour voir s'il la sollicite.
    - Arrêtez l'action à mi-chemin pour inciter l'enfant à dire "encore".
    - Laissez des espaces, juste avant la fin. Chantez la chanson "Il était un..." pour voir s'il la complète avec les mots "petit navire".

- ✓ Veillez à **limiter les distractions** : rangez les jouets inutilisés, éteignez la télévision et évitez les endroits bruyants.

- ✓ Rapprochez-vous de l'enfant et participez à ses jeux. Regardez ce qu'il fait et racontez-lui, en utilisant des mots simples et des sons amusants (bruit de train, balle qui rebondit, etc.) pour attirer son attention. Imitez les actions et les sons de l'enfant.

ACTIVITÉS TACTILES INTERACTIVES

Dans ce livre, nous nous concentrerons sur les routines et les jeux tactiles qui font appel à la dextérité manuelle, tels que les caresses, le toucher, le tripotage, le chatouillement, le doigté, les tapements et les jeux de mains ou de doigts.
En bref, les jeux qui impliquent une interaction entre l'adulte et l'enfant (caresses, fourmis rampantes, massages, tope-là, roulades, etc.) et ensuite avec des objets auxiliaires (boîtes à toucher, pâte à modeler, pâte à papier, etc.) pour encourager l'interaction enfant - objet-adulte.

Dans ce chapitre, nous allons passer à des activités qui vont permettre à l'enfant de **prendre conscience de ses mains**, afin qu'il puisse les ouvrir ou les fermer pour pouvoir saisir volontairement, tout en étant **conscient de son corps**.

2 CONSCIENCE

1. J'AI DE PETITES MAINS   1 AN

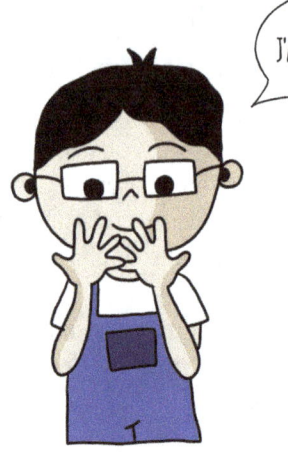

- Lors d'interactions, massez ses deux petites mains (après le bain, c'est le bon moment pour appliquer un massage d'huile à la lavande). Vous pouvez le combiner avec des jeux de mains, comme le jeu "Ainsi font font font les petites marionnettes".
- Faites-lui ouvrir et fermer ses petites mains pour qu'il en prenne conscience. Créez même des rythmes avec elles en les agitant, en les tournant, etc.
- Donnez-lui des objets faciles à tenir et à serrer pour qu'il prenne conscience de ses mains.

2. LA PAUME DE MA MAIN

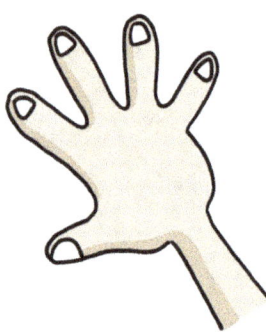

- Mettez l'enfant dans vos bras, face à vous.
- Ouvrez délicatement sa main.
- Frottez la paume de sa main avec la vôtre.
- Avec le pouce et l'index, prenez ses doigts un par un à partir de leur base et faites-les glisser jusqu'au bord, en tirant légèrement sur l'extrémité.
- Frottez la paume de votre main avec d'autres matières.
- Passez des objets froids et alternez-les avec des objets chauds.

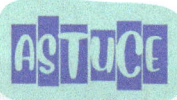

Dans les jeux adulte-enfant, l'adulte devient le jouet de l'enfant. Avec les objets, il est important que l'enfant regarde le jouet en même temps que vous. Il faut attirer l'attention de l'enfant en bougeant le jouet, en le faisant tinter, en caressant l'enfant avec le jouet.

3. LE POING MOBILE

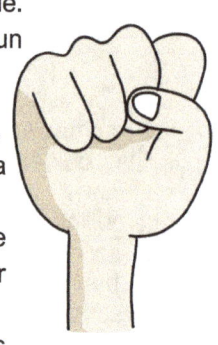

VOUS AUREZ BESOIN: d'un sac rond rempli de farine ou de riz, par exemple. Vous pouvez fabriquer un sac à l'aide d'un tissu enveloppé et noué sur les bords

- Ouvrez doucement la main de l'enfant.
- Placez la poche cylindrique dans la main de l'enfant.
- Augmentez progressivement le diamètre de la poche pour favoriser des ouvertures plus larges.
- En variant les remplissages, vous pouvez offrir différentes impressions tactiles.

4. EN CHANTANT

- **LA PETITE ARAIGNÉE :** Passez doucement votre main sur un bras de l'enfant en chantant en même temps : "Je suis une petite araignée, j'ai bien envie de te piquer" et terminez en chatouillant la paume de la main.
- **TROIS PETITS CHATS:** Passez doucement votre main sur un bras de l'enfant et dites en même temps : «Trois petits chats, chats, chats, chapeau de paille, paille, paille» et terminez en chatouillant la paume de sa main.
- **TOURNE PETIT MOULIN:** Tournez vos mains et remuez vos doigts en même temps. «Tourne tourne petit moulin, frappent frappent petites mains, vole vole petit oiseau, nage nage poisson dans l'eau».

SAVIEZ-VOUS...

que la routine contenue dans les chansons est un stimulant linguistique ?

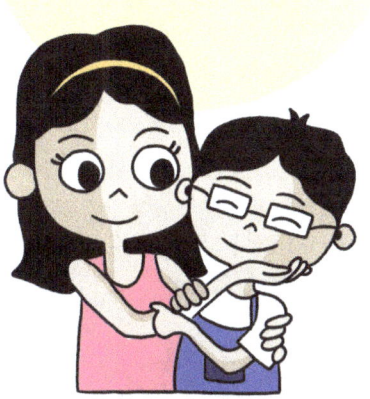

5. LES CARESSES

- **LES CARESSES ET LE MASSAGE** contribuent à leur développement affectif, cognitif et moteur. Masser le bébé dès la naissance est une aide précieuse pour le développement favorable de ses premières connexions neuronales.

  Le massage doit être un jeu pour l'adulte et l'enfant, ainsi qu'un moyen de communication et de stimulation de la croissance. Il est nettement préférable de maintenir un rythme calme et paisible. Le toucher des mains est le premier pas vers la communication parent-enfant.

- **LA CHANSON :** caressez une partie du corps avec toute la paume de votre main en chantant une chanson. Vous pouvez également souffler très doucement sur ses cheveux ou son visage tout en lui tenant la main. Encouragez ensuite l'enfant à faire de même avec vous.

- **LE CHATON :** En tenant l'enfant dans vos bras, prenez ses mains et passez-les de haut en bas sur son visage tout en récitant le verset suivant : " Mon chaton, qu'est-ce que tu as mangé ? Qu'as-tu mangé ? Pourquoi ne me l'as-tu pas donné ? Des soupes, des soupes, des soupes, des soupes, !".

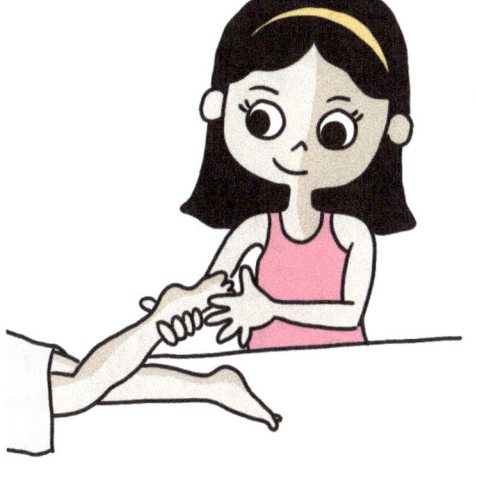

JEUX POUR STIMULER LA SENSIBILITÉ DU VISAGE :

Placez vos pouces au centre du front du bébé et faites-les glisser en même temps sur le côté. Faites de même sur les joues, en plaçant vos doigts sur les côtés du nez. Pour stimuler les lèvres, faites le mouvement comme si vous marquiez les moustaches..

2 CONSCIENCE

BÊTES SUR LA TÊTE

Faites des rimes en tenant la main de l'enfant et en touchant différentes parties de votre corps. La mouche touche votre bouche, le hibou votre cou, le perroquet votre nez, le cochon votre menton, etc. Puis faites la même chose, mais en touchant l'enfant

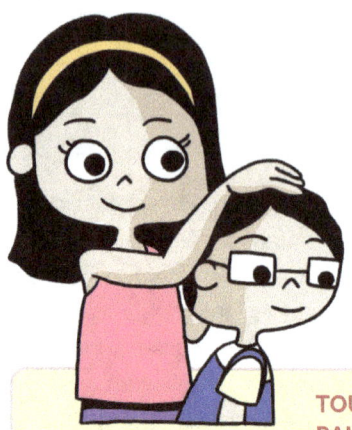

TOUTES MES PAUMES

SAVIEZ-VOUS...

que de nombreux enfants ne savent pas où commence et où finit leur corps ? Ils ne se sentent pas eux-mêmes, d'où l'importance des pressions profondes ou des activités qui marquent les limites du corps.

Eric éclaterait de rire si je lui disais, par exemple, "La mouche est sur ton nez". Il me répondrait : "Non, non ! Elle est sur la bouche".

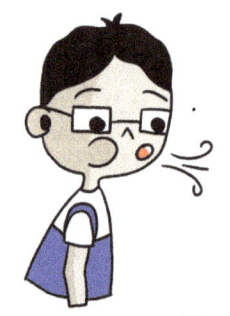

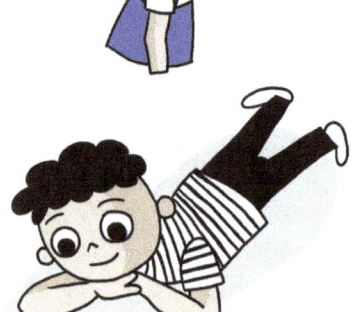

6. LE SOUFFLE

L'enfant est allongé sur un pouf ou dans un endroit confortable.
Vous dites : "Ffff, le souffle est parti", vous respirez, vous exagérez les joues gonflées, vous lui prenez une jambe et vous soufflez dessus.

- Répétez encore une fois et lorsque vous soufflez, dites "sur la jambe".
- Répétez encore une fois, en attendant une réaction pour voir s'il vous présente l'autre jambe.
- Vous pouvez également faire cette activité avec d'autres parties du corps. Commencez toujours par dire "Ffff, le souffle va sur..."

7. LE BISOU ESQUIMAU

- Prenez l'enfant et dites : "Nez contre nez".
- Lorsque vous dites " face à face ", abaissez-le jusqu'à ce que son visage soit devant vous et frottez son nez contre le vôtre.
- Répétez ce jeu, en frottant toujours les nez lorsque vous dites "face à face".

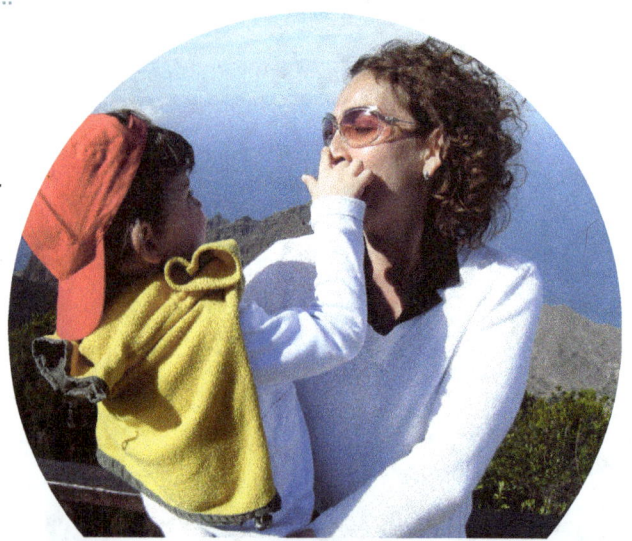

2 CONSCIENCE

8. LES PAUMES   1 AN

- Prenez l'enfant sur vos genoux face à vous.
- Tapez lentement des mains au rythme d'une mélodie que vous chantez et dites le nom de l'enfant. Vous pouvez courir en même temps ou le combiner avec des chatouilles à la fin.
- Prenez ensuite ses mains, amenez-les à la taille, placez-les l'une sur l'autre et aidez l'enfant à taper dans ses mains, en répétant la chanson.

Ils permettent le rythme, la coordination, le mouvement et le contrôle du corps.

9. IMITATION   3 ANS

- Asseyez-vous devant l'enfant, dites "Regarde" et tapez dans vos mains.
- Prenez les mains de l'enfant et tapez des mains.
- Tapez à nouveau dans les mains et répétez le processus.
- Dites "Maintenant toi".
- Aidez-le en le guidant avec vos mains jusqu'à ce qu'il imite tout seul. Dites : "C'est ça. Tape dans tes mains".

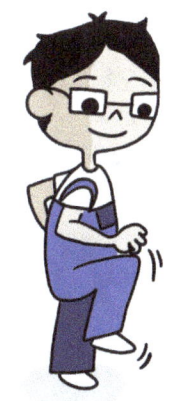

Ensuite, combinez avec des sauts.

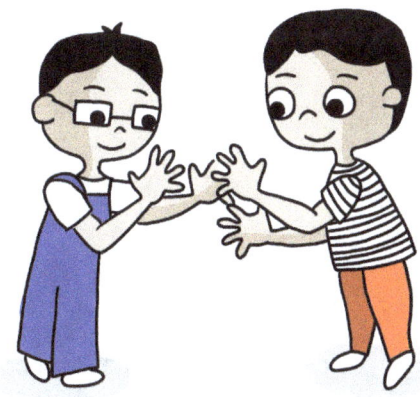

Mettez un autre enfant dans le jeu pour jouer à taper des mains.

10. POING SUR POING

L'adulte et l'enfant (ou les enfants par la suite) placent leurs poings l'un sur l'autre sur une surface (une table, par exemple) pour former une tour. À un moment donné, l'un des participants retire son poing de dessous et la "tour" s'écroule.

11. TOPE-LÀ !

Plus tard, vous pouvez demander à l'enfant de taper avec sa paume sur la paume de l'adulte ou d'un autre enfant. Vous pouvez établir des séquences que l'enfant répète, les accompagner de chansons et jouer sur l'accélération ou le ralentissement des rythmes.

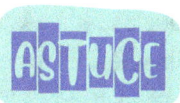

Pensez aussi à reconnaître les expressions émotionnelles simples, d'exagérer les expressions et de commenter les expressions de l'enfant. Si vous incluez des rimes et des chansons, encouragez également le rythme, l'ordre et l'imitation des actions.

12. JEUX DE DOIGTS

Les jeux avec les doigts, les mains et les paumes encouragent non seulement l'interaction, mais aident aussi l'enfant à prendre conscience de ses mains et à découvrir comment s'en servir. De nombreux enfants autistes ont des "mains molles" et certains d'entre eux sont réticents à les utiliser. C'est pourquoi nous les incitons à être actifs et à ne pas les cacher.

Le jeu : Prenez la main de l'enfant et commencez à chanter la chanson. Chaque doigt de la main correspond à un couplet, sauf le dernier (le pouce ou l'auriculaire), avec lequel vous faites une explication plus ou moins longue pour attirer son attention.

- **IL A PRIS UN ŒUF :** Prenez les doigts de l'enfant un par un, pendant que vous chantez. Lorsque vous avez terminé, faites semblant de manger le gros orteil de l'enfant pour qu'il le tire joyeusement.
"Il a pris un œuf, il a mis du sel, il l'a cuit, il l'a goûté et ce gros oiseau l'a mangé.

- **TOC TOC :**
  - Toc, toc (tapotement des pouces).
  - Qui est là ? (tapotement des indexes).
  - Des visiteurs (tapotement des majeurs)
  - Entrez, entrez. (tapotement des annulaires)
  - Smac, smac ! (tapotement des auriculaires comme un baiser de bienvenue).

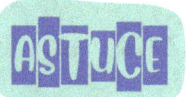

Nous interrompons et attendons un signal de l'enfant. Dessinez des doigts colorés ou des visages souriants.

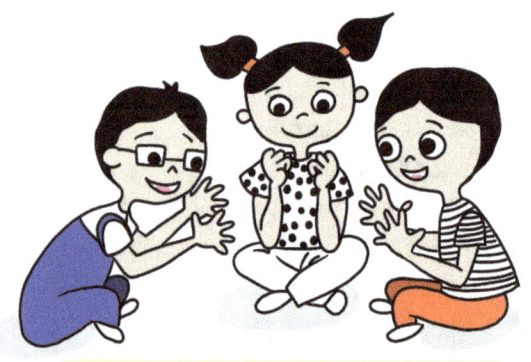

13. SERRER ET DESSERRER

- Serrez ses petites mains et lâchez-les.
- Jouez à faire passer des objets d'une main à l'autre.
- Faites des poings.
- Frottez les mains l'une contre l'autre.
- Donnez-lui des objets à attraper avec une main et avec l'autre.
- Pressez les mains dans un grand bol d'eau.
- Mettez en équilibre un ou plusieurs objets dans la paume de votre main. D'abord sur une main, puis sur les deux mains.
- Tracez des "chemins" avec vos mains dans le sable.
- Faites des gestes avec les mains en écoutant des chansons pour enfants.
- Tournez vos mains, d'abord à poings fermés, puis à doigts tendus.
- Bougez les deux mains simultanément dans différentes directions (vers le haut, vers le bas, dans un mouvement circulaire, etc.)
- Imitez les mouvements d'animaux ou d'objets : la patte d'un chat, les ailes d'un moulin, etc.

Une fois que l'enfant maîtrise cette activité, incorporez d'autres enfants. Nommez les jeux.

14. CHATOUILLEMENTS

- L'enfant est couché sur le ventre et vous vous tenez face à face.
- Montrez vos mains, prêtes à le chatouiller.
- Dites : "Un, deux, trois... Chatouille !"
- Chatouillez-le et dites en même temps : "A toi, à toi, à toi"

SAVIEZ-VOUS...

que les enfants autistes tireront le meilleur parti de ce jeu si vous établissez une routine, c'est-à-dire si vous répétez le jeu de la même manière à chaque fois depuis le début !

Témoignage

Il est également utile de donner des noms amusants aux jeux. Nous avons inventé le jeu «Coccinelle Choupette».
Je m'approchais d'Eric en chuchotant «Coccinelle, coccinelle, pousse ta petite tête» et j'utilisais ma petite tête pour lui chatouiller le ventre. Aujourd'hui encore, il aime me le faire. Et deux autres jeux :

≡ **La grattouille :** j'approchais mon index d'Éric et tout en disant «La grattouille arrive », je lui donnais des " coups de pince " sur différentes parties de son corps.

≡ **Le bébé araignée:** Je plaçais ma main comme s'il s'agissait d'une bouche. Je l'approchais d'Éric en disant «Le bébé araignée arrive» et je lui faisais des " grignotages " avec ma main.

D'AUTRES JEUX DE CHATOUILLES :

- **LA BOUCHERIE:** En tenant la main de l'enfant, montez son bras en imitant des coupures avec vos doigts, tout en disant le refrain, en allant jusqu'à l'aisselle pour le chatouiller. «Quand tu iras à la boucherie, qu'on te donne une livre de viande, mais pas d'ici, pas d'ici, pas d'ici, pas d'ici, mais d'ici, d'ici, d'ici, d'ici».

  L'OISEAU SANS QUEUE: En pointant vers le
- haut, vous dites : «Regarde un petit oiseau sans queue». Lorsqu'il lève les yeux, vous lui chatouillez le menton et dites : «La queue, la queue!»

- **L'ARAIGNÉE:** «Elle monte, elle monte, l'araignée» sur sa main. «Elle descend, elle descend et» elle lui mord les jambes.
  L'araignée se simule avec les mains et à la fin, elle chatouille les jambes.

- **LA FOURMI:** On marque plusieurs parties du corps jusqu'à ce qu'on arrive à l'aisselle. «Voilà la fourmi qui cherche sa petite maison. Elle la trouve, elle ne la trouve pas, elle ne la trouve pas, elle ne la trouve pas, elle ne la trouve pas, elle ne la trouve pas, elle ne la trouve pas, elle ne la trouve pas, c'est par là !»

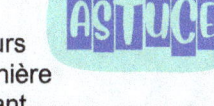

Si nous commençons toujours les routines de la même manière (nom et repère visuel), l'enfant pourra non seulement mieux les reconnaître, mais aussi les solliciter.

2 CONSCIENCE

15. LA PELUCHE

PETITS ANIMAUX OU OBJETS D'INTÉRÊT

- Asseyez-vous avec votre enfant dans un endroit où vous vous sentez à l'aise (sur le lit, le sol, le tapis, etc.).
- Prenez la peluche et dites : "Regarde !". Si vous n'avez pas son attention, déplacez-la devant ses yeux jusqu'à ce qu'il la regarde.
- Utilisez la peluche pour caresser l'enfant très doucement pendant un petit moment.
- Utilisez un mot approprié ou inventez un nom pour le jeu.
- Arrêtez-vous de temps en temps pour voir s'il fait un mouvement qui indique qu'il veut que vous continuiez. Pour ce jeu, vous pouvez essayer de dire à l'enfant : "Encore. Encore."

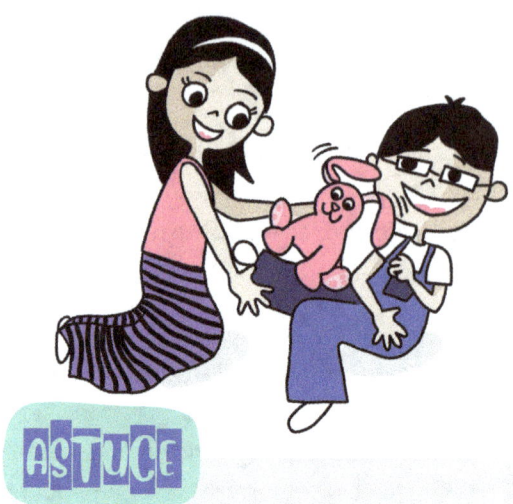

ASTUCE

Une fois qu'il aura établi une routine qui fonctionne, nous introduirons des variations à l'aide d'un objet qui l'intéresse.
Les petites variations ouvrent la voie à une plus grande flexibilité.

- TOUCHER ET ÊTRE TOUCHÉ...

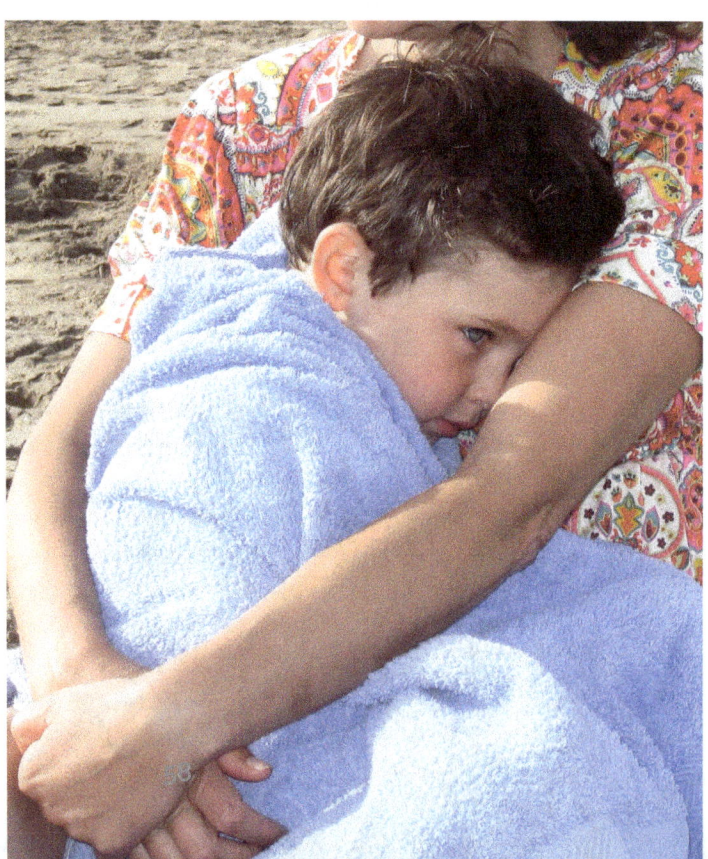

C'est par le toucher que l'enfant acquiert les premières connaissances sur lui-même et sur son corps. Or, de nombreux enfants autistes présentent des troubles du toucher. Examinons quelques activités qui, comme le massage à pression profonde, sont bénéfiques à tous les niveaux, car elles fournissent des informations solides sur la forme de leur corps et contribueront également à développer leurs capacités motrices.

Les activités proprioceptives présentées dans le chapitre d'introduction ne doivent pas être négligées dans la routine quotidienne (au moins un des jeux toutes les deux heures).

2 CONSCIENCE

16. LE MASSAGE

VOUS AUREZ BESOIN: des huiles et des crèmes aromatiques naturelles (la lavande ou le calendula sont les meilleures, car elles sont relaxantes).

Le massage à l'huile est recommandé avant le bain pour éviter le dessèchement de la peau. Il est préférable d'utiliser une crème hydratante après le bain.

- Appliquez en cercles et massez. Commencez par les membres.
- Mettez de la crème sur une partie du corps et laissez l'enfant l'appliquer : il sentira ainsi l'usage de ses mains.
- Si la texture de la crème gêne l'enfant, vous pouvez utiliser du talc.

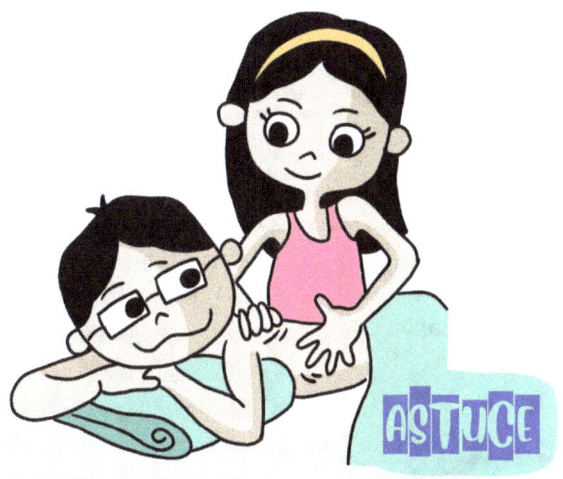

Le toucher profond et ferme est apaisant et rafraîchissant et les pincements sont stimulants. Les massages vibrants sont également recommandés. Gardez toujours le contact avec le corps de votre bébé lorsque vous changez la pression d'une partie du corps à l'autre. Apprenez plus tard à votre enfant à s'auto-masser.

💡 Il aime les chiffres ou les lettres ? Vous pouvez dessiner avec vos doigts sur le dos de l'enfant pour lui faire deviner ce que c'est..

💡 Il existe de petites balles à picots qui peuvent également être utilisées pour le massage. Les brosses à dents souples ou les brosses en crin de cheval sont idéales pour masser le dos, les membres, les pieds ou les mains.

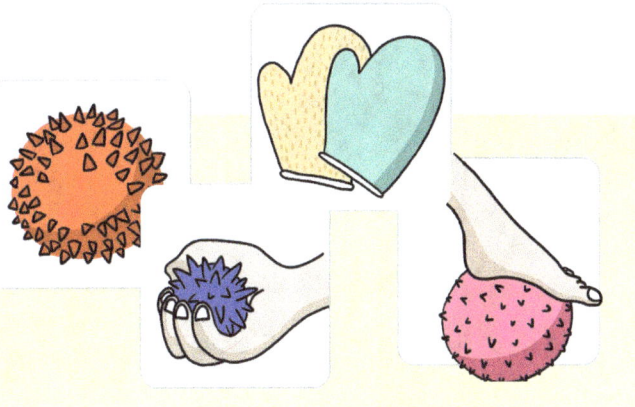

Témoignage

Comme Eric avait des réticences au départ, nous avons commencé par les parties les moins "sensibles" de son corps, comme ses bras et ses jambes. Ensuite, nous avons pu l'appliquer sur tout son corps, même sur son visage.

Un conseil : ne faites pas de mouvements hésitants. En différenciant les odeurs des crèmes et des huiles, vous stimulez la distinction olfactive.

2 CONSCIENCE

17. APRÈS LE BAIN

Exercez une pression sur l'enfant à l'aide d'une serviette ou demandez-lui de le faire lui-même. Enveloppez l'enfant dans une serviette, à l'indienne, est aussi une activité apaisante, comme le montre la photo.

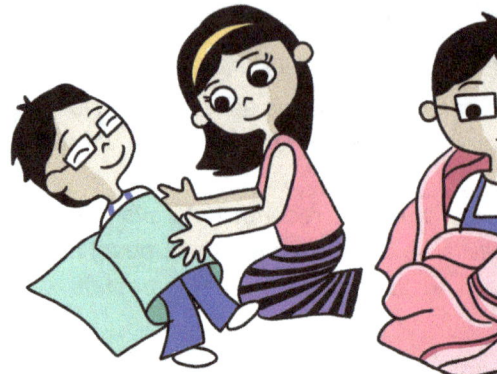

18. LA DOUCHE SÈCHE

Contact avec différentes matières : on les laisse lentement tomber sur les mains, les paumes, les pieds, etc. (lorsque plusieurs matières sont utilisées successivement, il est important de proposer des textures très différentes pour que l'enfant puisse les distinguer plus facilement). Matériel : sable, riz, pois chiches, haricots, billes, sciure, confettis, etc.

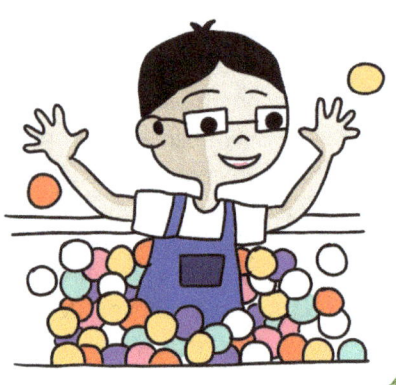

Témoignage

Il était important pour Eric de sentir une "pression" sur son corps. Lorsqu'il était très excité, nous le tenions par derrière dans un "câlin d'ours", en poussant fort (mais sans le brusquer), ce qui le calmait beaucoup et le mettait à l'aise.
Une autre astuce, si l'enfant n'est pas trop petit, consiste à s'asseoir sur lui sur le canapé, toujours avec précaution.

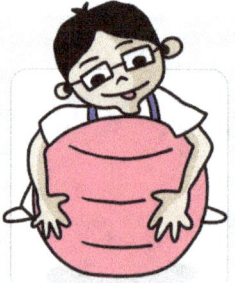
ballon de gymnastique

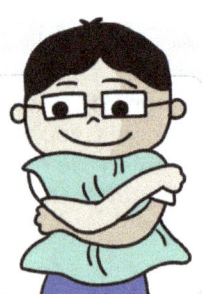
coussins

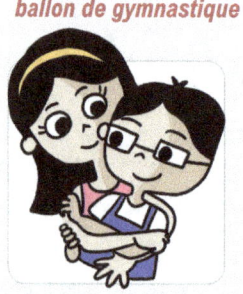
câlins

Pour vous entraîner au jeu des câlins avec votre enfant, il peut être utile d'établir une routine. Dites "**Un, deux...**" et à **trois**, vous serrez l'enfant dans vos bras. "**Câlin d'ours pour mon beau garçon**".

2 CONSCIENCE

19. C'EST MON CORPS

Vous pouvez également utiliser les brassards de la piscine ou un rouleau de peinture comme point de pression pour rendre visibles différentes parties du corps : un bras ou une jambe.

Demandez à votre enfant de s'asseoir par terre dans un endroit agréable et calme, les brassards à côté de vous. Prenez un brassard et passez-le sur la jambe de l'enfant. Lorsque vous l'avez mis, dites "jambe". Au début, n'utilisez qu'un seul brassard, puis vous pouvez mettre le deuxième en même temps.

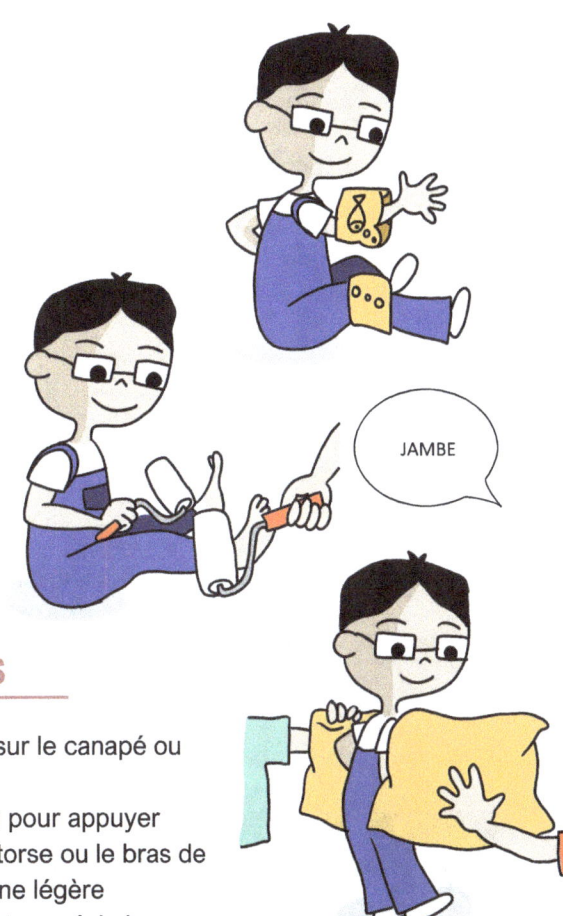

20. PRESSIONS

- L'enfant s'allonge sur le canapé ou sur un petit lit.
- Utilisez un coussin pour appuyer doucement sur le torse ou le bras de l'enfant. Exercez une légère pression. Si l'enfant apprécie la sensation, appuyez jusqu'à 10 secondes.
- Encouragez l'enfant à dire "Serre-moi !" ou "Serre plus fort !"
- Placez-vous à la hauteur de l'enfant pour qu'il puisse demander en établissant un contact visuel.
- Répétez une pression de plus en plus forte dès que votre enfant le demande.
- ALTERNEZ : "Je te serre, tu me serres".

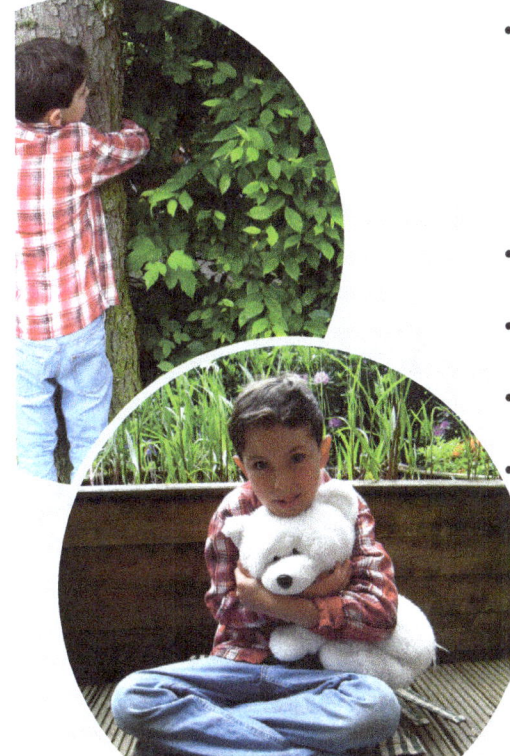

Si l'enfant pince ou serre trop fort d'autres personnes, cela peut être dû au fait que ses mains sont extrêmement sensibles par rapport à d'autres parties du corps et que l'afflux sensoriel dans les paumes régule ce phénomène. Des massages de pression profonde sur la main ou des pressions sur les deux mains, l'utilisation de bracelets qui exercent une pression et de jouets vibrants peuvent aider..
(Pedro Sánchez, Sensory Network)

21. DU POIDS

Lorsque les enfants utilisent des matériaux lestés, leur attention peut s'améliorer car ils procurent une proprioception (contact profond avec la pression) qui calme le système nerveux.

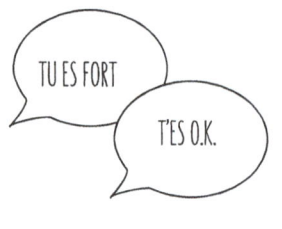
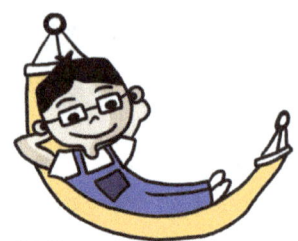

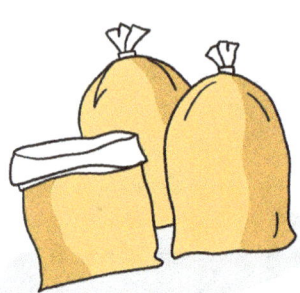

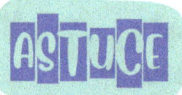

Les sacs à poids peuvent également être utilisés pour la relaxation. Lorsque l'enfant est dans le hamac ou allongé sur le matelas, ils peuvent être placés sur le corps de l'enfant pour exercer une pression intense. Ils peuvent également être utilisés pour jouer à "attraper" ou pour les lancer dans un seau, en exerçant une force avec les doigts.

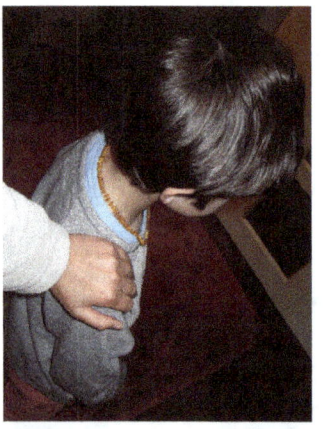
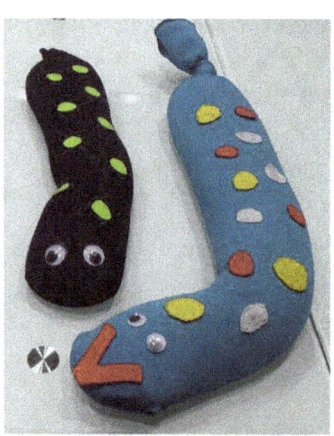
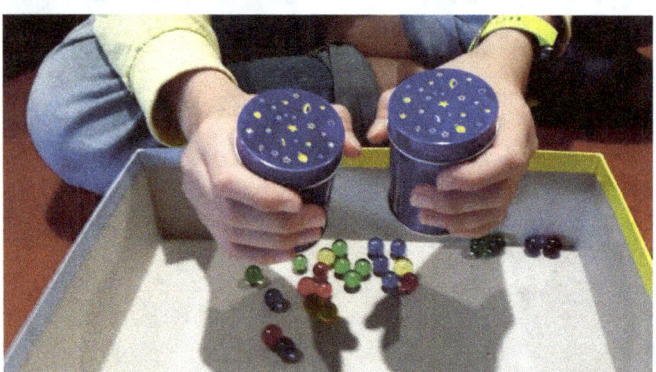

Calculer le poids ou le déplacer d'un endroit à l'autre peuvent être d'autres activités amusantes.

Il existe une astuce simple : faire tenir à l'enfant un sac d'oranges dans chaque main. Vous pouvez également mettre des poids dans les poches de sa veste, par exemple. Cela permet à l'enfant de se sentir mieux en marchant et d'éviter de marcher sur les orteils. Vous pouvez utiliser des balles en métal.

22. ROULONS !

VOUS AUREZ BESOIN: du papier froissé, du plastique, du coton, du tissu, de la laine, des châtaignes, des branches de pin, des pommes de pin, des plumes, des gants en caoutchouc, etc.

Placez ce matériel sur le sol d'une pièce chaude et faiblement éclairée. Moins vous et votre enfant êtes habillés, mieux c'est. Allongez-vous sur le sol et commencez à vous rouler sur les différents matériaux. Touchez-les, prenez-les avec vos mains, lancez-les en l'air. Il est important de s'amuser. Au fur et à mesure que votre enfant se sent à l'aise, vous pouvez frotter son corps très doucement (la pression augmentera avec le temps), mais sans hésitation, avec les différentes matières : " Du coton ", " Je te frotte avec du coton ", "doux ", " c'est bon ", etc.

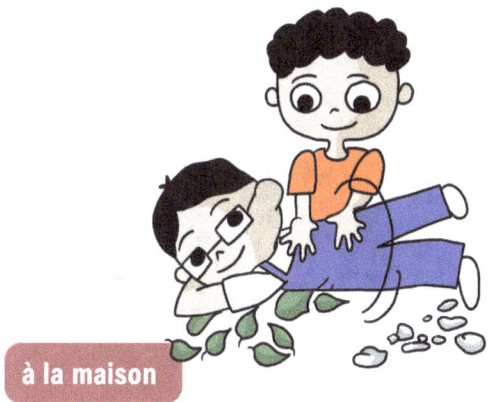

à la maison

Et petit à petit, vous pouvez faire en sorte que l'enfant vous frictionne. Lorsque vous roulerez ensemble, vous finirez peut-être par vous câliner par terre d'une matière particulière. Allez toujours lentement, sans forcer les choses. Il est très important de ne pas créer une mauvaise expérience pour l'enfant. Après avoir pratiqué ces exercices fréquemment, Eric a commencé à accepter beaucoup mieux le contact avec son corps et à apprécier les câlins et les caresses.

en plein air

Se rouler dans l'herbe et dans d'autres espaces extérieurs offre une grande source de bien-être qui sollicite tous les sens, en écoutant la voix de la nature ou en sentant ce que l'air nous offre en bougeant. C'est un vrai plaisir !

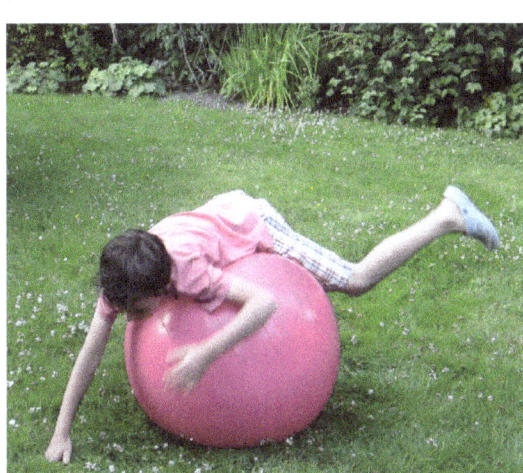
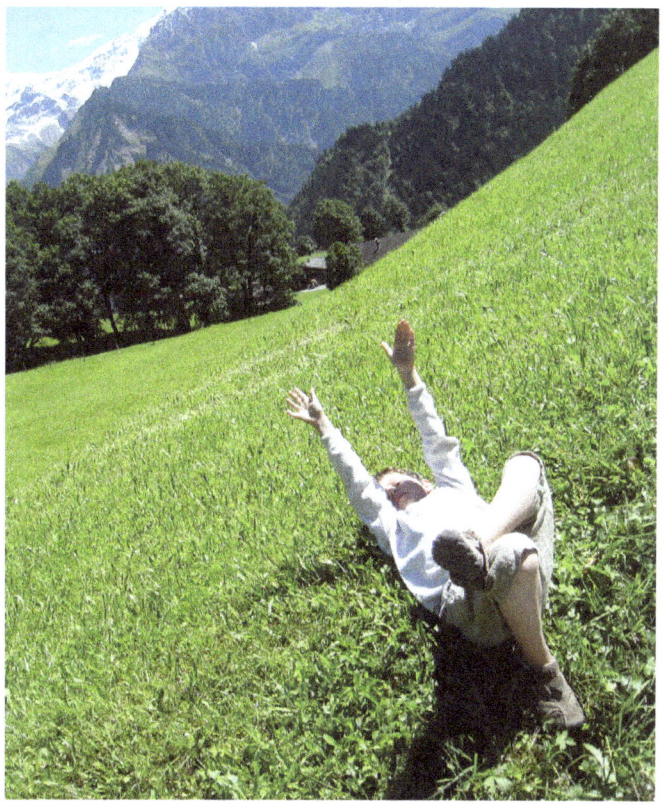

23. LA BALLE

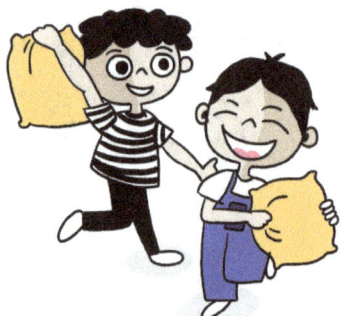

Le mouvement du lancer améliore la coordination et la motricité. C'est aussi très amusant car les possibilités sont multiples. Avec une simple balle, on peut réaliser d'innombrables activités, sans oublier les coussins !

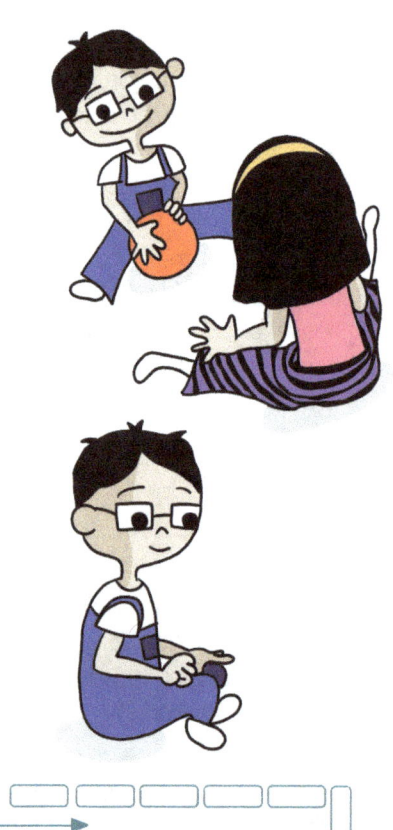

- **DONNE-LA MOI.** Assis sur le sol, face à face à une distance très proche, les pieds écartés, faites rouler une balle vers lui.
  Lorsqu'il l'a en main, dites "Donne-la moi", en lui montrant également du doigt pour qu'il comprenne mieux.
  S'il a des difficultés, un autre adulte peut se trouver derrière l'enfant pour l'aider à vous renvoyer la balle. Une fois qu'il a maîtrisé cette technique, vous pouvez jouer avec une autre personne, mais en pointant toujours du doigt la personne qui doit recevoir la balle : "Pour toi, pour papa, pour maman".

- **FAIS ROULER LA BALLE.** Vous devez d'abord préciser où la balle doit rouler. Choisissez une surface où la balle roulera bien (ni herbe, ni sable). Il est préférable que la balle soit légère et pas trop grosse. Au début, l'enfant doit s'entraîner assis sur le sol, puis il peut se lever. Vous pouvez marquer le chemin avec des coussins, des planches en bois, des bouteilles en plastique remplies d'eau, des piles de livres, etc. Bloquez la fin du chemin pour que la balle ne devienne pas incontrôlable.
  L'enfant peut également faire rouler la balle le long d'un mur.

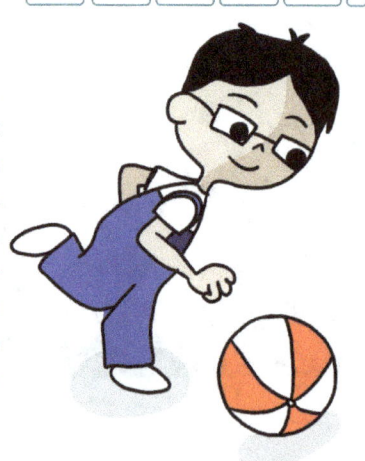

- **LE FOOTBALL.** Vous avez préparé plusieurs ballons. D'abord, vous les mettez devant vous et vous donnez des coups de pied pour les lancer. Ensuite, vous les placez aux pieds de l'enfant et c'est son tour. Si vous voyez que l'enfant a du mal, deux adultes peuvent le faire avec lui. Un adulte tient le ballon au sol. L'autre adulte se penche aux pieds de l'enfant, saisit sa jambe et lui demande de taper dans le ballon. Ne forcez pas. S'il ne réussit pas, pas de souci, il y a beaucoup d'autres jeux à disposition.

2 CONSCIENCE

- **EN L'AIR.** Posez le ballon sur le sol (ou mieux encore, dans une boîte ou un panier pour qu'il ne roule pas), soulevez-le et lancez-le pour que l'enfant puisse voir ce qu'il doit faire ensuite. Ensuite, placez le ballon dans le panier aux pieds de l'enfant et demandez-lui de le saisir. Laissez ensuite l'enfant le lancer. Si vous voyez qu'il ne peut pas le faire tout seul, restez derrière lui pour le guider dans tous les mouvements jusqu'à ce qu'il puisse le faire tout seul.

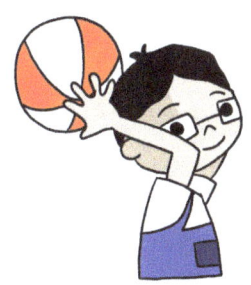

Progressivement, en fonction des compétences de votre enfant avec le ballon, vous pouvez jouer à lancer et à attraper le ballon. Utilisez un gros ballon et placez-vous tout près de lui.
Si l'enfant ne rencontre pas de difficultés, vous pouvez intégrer d'autres personnes et augmenter les distances, mais veillez toujours à ne pas le décourager.

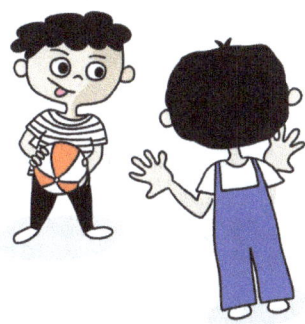

- **MAGIC JOHNSON.** Vous pouvez utiliser de grandes boîtes en carton, des pots, des paniers, etc. comme " baskets ". Placez-les en rangée devant l'enfant. L'enfant se tient à une courte distance et vous lui indiquez l'endroit d'où il doit lancer. Entraînez-vous d'abord avec Eric en position assise, puis en position debout. Vous pouvez utiliser des balles, du papier d'aluminium en forme de balle, des bouchons de liège, des capsules ou tout autre objet de votre choix.

bricolage

Eric étant maintenant plus âgé, nous avons construit un "dévoreur" à la maison. Nous avons utilisé un bidon de détergent vide et l'avons décoré avec des yeux et un sourire.

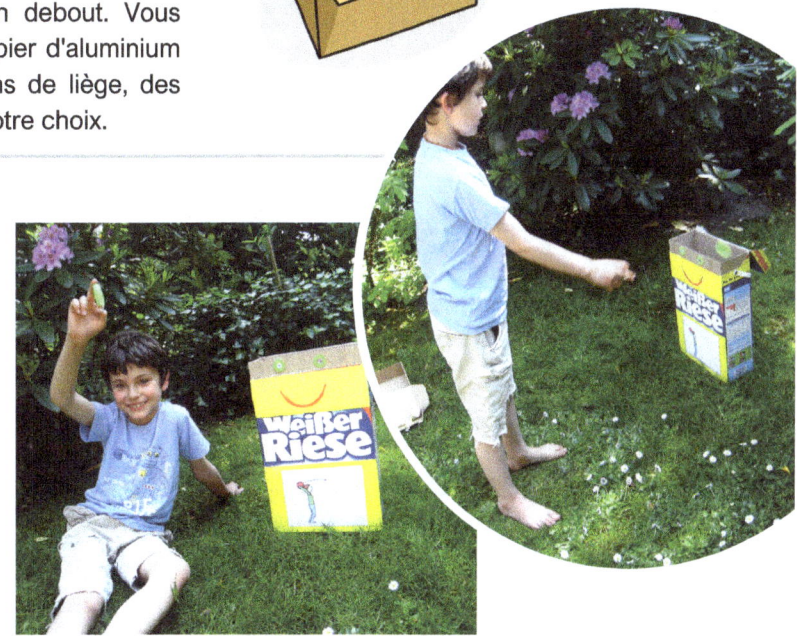

2 CONSCIENCE

bricolage

Pour le jeu de quilles,
VOUS AUREZ BESOIN:

- 9 bouteilles en plastique vides d'un demi-litre. Pour le remplissage : sable, cailloux, riz, pois chiches, sel, farine, noix, lentilles, terreau, etc.
- Une balle

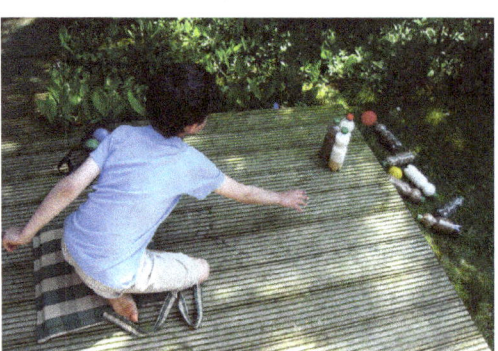

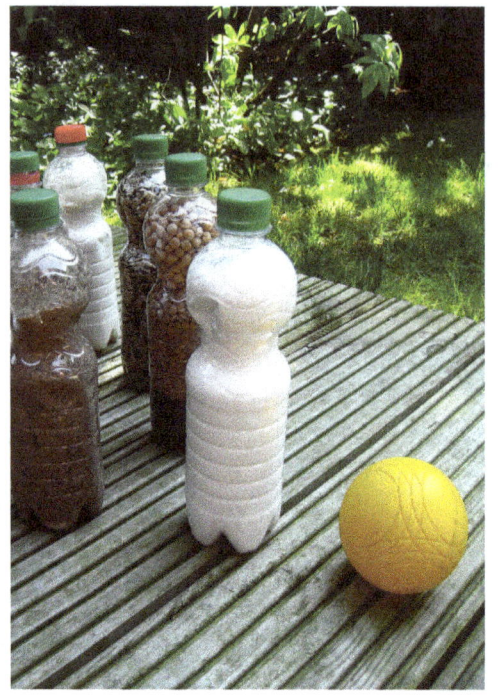

24. LES CANETTES

C'est l'un des jeux préférés d'Eric et vous pouvez le faire à la maison si vous le souhaitez.
VOUS AUREZ BESOIN:
des canettes de même taille.
Taillez bien les bords, pour éviter tout danger, et peignez-les.
Lorsque vous jouez, marquez toujours l'endroit où l'enfant doit lancer, toujours à une courte distance pour faciliter la réussite.

25. LA PÉTANQUE

À la maison, nous avons un jeu de pétanque pour enfants.

Lorsque mon fils était plus jeune, nous utilisions ce jeu pour pratiquer

les concepts de proximité et de distance. Je lui lançais la boule et lui expliquais si la grosse boule était proche ou éloignée de la petite.

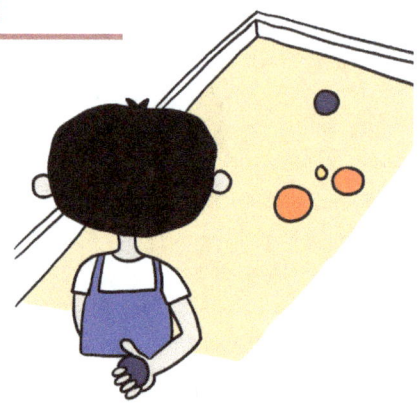

QUE FAIRE SI…

il n'aime pas être touché ou pris dans les bras ?

✓ Touchez l'enfant avec tendresse, caressez-le et prenez-le dans vos bras. Après le bain, appliquez de la crème ou du talc sur son corps, enveloppez-le dans une serviette ou une couverture douce et faites-lui des câlins. Touchez-le avec le bout de vos doigts, la paume de votre main, votre joue ou vos cheveux. Embrassez-le sur différentes parties de son corps.

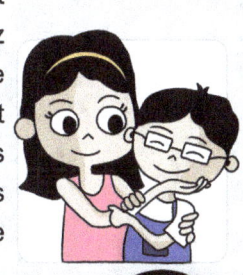

✓ Lorsque vous le touchez, ne faites pas de mouvements hésitants. Il peut réagir mieux à des mouvements fermes qu'à un toucher doux.

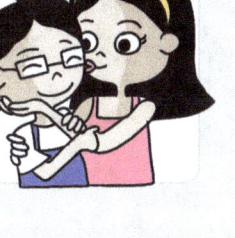

✓ Lorsqu'il joue, asseyez-vous à côté de lui et occupez-le avec quelque chose. De temps en temps, prenez l'un de ses jouets et donnez-lui quelque chose qui vous appartient en échange.

IL SE DÉSHABILLE

Déterminez ce qui rend sa peau inconfortable. Achetez des vêtements à texture douce, retirez les étiquettes et lavez-les plusieurs fois avant de les porter. Vous pouvez exercer au préalable une pression profonde sur la texture avant de l'habiller. Parallèlement, encouragez les activités de familiarisation avec les textures. Même plus tard, il peut être utile de l'autoriser à choisir ses propres vêtements (si c'est possible).

IL MET TOUT EN BOUCHE, STRATÉGIES ALTERNATIVES

- **Mâcher** : Les aliments durs ou croquants ou les aliments à forte saveur (carotte, pomme, noix, épices) ou le fait de sucer des bonbons ou des chewing-gums sont vos alliés. Les outils sensoriels texturés à mâcher, les colliers ou les massages vibrants de la zone orofaciale peuvent également être utilisés.
- Les **activités de souffle** et la consommation de liquides à l'aide d'une paille, fine de préférence.
- Faire des **grimaces** devant le miroir.
- **Activités préventives** avec le corps et les mains plusieurs fois par jour.

MANIPULER
saisir avec les mains

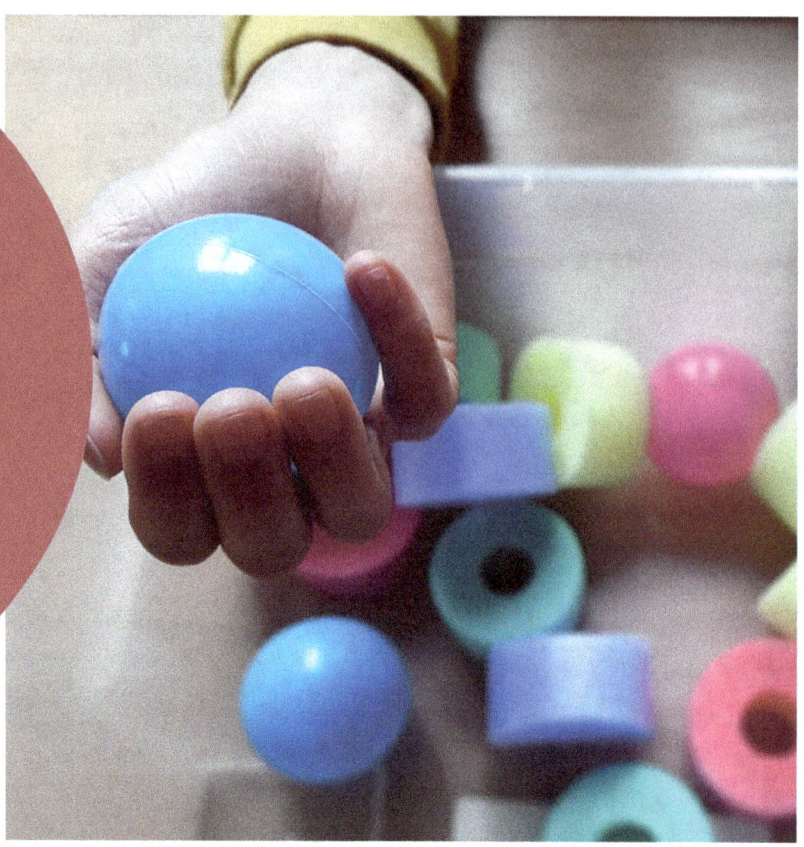

Les bébés commencent à découvrir et à jouer avec leurs mains vers l'âge de huit semaines : d'abord comme sens tactile, puis comme sens visuel. La coordination œil-main commence à se développer entre deux et quatre mois et, vers cinq mois, la plupart des enfants peuvent prendre un objet à portée de main, en regardant uniquement l'objet et non leurs mains. À six mois, ils peuvent saisir un petit objet pendant un certain temps et même commencer à le taper et à essayer de le mettre dans leur bouche.

Outre l'éveil et la coordination, la force des mains est essentielle pour accomplir toute activité quotidienne, comme déplacer un objet d'un endroit à un autre, appuyer sur un bouton, saisir un verre d'eau ou, plus tard, écrire. Dans ce chapitre, nous encouragerons la préhension et le renforcement des mains. N'oubliez pas que **presser** et **serrer** sont également des activités calmantes.

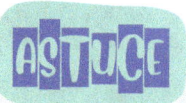
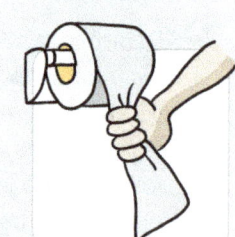
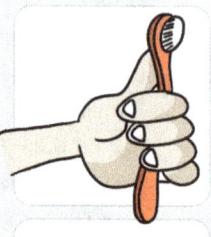
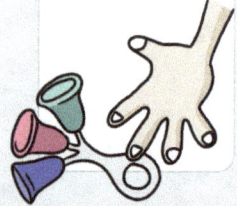

La coordination œil-main ou regard-main permet à la vision de guider les mouvements de la main.

3 MANIPULER

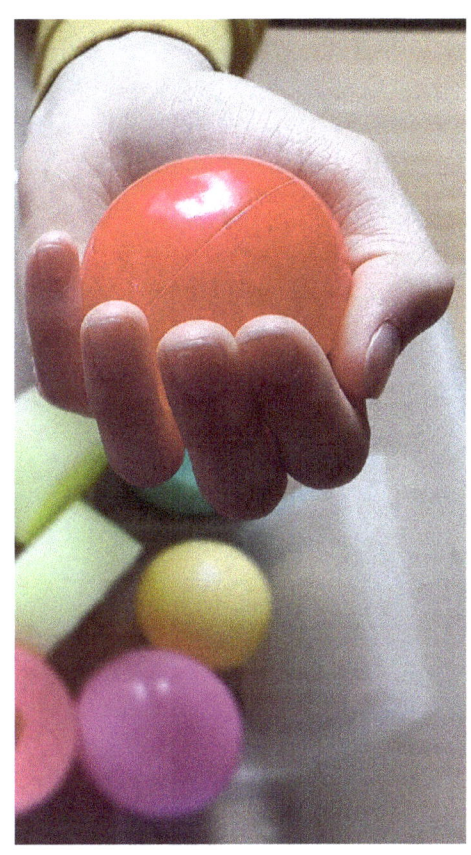

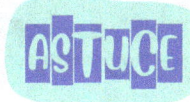 Avant de jouer, pressez et relâchez ses petites mains, frottez-les l'une contre l'autre ou ouvrez et fermez ses mains.

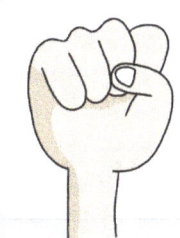 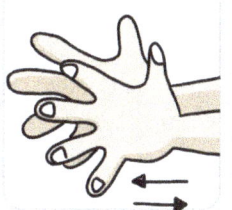 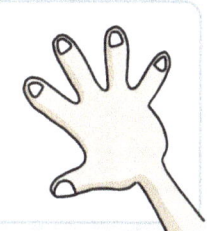

1. LES OBJETS BOUGENT

TENIR & PORTER - 1 AN

Tenir des objets et les porter avec une main est une activité qui permet à l'enfant de prendre conscience de ses petites mains. Il peut également changer de main.

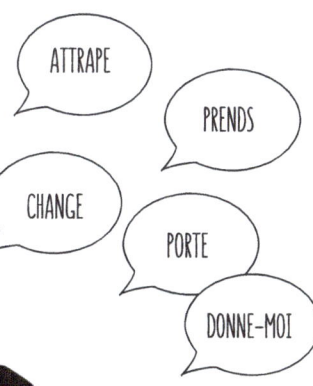

Comment le prendre ?

Donnez-lui des objets de taille, de couleur, de texture, de poids différents. Par exemple : un hochet, une boule de papier froissé, un bâton, une petite balle. Vous l'inciterez ainsi à adapter différentes positions de la main. Augmentez progressivement la difficulté en donnant des objets plus petits comme un bouchon de liège par exemple.
Plus tard, encouragez-le à choisir un objet.

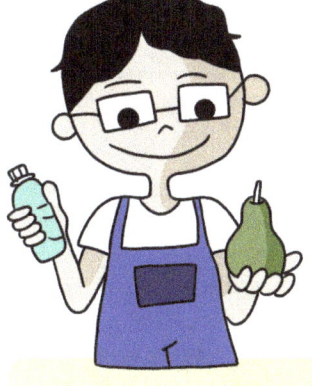 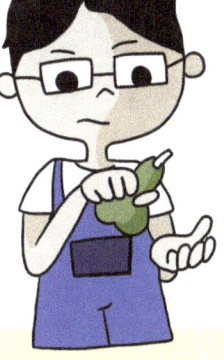 

OU ENCORE : Des objets qui plaisent beaucoup à l'enfant. Placez-les d'abord très proche de lui pour qu'il puisse les attraper, puis placez-les plus loin. Vous pouvez encourager l'enfant à les déplacer d'un endroit à l'autre ou à les faire passer d'une main à l'autre.

3 MANIPULER

2. IL Y A DE L'ESPACE

Mettez-vous à table ou sur le sol. Placez des objets attrayants devant l'enfant.

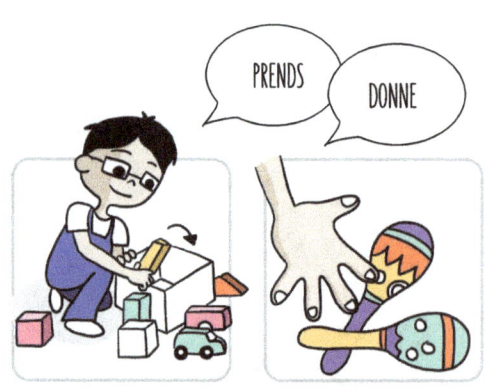

- Saisissez un objet en lui montrant le geste avec votre main. Dites "Prends".
- Placez l'objet dans la boîte en disant "Mets".
- Dites "Soulève", prenez la main de l'enfant et aidez-le à soulever un objet.
- Dites "Mets" et dirigez la main de l'enfant vers la boîte.
- Répétez l'opération jusqu'à ce que l'enfant le fasse tout seul.

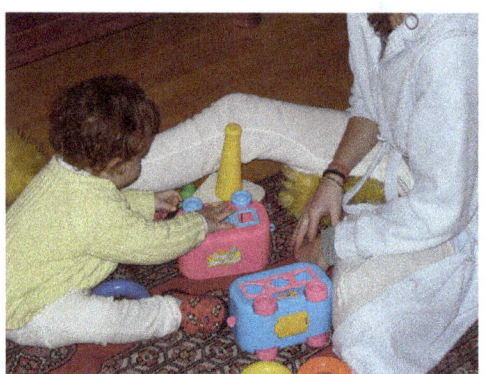

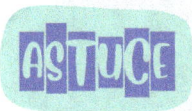 Videz ensemble le contenu de la boîte et recommencez. Les petits enfants adorent remplir et vider.

3. DANS LA BOÎTE   1 AN

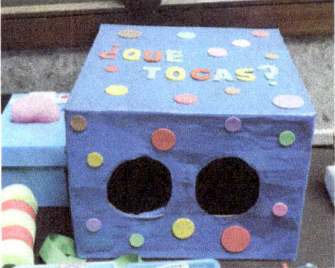 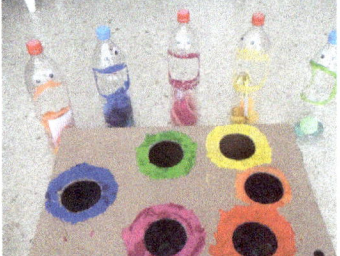 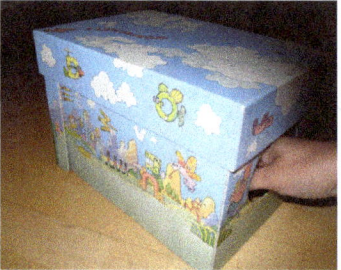

Photo: Silvia Rodríguez Obeso   Photo: Elizabeth Déniz

VARIANTES:

- Une boîte en carton avec des trous dessus pour y placer des objets.
- Plus tard, vous pourrez peindre le bord des fentes avec des couleurs pour faciliter la distinction.
- Une boîte en carton avec une ouverture sur le côté pour sortir les objets "Quelle surprise". Le plus complet de tous, car il favorise non seulement la dextérité manuelle, mais aussi la perception tactile.!!!

Une boîte en carton avec deux grands trous pour que vos mains et celles de votre enfant puissent tâter, deviner, introduire et retirer

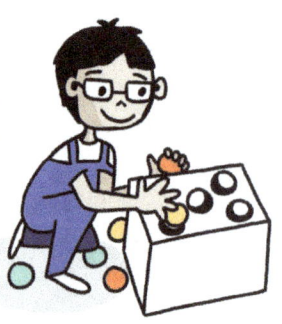

divers objets de la vie quotidienne. Sortez-les et nommez-les ou mettez-les et nommez-les.

3 MANIPULER

JOUER ENSEMBLE

Pour encourager l'interaction, placez trois objets dans la boîte.

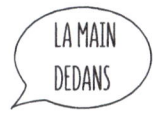
LA MAIN DEDANS

- Introduisez votre main, retirez l'objet et nommez-le.
- Faites de même avec les autres.
- Remettez-les de côté.
- Encouragez l'enfant à le faire : "Mets la main dedans", "Sors-la", et aidez-le si nécessaire.
- Faites une expression de surprise lorsqu'il sort l'objet et nommez-le "Balle".

On peut jouer à la fois sur le placement et le retrait : soit par instruction, soit par imitation, soit par alternance.
Plus tard, la boîte peut également être utilisée pour deviner des objets au toucher (les deux trous sont très utiles).

4. LES CHAUSSETTES

VOUS AUREZ BESOIN: d'un bocal transparent (nous avons utilisé une barquette de tomates cerises du supermarché) et des paires de chaussettes pliées en boule

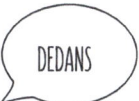
DEDANS

- Placez le bocal sur la table ou sur le sol devant l'enfant. Les paires de chaussettes pliées en boule se trouvent dans une boîte à chaussures à votre gauche.
- Dites "Regarde", prenez la première paire de chaussettes et montrez-lui comment la mettre dans le bocal : "Dedans".
- Dites "Ici" et mettez sa main à l'intérieur de la boîte pour prendre une autre paire de chaussettes.
- Dites "Mets dedans" et formez sa main pour la mettre dans la boîte.
- Répétez l'opération jusqu'à ce que toutes les paires de chaussettes soient dans la boîte.
- Diminuez progressivement votre aide jusqu'à ce qu'il le fasse tout seul.

Plus tard, vous pourrez compliquer les choses en mettant des pompons dans des bocaux à col large, puis des billes dans des bouteilles à col étroit.

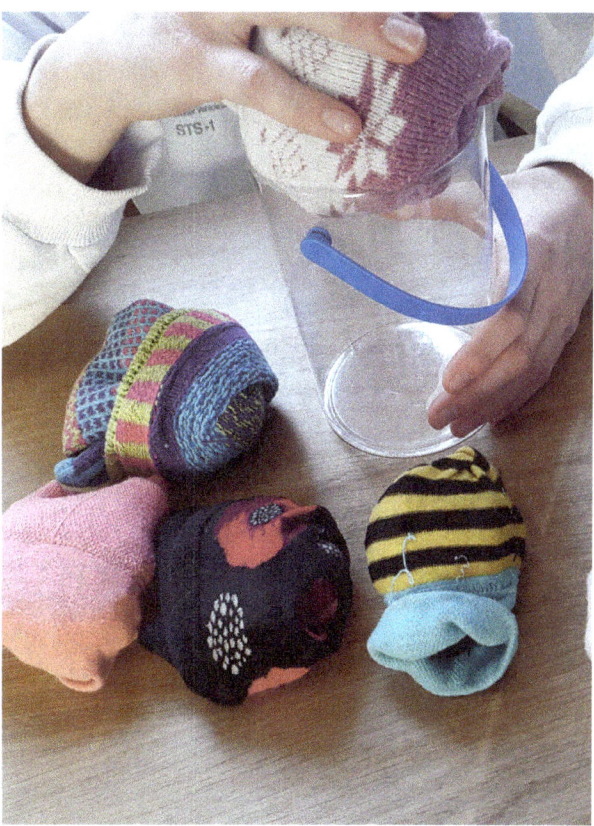

3 MANIPULER

5. LE DÉCOLLAGE   1 AN

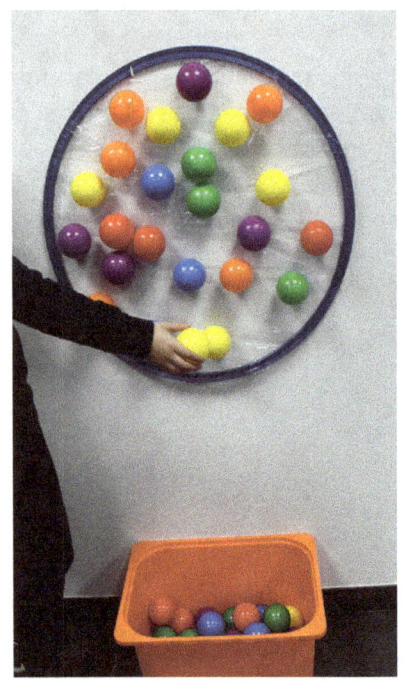

Vous pouvez combiner la préhension et manipulation d'objets avec une force supérieure à celle de leurs petites mains. Et si vous mettiez en place une activité verticale pour qu'ils puissent se déplacer ?
Collez du ruban adhésif sur le mur. Collez-y des balles ou d'autres objets. L'enfant doit les retirer et les placer dans un panier. Guidez-le au début, puis réduisez votre aide.

> Vous pouvez rendre l'activité plus difficile en plaçant un tabouret par terre, sur lequel l'enfant doit grimper pour retirer les balles. À partir de 3 ans, vous pouvez utiliser cette activité pour la distinction des couleurs, soit avec des paniers dans lesquels l'enfant trie, soit en suivant des instructions verbales : **"Prends la jaune"**.

Photos: Carmen Fernández Cacho

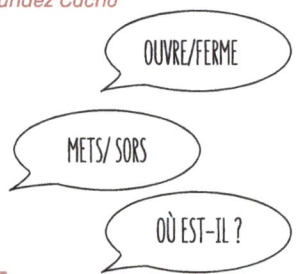

6. LE TIROIR

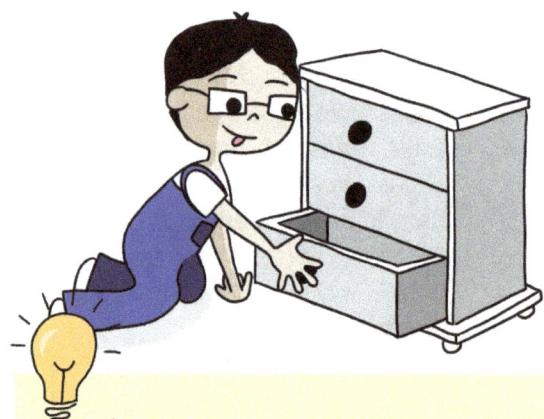

Les enfants ont besoin d'expérimenter pour percevoir et consolider les concepts de base pour comprendre le monde et les lois de la physique. Sortir des objets des tiroirs est donc l'une des activités éducatives les plus amusantes et les plus riches en possibilités.
En ouvrant les tiroirs, les enfants font l'expérience de la psychomotricité subtile et globale, des lois physiques qui régissent le monde, des textures, des couleurs, des formes et des températures. Ils découvrent également les changements dans les objets et leur capacité à les influencer.

> - Ouvrir et fermer : utilisez un tiroir avec des objets que l'enfant peut sortir et ranger. Mettez-y des ustensiles de cuisine sans danger pour les petits, comme des cuillères en bois ou des récipients en plastique.
> - Remplir et vider : une cafetière et des cuillères à café. L'enfant remplit le récipient et le verse.

3 MANIPULER

7. LES RUBANS SUSPENDUS

À PARTIR DE 1 AN

Vous pouvez utiliser les ouvertures de porte ou les tringles à rideaux pour suspendre les rubans. Cela encouragera l'enfant à s'étirer pour attraper les objets. Vous pouvez utiliser des couleurs de base pour favoriser la distinction.

Une autre idée d'activité murale serait de placer une série de rouleaux de cuisine, de mettre du tissu ou du papier à l'intérieur et de demander à l'enfant de tendre la main pour les attraper.

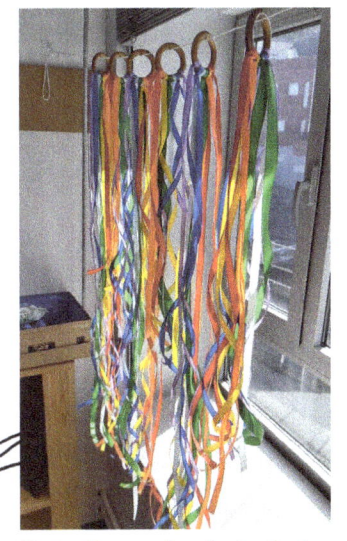
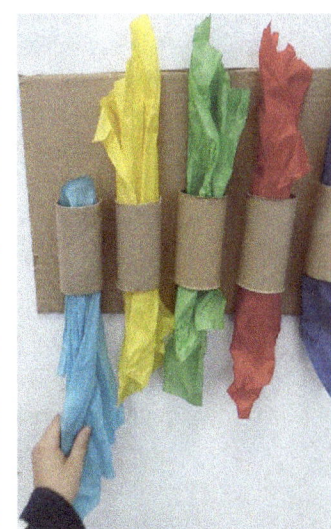

Photo: Carmen Fernández Cacho

Et si vous lui fabriquiez un Hula Hoop interactif ?

8. SORTIR LES BALLES

2 ANS

- Pour rendre l'activité de retrait d'objets d'un récipient plus difficile, vous pouvez coudre des cordes tressées dans l'ouverture de la boîte.
- Préparez d'autres activités dans lesquelles vous introduirez des mouvements consistant à prendre un objet à gauche et à le placer à droite.
- N'oubliez pas de donner des noms aux jeux et de créer des routines interactives en nommant les objets, en commentant et en donnant des indications.

Photo: Inma Acosta

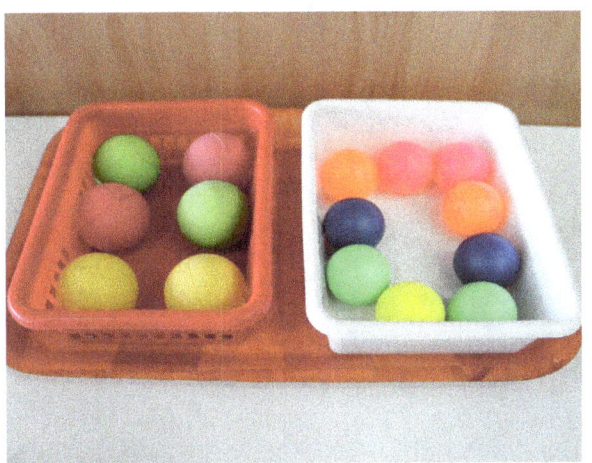
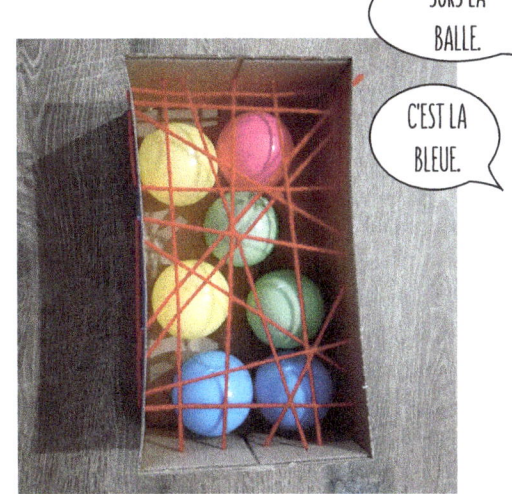

3 MANIPULER

9. LE POISSON ROUGE   2 ANS

Nous pouvons rendre l'activité de manipulation et de placement d'objets plus attrayante en simulant des petits poissons avec des balles colorées.
Vers l'âge de 3 ans, l'enfant peut aussi les placer par couleur.

VOUS AUREZ BESOIN: du carton, de la pâte à modeler colorée pour faire les cercles, des boules colorées et des yeux pour chaque poisson. De la tempera pour peindre la mer, du papier cellophane vert pour les algues, des queues de poisson en carton à coller sur le carton peint à côté des trous.

Avec le papier cellophane bleu, nous avons superposé des morceaux pour faire l'effet des vagues de la mer.

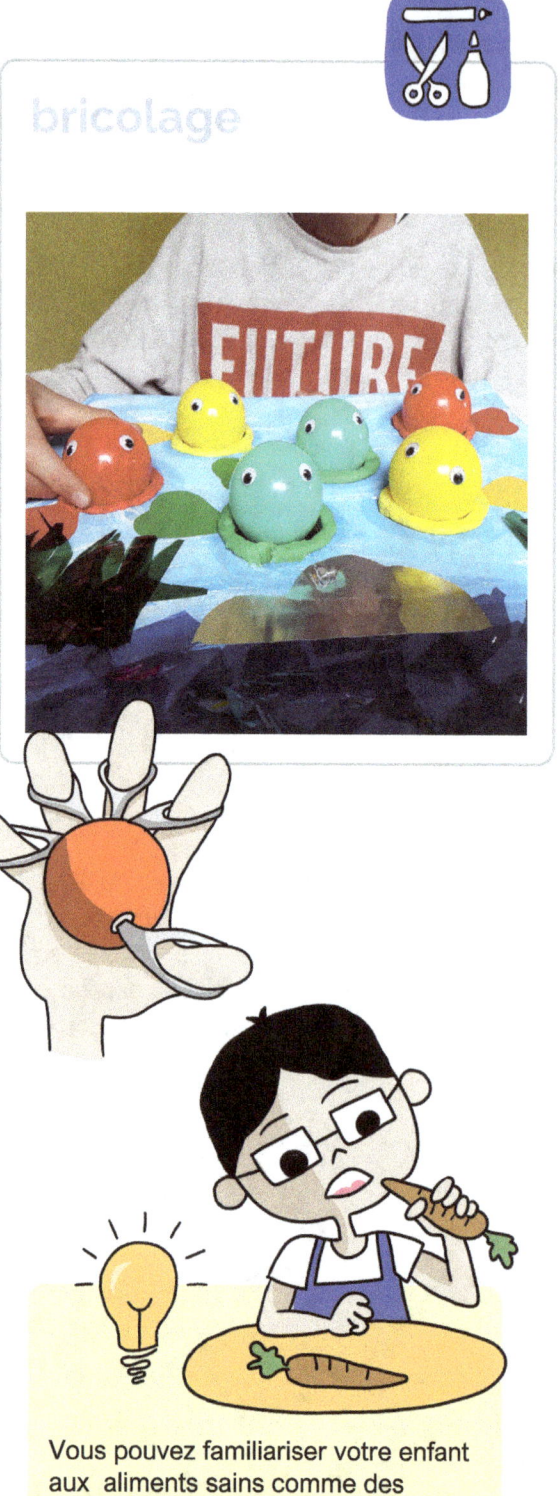

bricolage

10. QUELLE FORCE !

- Prenez la main de l'enfant, placez-la dans votre paume et dites "Ferme ta main" tout en utilisant vos mains pour aider l'enfant à fermer sa main.
- Dites "Ouvre ta main" et aidez-le à le faire.
- Répétez plusieurs fois jusqu'à ce qu'il comprenne.
- Ensuite, donnez-lui une éponge ou un autre objet doux pour qu'il le presse : "Presse l'éponge". Vous voulez quelque chose de plus amusant ? Mouillez l'éponge.
- Lorsqu'il sera plus grand et plus fort, donnez-lui un petit canard ou une petite balle à presser.
- Plus tard, vous pourrez vous entraîner avec d'autres objets amusants qu'il pourra tenir dans ses mains, car il s'agit d'une activité régulatrice.

Vous pouvez familiariser votre enfant aux aliments sains comme des carottes ou des concombres.

3 MANIPULER

11. LES SACHETS FARCIS

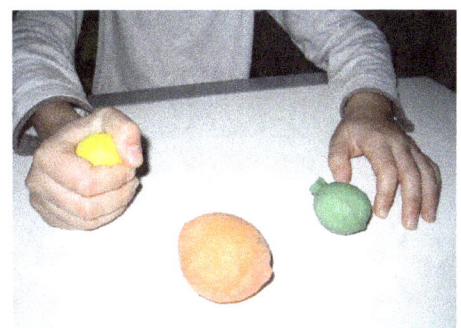

Remplissez un sachet ou un ballon de divers ingrédients, tels que des céréales ou de la farine, en variant les tailles et les formes (cylindriques pour commencer). Placez-les dans la main de l'enfant pour qu'il puisse les saisir et les presser, en augmentant progressivement leur taille/ épaisseur.
Plus tard, il pourra les saisir seul.

12. AVEC LA CUILLÈRE   2 ANS

- Tenez la cuillère au niveau des yeux de l'enfant et dites : **"Regarde,** (nom de l'enfant), **une cuillère"**.
- Prenez la main de l'enfant et pliez ses doigts sur le manche jusqu'à ce qu'il ait une bonne prise sur la cuillère. Aidez-le avec vos mains à la tenir.
- Réduisez votre aide au fur et à mesure que votre enfant est capable de le faire seul.
- Introduisez un aliment qu'il aime et qui nécessite l'utilisation de la cuillère. Aidez-le à le manger avec sa petite main.

Utilisez des cuillères à manche épais adaptées à leurs petites mains potelées.

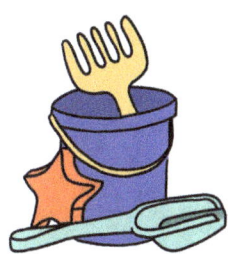

Couvrez le sable avec des jouets, des seaux et des pelles.

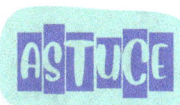

VIE QUOTIDIENNE - commande de couverts

- Placez un plateau à gauche de l'enfant avec tous les couverts.
- Placez un couvert, à titre d'exemple, sur chacune des sections du plateau à couverts pour servir de support visuel à l'enfant.
- Placez le plateau à couverts à la droite de l'enfant.
- L'enfant prendra les couverts du plateau et les placera dans leurs positions respectives du plateau à couverts.

13. LE DÉVOREUR

VOUS AUREZ BESOIN: une balle de tennis, un outil de coupe, des yeux et de petits objets tels que des boutons

Nous avons déjà notre ami le Dévoreur et on se sert de lui pour renforcer les mains de l'enfant.

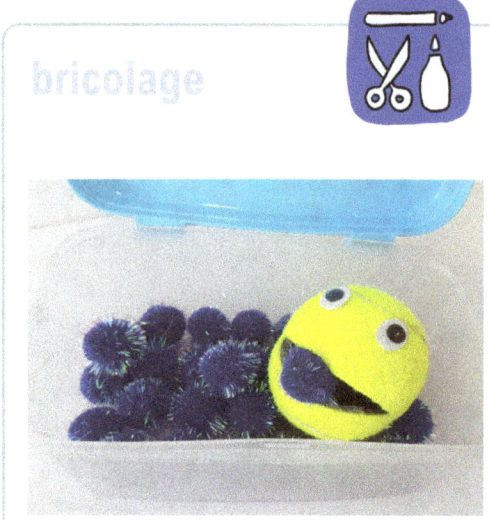
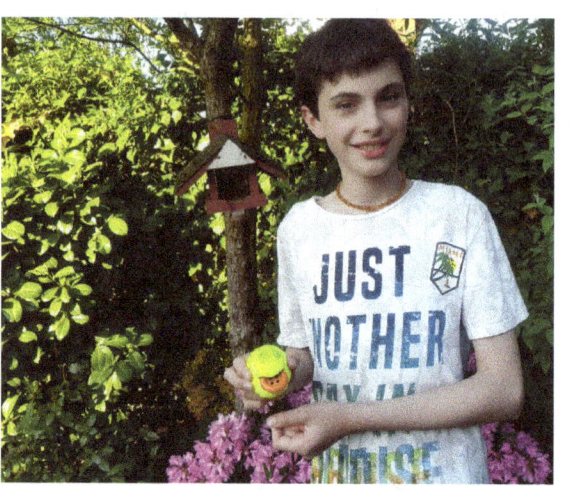

14. LES SURPRISES EMBALLÉES

Donnez-lui des objets emballés dans du papier d'aluminium, de la cellophane ou du papier journal, de sorte que l'enfant doive les déballer. En plus d'encourager la dextérité manuelle, nous créons une attente, un grand facteur de motivation dans l'autisme.

Vous pouvez utiliser une boîte et y placer différents objets emballés qui, une fois déroulés, forment une scène de jeu. Il peut s'agir d'animaux de la ferme ou d'une route, par exemple.

Photo: Carmen Fernández Cacho

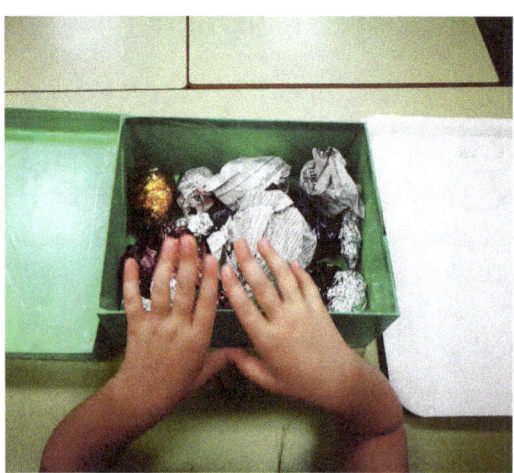
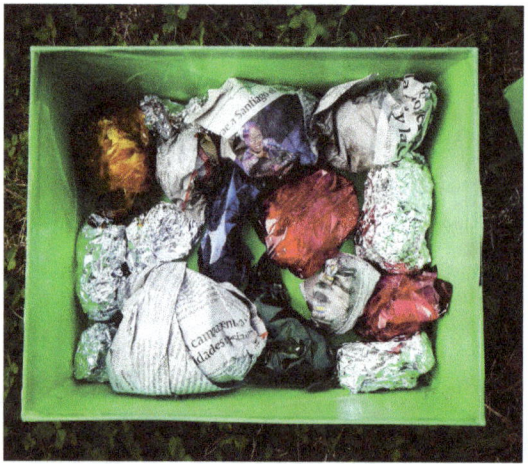

3 MANIPULER

15. LE CASSEUR D'ŒUFS   À PARTIR DE 2 ANS

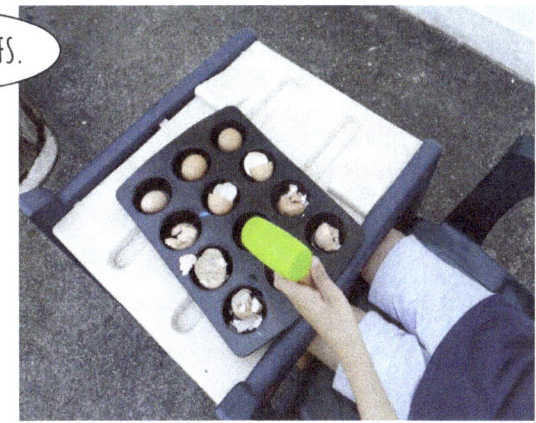

VOUS AUREZ BESOIN: d'un carton d'œufs, d'un moule à cupcake en silicone, d'une aiguille, d'une paille, d'un marteau en plastique

- Percez l'œuf avec l'aiguille et videz l'intérieur en l'aspirant avec la paille.
- Placez l'œuf vide dans le moule.

Ensuite, nous l'assemblons avec les autres œufs et... nous jouons !

Photo: Yolanda Cendón

16. LES TAMPONS LÉGUMES   À PARTIR DE 3 ANS

Les tampons renforcent les mains et les doigts et pour ce faire, il n'est pas nécessaire de les acheter. Les fruits et les légumes sont excellents à cet effet, avec une grande variété de créations. Oignons, pommes de terre, poivrons, pommes, citrons... Que préférez-vous ? Différenciez les couleurs, préparez un ordre logique et... utilisez le jus d'une betterave pour ajouter de la couleur. Essayez aussi avec une balle. L'école maternelle d'Eric a fabriqué des sacs en tissu avec des motifs de pommes de terre découpées.

Ils peuvent servir de papier décoratif pour emballer les cadeaux !

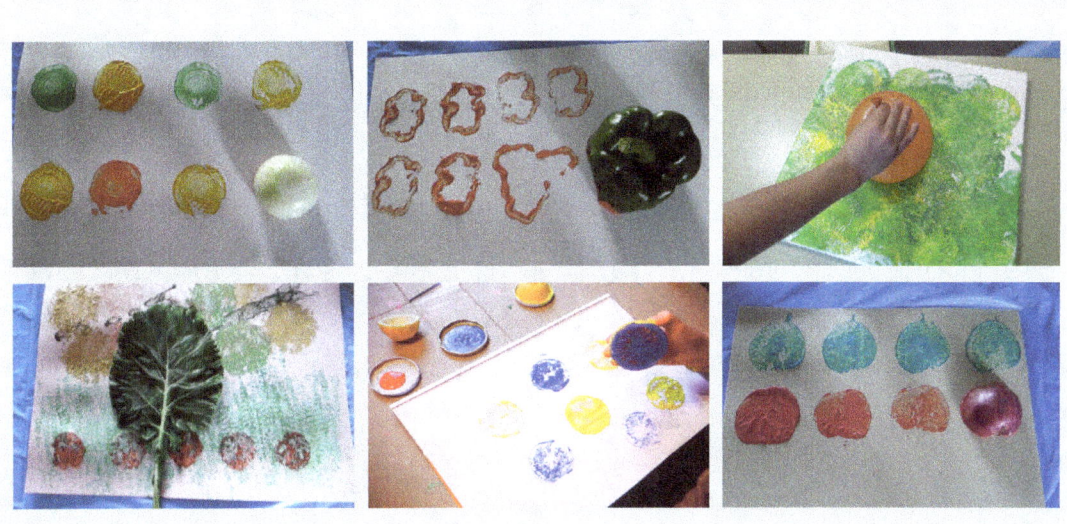

3 MANIPULER

17. LA COLLECTION DE TAMPONS

Des formes en mousse (ou des gommets en mousse) peuvent être placées sur un bouchon de liège et vous avez un tampon ! Les formes peuvent également être collées sur des couvercles de boîtes en carton ou une éponge peut être placée sur un tube en papier.

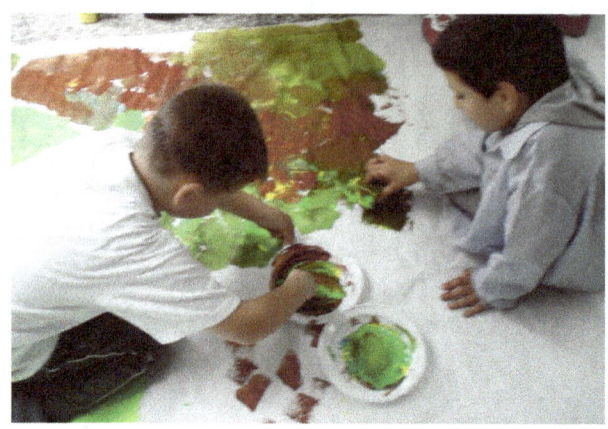

Photos: Carmen Fernández Cacho

18. LA PÂTE À MODELER

Une activité très populaire consiste à presser des objets sur de la pâte à modeler et à observer les traces laissées. Dans notre cas, nous utilisons cette activité pour promouvoir le vocabulaire. Par exemple, vous pouvez avoir des figurines d'animaux toutes prêtes à presser. Nous leur donnons un nom : "Regarde, l'éléphant".

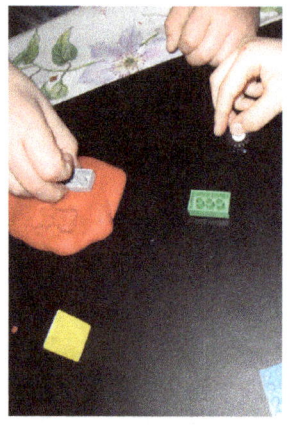
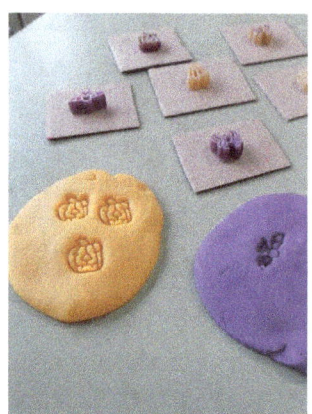

19. LES ŒUFS QUI ROULENT

VOUS AUREZ BESOIN: des œufs durs, du colorant alimentaire ou de la peinture acrylique, un support tel qu'un morceau de carton et un tablier de protection pour l'enfant ! On peut se salir...

Dans notre cas, nous avons utilisé cette activité pour créer des "œuvres d'art" pour les enfants invités à la fête d'anniversaire d'Eric, qui étaient très heureux de rentrer chez eux avec leur œuvre d'art.

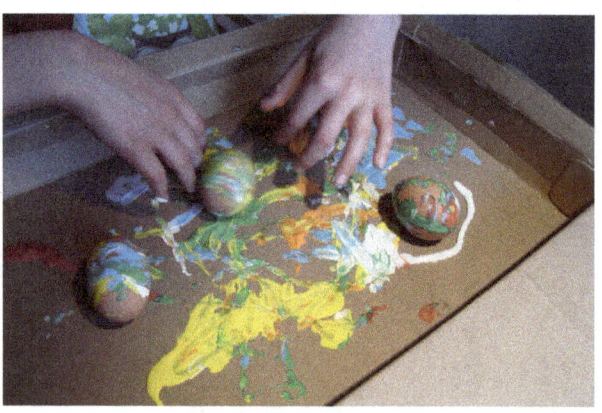

78

3 MANIPULER

ACTIVITÉS VISANT À RENFORCER LE POTENTIEL

- Lancer la balle ou d'autres objets de poids et de tailles différents.
- Ramasser une boule de pâte à modeler avec une pince à linge sans la broyer.
- Jeux de construction.
- Colorer avec des couleurs alternées et des crayons de couleur.
- Enlever et appliquer des gommets.
- Déplacer des objets de poids différents.
- Déplacer de l'eau ou d'autres liquides en utilisant différents récipients.

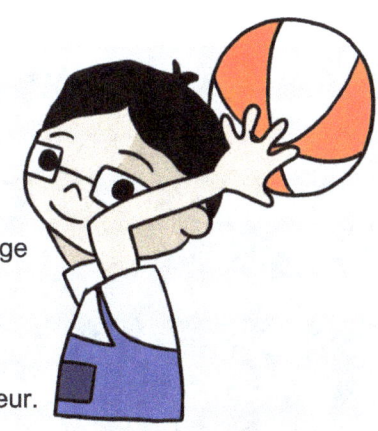

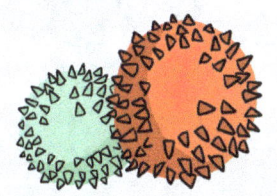

QUE FAIRE SI... l'enfant jette tout ?

Si l'on prend comme référence le développement du nourrisson, les enfants découvrent entre 8 et 15 mois la capacité de ramasser des objets et de les lancer. Grâce à cela, ils expérimentent avec des objets, mesurent des distances, distinguent des sons, progressent dans leur dextérité manuelle et découvrent la relation de cause à effet.

Ne vous fâchez pas contre lui. Il fait des expériences et a besoin de votre aide et de vos conseils pour aller de l'avant.

Si votre enfant continue à tout jeter lorsqu'il grandit, je peux peut-être vous aider :

- Concevez et préparez des jeux qui impliquent la préhension et le relâchement d'objets : boîtes sensorielles, déplacements, lancés, paniers, rampes stables, pistes pour billes. Trois, deux, un... Boum !

- Les activités de compression (dans le bain, les canards en caoutchouc ou les jouets moussants) et de pétrissage sont utiles.

- Moins, c'est mieux. Mettez moins de jouets à sa portée ou dans son espace de jeu. De cette façon, son attention se concentre sur des jouets spécifiques.

- Jouez ensemble un jeu d'attrape pendant qu'une chanson est jouée, ce qui marquera le début et la fin de l'activité.

4. CONSTRUIRE:

CONSTRUIRE
du triage à la créativité

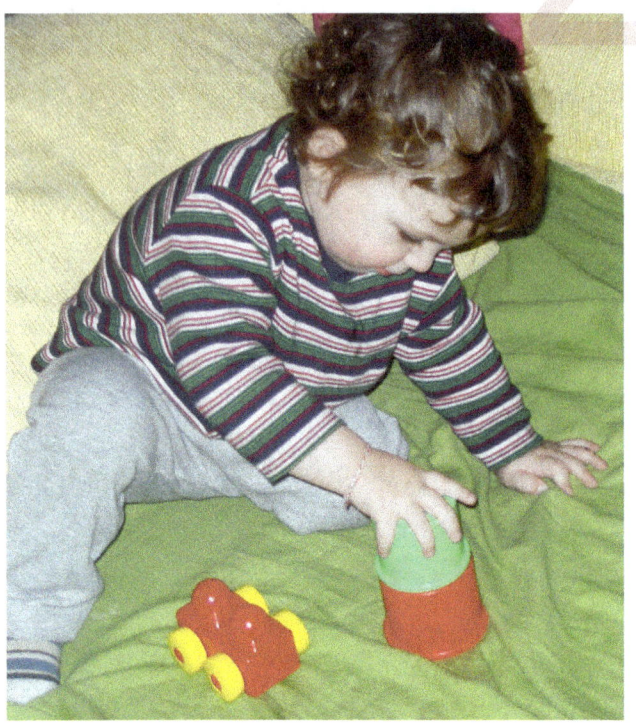

Vers l'âge de d'un an, les enfants commencent à découvrir et expérimenter le monde de la construction avec leurs premiers jouets empilables. Plus que de la création, il s'agit d'abord d'un processus de manipulation : ils posent des objets les uns sur les autres et, surtout, les font tomber. **"Nous construisons une tour"**. Ils expérimentent également les formes, les tailles et les couleurs, tout en favorisant l'orientation visuo-spatiale. Plus tard, ils utiliseront cette compétence pour construire des objets, des scénarios et des éléments aussi proches que possible de la réalité.

1. LE DÉMOLISSEUR

VOUS AUREZ BESOIN: des boîtes (de la taille d'un paquet d'un kilo pour les légumes secs) et un grand panier pour tout ranger

- Asseyez-vous avec l'enfant sur le sol. Les boîtes sont dans le panier.
- Sortez l'une des boîtes et placez-la sur le sol devant l'enfant. Prenez une autre boîte et empilez-la sur la première. Faites de même avec les autres boîtes. Lorsque toutes les boîtes forment une tour, faites-les tomber en faisant un drôle de bruit : **"HOP HOP, BOUM"**.
- Ramassez les boîtes et mettez-les dans le panier.
- Sortez-en une et posez-la sur le sol. Guidez l'enfant pour qu'il mette les boîtes suivantes.
- Faisons-les tomber.

Nous encourageons également la concentration, la patience, la distinction, la coordination des deux mains, l'équilibre, le contrôle de la force et la dextérité manuelle.

DIVERS *Photo: Carmen Fernández Cacho*

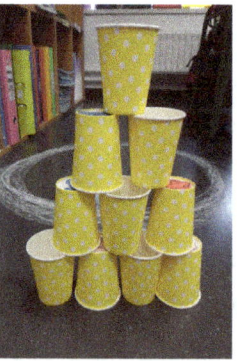

Tour avec gobelets en carton

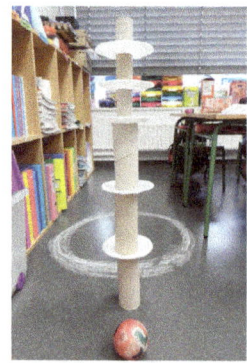

Tour combinant rouleaux et assiettes en carton

4. CONSTRUIRE

2. L'EMPILEUR   2 ANS

VOUS AUREZ BESOIN: des boîtes à chaussures à remplir et à décorer

- Placez-les éparpillés sur le sol.
- Guidez l'enfant vers une "boîte", dirigez son attention et dites "Ramasse". S'il ne le fait pas, guidez-le pour qu'il le fasse.
- Une fois que vous vous êtes exercé à "ramasser" les boîtes, vous pouvez passer à l'empilage.
- Montrez-lui comment empiler. Guidez-le pour qu'il le fasse.
- Guidez-le si nécessaire tout en criant " Construis une tour ".
- Diminuez peu à peu votre soutien.

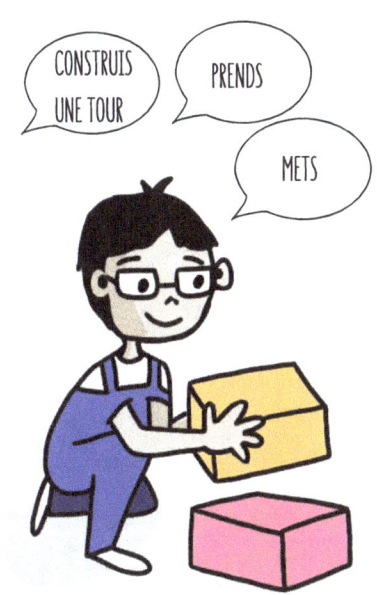

3. BOB L'ÉPONGE   2 ANS - (éponges numérotées à partir de 5 ans)

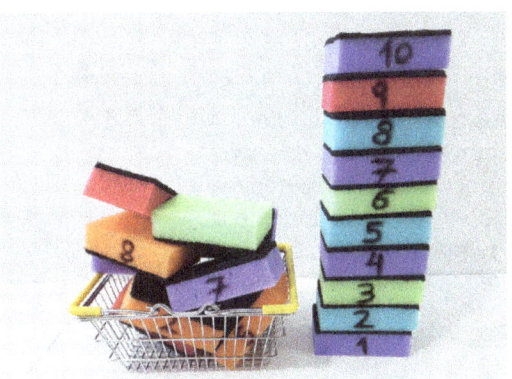

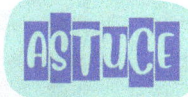

Faites ensuite la même activité avec d'autres objets de la vie quotidienne, puis avec des blocs de bois et enfin avec des Lego Duplo.
Changez de lieu et de matériel pour une même activité afin de favoriser la flexibilité et la généralisation.

Photo: Carmen Fernández Cacho

- Sur une table ou sur le sol, placez les éponges devant l'enfant.
- Montrez-lui ("Eric, regarde.") comment vous les empilez pour former une tour. Lorsque l'enfant est prêt, jetez-les.
- Remettez les éponges sur la table.
- Mettez-en une devant l'enfant, prenez-en une autre, tendez-la-lui et dites " Pose " tout en l'aidant à la mettre au-dessus de l'autre.
- Prenez sa main et dites " Prends " tout en l'aidant à prendre la troisième éponge, et dites " Pose ".
- Répétez le processus jusqu'à ce que vous ayez mis toutes les éponges. Diminuez progressivement l'aide que vous apportez à l'enfant.

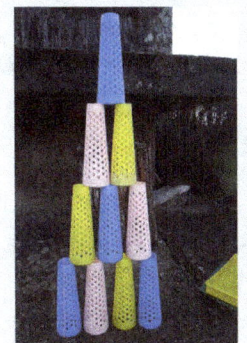 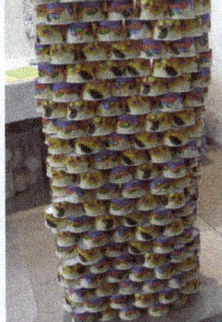

bobines   *emballages*

4. CONSTRUIRE

4. LA TOUR À SOCLES

Distinction visuelle entre les couleurs et les formes

VOUS AUREZ BESOIN: 10 petits et grands tubes en carton (de papier de cuisine et papier toilette) peints en différentes couleurs et décorés avec des gommets simples ou de mousse colorée en forme d'étoiles, de fleurs et de cœurs, 10 CD usagés

Décorez la moitié des tubes avec les gommets simples et peignez le reste avec de la tempera de différentes couleurs. Sur la moitié des CD, vous mettez de la pâte à modeler.

Sur l'autre moitié, mettez des gommets en mousse, des fleurs, des cœurs ou des étoiles de la même forme et de différentes couleurs. Nous avons maintenant notre matériel prêt à jouer individuellement ou en petits groupes de deux ou trois enfants !

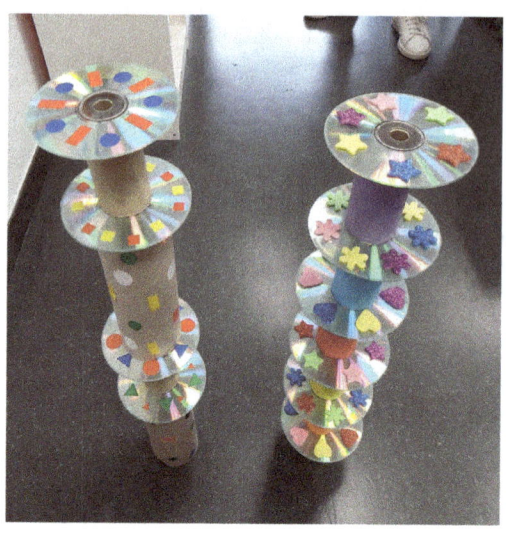

Photo: Carmen Fernández Cacho

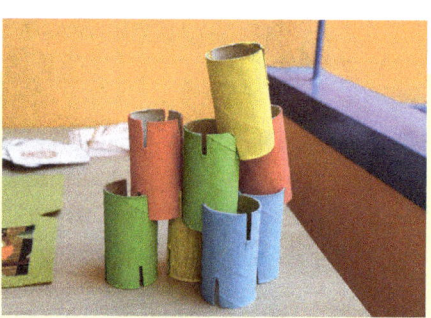

Si vous avez beaucoup de rouleaux et que vous ne savez pas quoi en faire, vous pouvez les préparer comme indiqué sur l'image pour réaliser des bricolages colorés.

5. LES BLOCS DE CONSTRUCTION

3 ANS

- Dites : "Construisons une tour".
- Placez les blocs devant l'enfant (vous pouvez commencer par 3).
- Montrez-lui ("Eric, regarde") comment on les empile pour former une tour et dites "Tour".
- Vous les faites tomber.
- Remettez tous les blocs sur la table. Placez ensuite un bloc devant l'enfant, prenez-en un autre, dites "Place"lace" et empilez-le sur le premier.
- Prenez sa main et aidez-le à prendre le troisième bloc. Dites "Place" et guidez sa main pour le placer.
- Répétez l'opération. Diminuez peu à peu votre soutien.

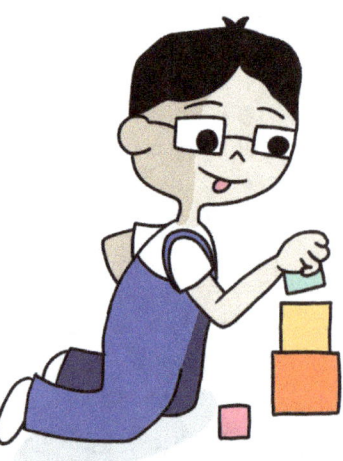

4. CONSTRUIRE

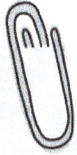

LES PLATEAUX ÉDUCATIFS TEACCH

La méthode TEACCH (Treatment and Education of Children with Autism and Related Communication Handicaps) est un système qui organise et structure l'information de manière visuelle.

Il facilite la compréhension en délimitant les espaces ou en fournissant des séquences dans les tâches à effectuer : **Que dois-je faire ? Combien dois-je faire ? Ai-je fini ? Que dois-je faire ensuite ?**

Nous verrons souvent des activités avec des plateaux individuels et des boîtes à chaussures. Comme ils contiennent tout le matériel nécessaire à la réalisation d'une activité, ils réduisent les distractions et les risques d'erreur, facilitent la concentration pour ne pas perdre de vue l'objectif de la tâche et encouragent l'autonomie.

6. LES BOBINES COLORÉES

Étendez une plaque en carton et divisez l'espace en deux. À gauche, vous mettez le plateau avec le matériel et à droite, l'activité à réaliser. Nous collons le matériel à titre d'exemple sur le plateau à l'aide d'une bande Velcro. Nous pouvons travailler de haut en bas et/ou de gauche à droite, comme pour la lecture.

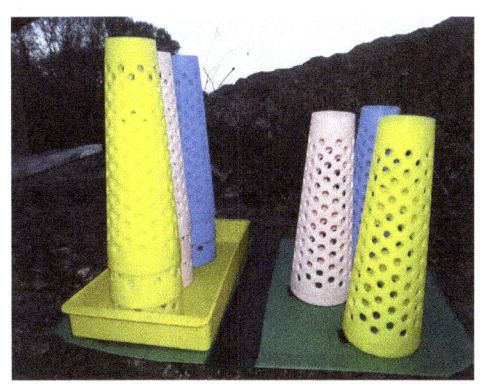

AUTRES EXEMPLES:

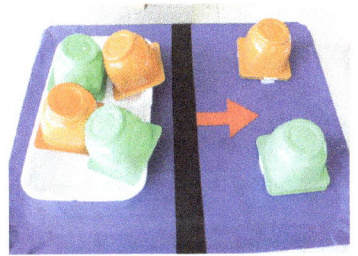
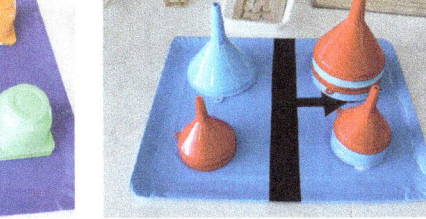
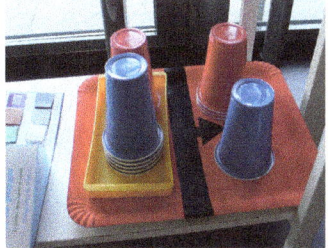

Photos: Carmen Fernández Cacho

4. CONSTRUIRE

7. TOURS À EMPILER

VOUS AUREZ BESOIN: un tube haut et étroit ou un grand bâton de bois, un tube haut et large de la taille d'un tube de papier cuisine, un morceau de carton, des images d'animaux dessinées par les enfants et de la colle

- Collez le tube étroit ou collez-le au morceau de carton avec du silicone. Si vous le souhaitez, décorez le bas du tube avec du papier vert en guise d'herbe.
- Collez chaque animal sur un large tube avec de la colle.
- Divisez l'image collée en trois parties et découpez le tube à l'aide d'un couteau. Une fois les parties coupées, l'enfant les place sur le tube étroit collé sur le carton jusqu'à ce que l'image soit complète.

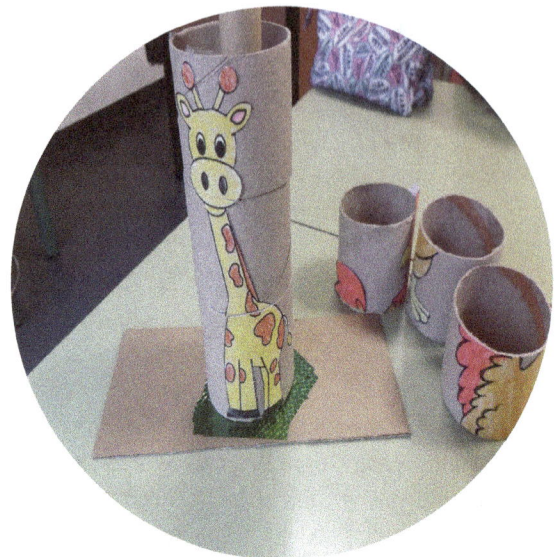

Photo: Carmen Fernández Cacho

8. TOURS COGNITIVES

VOUS AUREZ BESOIN: 7 gobelets en plastique, des gommets, un outil de découpage, des cartes avec les modèles à reproduire

- Laissez l'enfant vous aider à placer les gommets sur les gobelets. Ils doivent représenter les chiffres de 1 à 6.
- Faites une fente à la base du gobelet restant à l'aide de l'outil de découpe pour placer une carte en position verticale.
- Placez les gobelets d'un côté de l'enfant et laissez-le choisir une des cartes et le placer dans la fente. Le tour est joué !

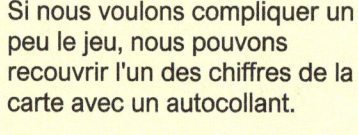

Si nous voulons compliquer un peu le jeu, nous pouvons recouvrir l'un des chiffres de la carte avec un autocollant.

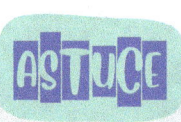

L'enfant doit placer les gobelets dans la même position que celle indiquée sur la carte.

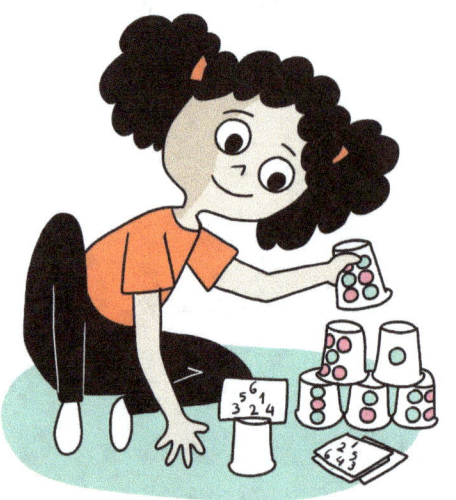

9. JEUX DE CONSTRUCTION

Le jeu de construction apparaît vers l'âge d'un an en même temps que les autres types de jeux. Il stimule le développement moteur et cognitif, ainsi que la planification et l'imagination. Lego, blocs, Tangram, puzzles, parcours divers, etc.

AVANTAGES :

- Il améliore la créativité et la capacité d'attention et de concentration.
- Il développe la coordination main-œil et la motricité fine.
- Il encourage le jeu en commun.
- Il facilite la compréhension de l'espace : le haut et le bas, l'intérieur et l'extérieur.

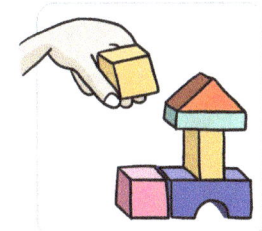

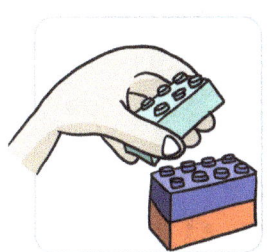

Ils apportent un grand appui au développement des fonctions exécutives.

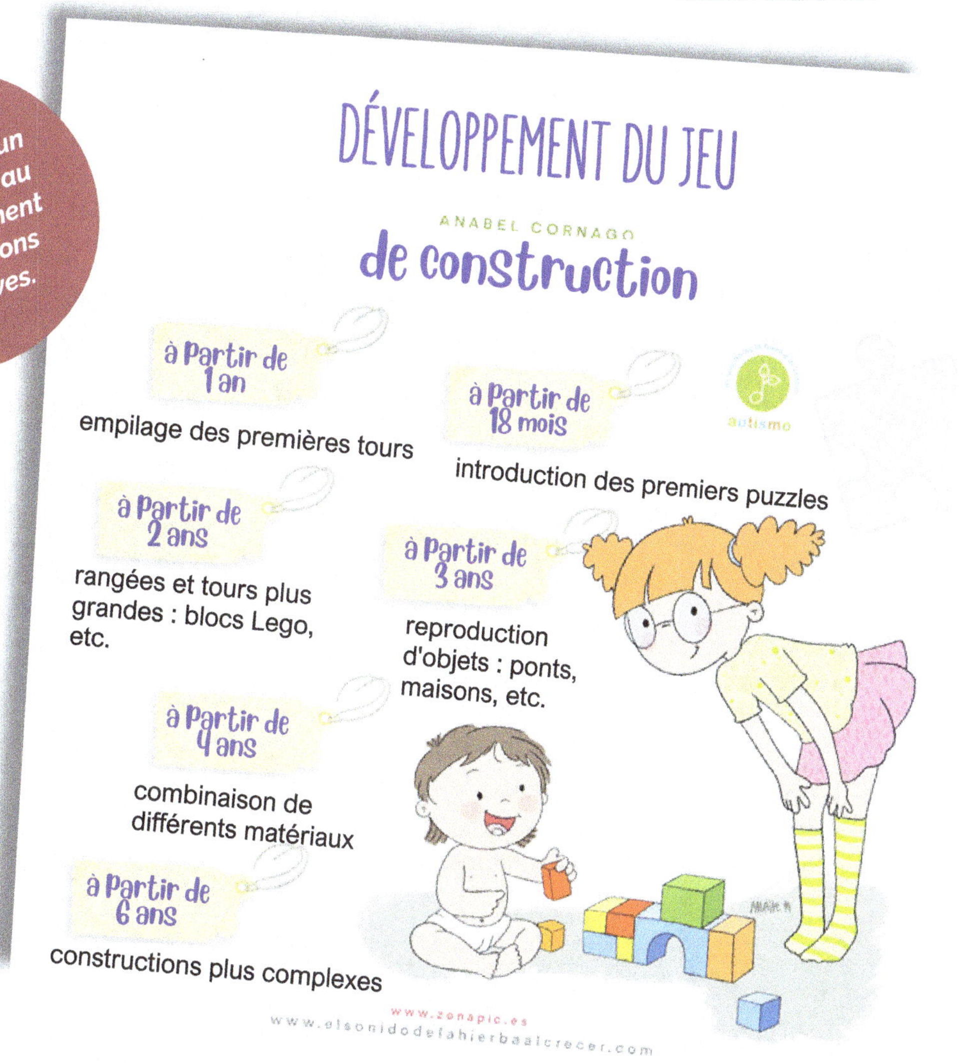

DÉVELOPPEMENT DU JEU de construction
ANABEL CORNAGO

- **à partir de 1 an** : empilage des premières tours
- **à partir de 18 mois** : introduction des premiers puzzles
- **à partir de 2 ans** : rangées et tours plus grandes : blocs Lego, etc.
- **à partir de 3 ans** : reproduction d'objets : ponts, maisons, etc.
- **à partir de 4 ans** : combinaison de différents matériaux
- **à partir de 6 ans** : constructions plus complexes

www.zonapic.es
www.elsonidodelahierbaalcrecer.com

4. CONSTRUIRE

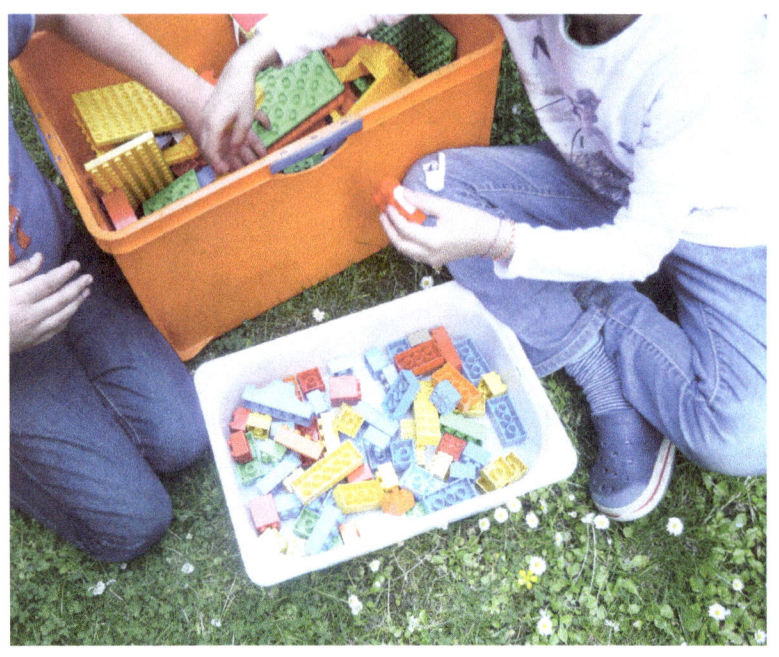

VIVE LE LEGO !

Certaines études montrent que l'utilisation de LEGO® "augmente le contact social et la durée de l'interaction sociale chez les enfants autistes". Outre le développement des compétences sociales, l'attention, la coopération, le respect du tour de rôle, le langage préverbal et verbal, la résolution de problèmes, etc. sont autant d'avantages.

On peut commencer par des pièces plus grandes et créer des modèles très simples par séquençage ou par imitation.

10. FAIRE PAREIL

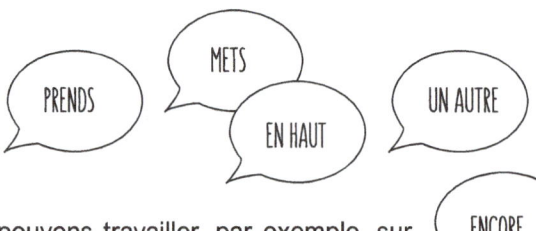

Nous pouvons travailler, par exemple, sur la reproduction de modèles faits en Lego. Il est bon d'en avoir deux : un devant vous et un devant l'enfant. Préparez également le nombre de pièces, un tas pour vous et un tas pour l'enfant.

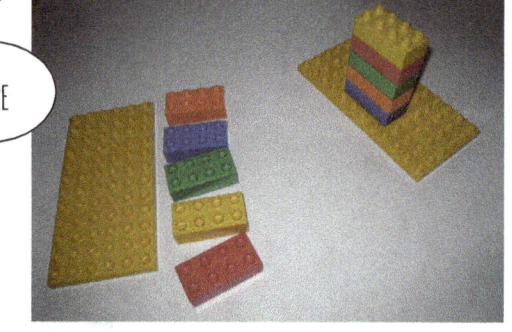

Lorsque l'enfant a reproduit votre construction, répétez très clairement ce qu'il a fait : "Ok, une tour avec cinq Legos", "Ok, un tunnel", etc. Vous construisez quelque chose et l'enfant doit le reproduire (prenez des photos pour pouvoir ensuite reproduire des modèles photographiés).

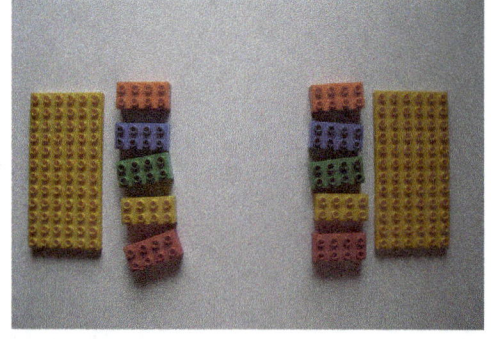

Au cours du processus de création, les enfants apprennent la taille, les couleurs, les formes, la longueur, les motifs et le poids.

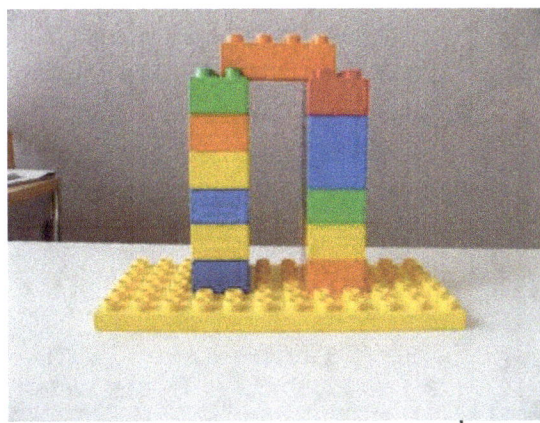

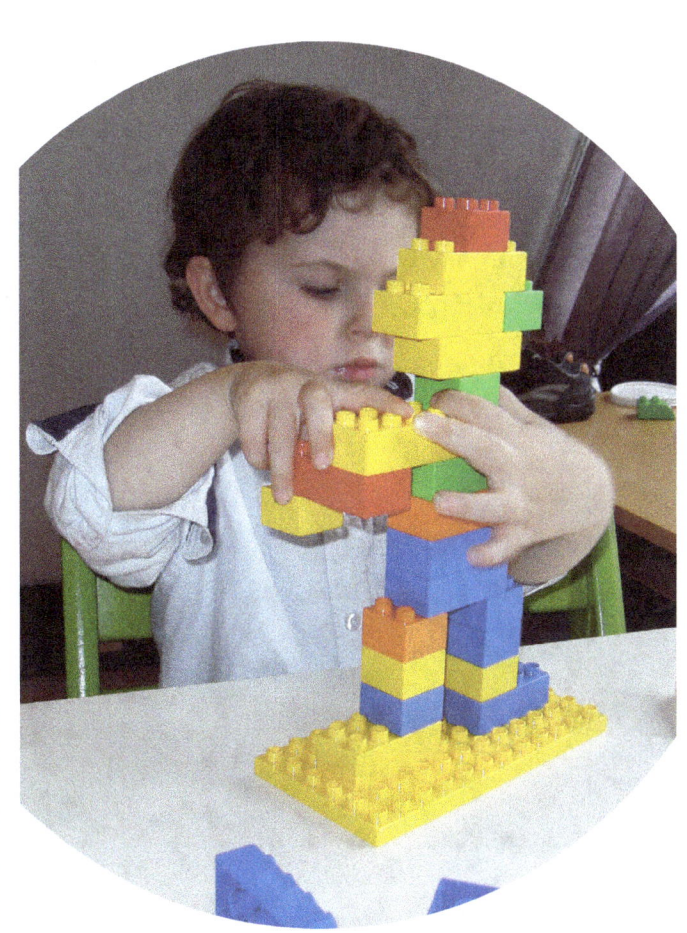

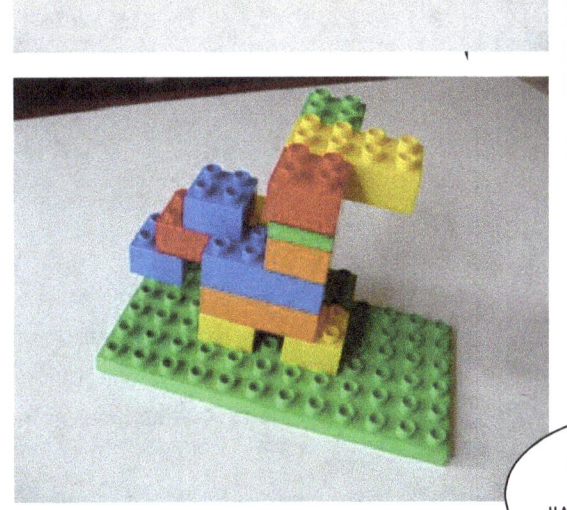

L'apprentissage des concepts de manière pratique, par l'observation et l'expérimentation, est tout à fait approprié, surtout au début. Profitez de l'occasion pour introduire le langage non seulement avec des noms, mais aussi avec des adjectifs : (" si grand "), des comparatifs (" plus grand "), des prépositions (" à côté de "), des verbes (" monter ", " soulever ") et adaptez-vous au niveau de langage de l'enfant pour faire des progrès.

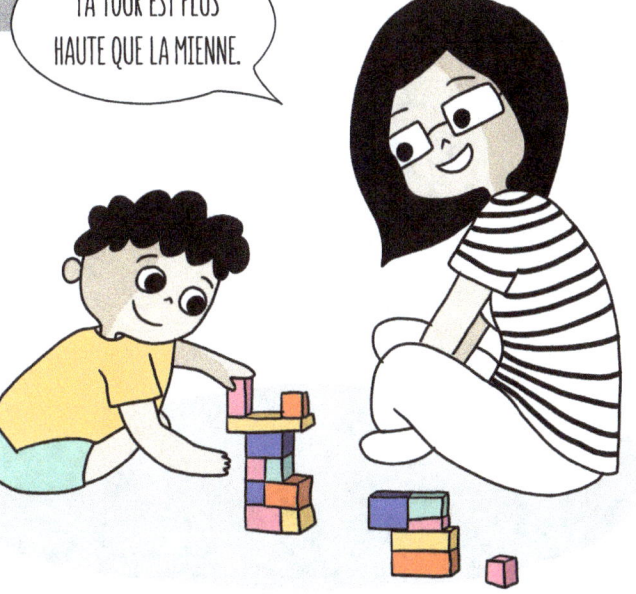

TA TOUR EST PLUS HAUTE QUE LA MIENNE.

4. CONSTRUIRE

11. LE SEIGNEUR DE LA TOUR

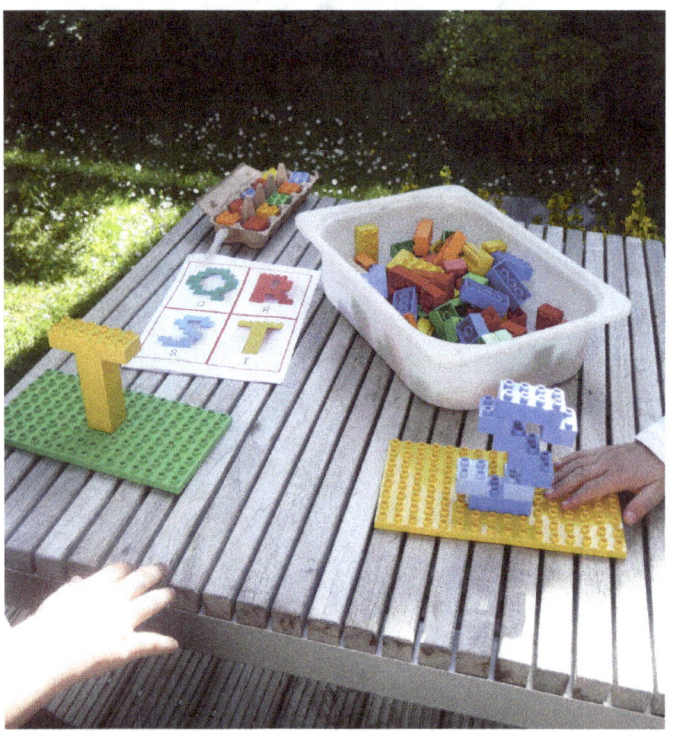

1. Cherchez le jouet soit à l'initiative de l'adulte, soit parce que l'enfant l'a. Dites : "Jouons au...Lego (par exemple)".
2. Faites une activité ensemble : jouez soit en reproduisant, soit de manière structurée et guidée. Dites : "Construisons une tour".
3. Planifiez les mots stimulants à l'avance. Commentez avec précision ce qui se fait : " Voici une pièce ", " Mets une autre pièce au sommet " si vous guidez l'enfant.
4. Introduisez des variations et des extensions à la routine familière (de très petits changements). C'est motivant. "Oh, un oiseau en haut de la tour", "Une petite tour. Mets le chat au sommet" ou pose la tour sur le sol : "Une route" et fais rouler une voiture dessus : "BROUM BROUM". L'exercice deviendra plus créatif et plus intéressant.
5. Dites "Prêt", "Terminé", dès que vous voyez que l'enfant se désintéresse de l'activité. De cette façon, nous anticipons sa frustration et nous pouvons toujours le motiver avec une routine sensori-motrice.

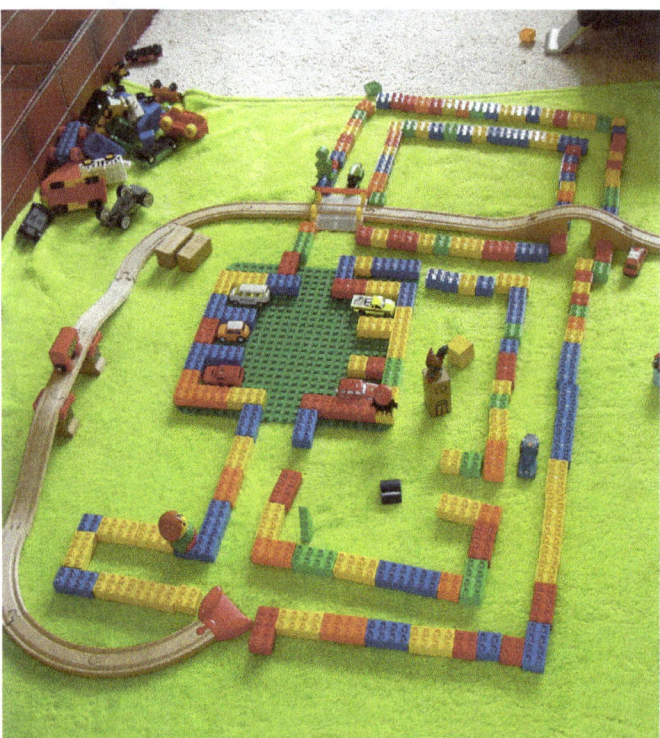

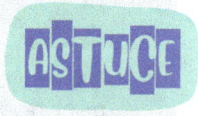
Nommez toujours l'objet et l'action. À voix haute et claire. **ASTUCE**

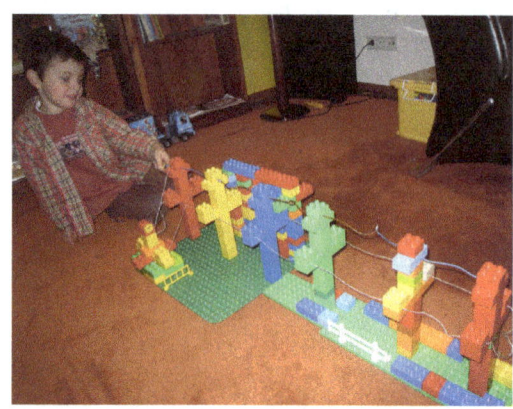

4. CONSTRUIRE

QUE FAIRE SI... il dit de tout ranger ?

Observez l'enfant : sa façon de faire nous donnera beaucoup d'informations.

1. Nous faisons des rangées avec d'autres objets : des voitures alignées prêtes à se garer, des animaux alignés prêts à entrer dans l'arche de Noé, une locomotive avec ses wagons alignés...
2. Nous utilisons des jeux impliquant des "rangées", des constructions avec des legos ou d'autres pièces, des dominos, des colliers de perles, des cartes avec des images de tuyaux...

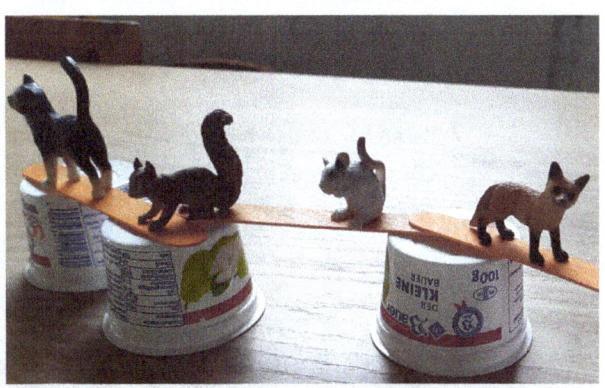

Les animaux font des **"plongeons"** : dans une fontaine ou un bol, nous plaçons les animaux de notre choix en rangée pour qu'ils plongent du plongeoir. Un à un, ils défilent, attendent leur tour et... **plouf** ! Puis ils s'assoient pour se sécher.

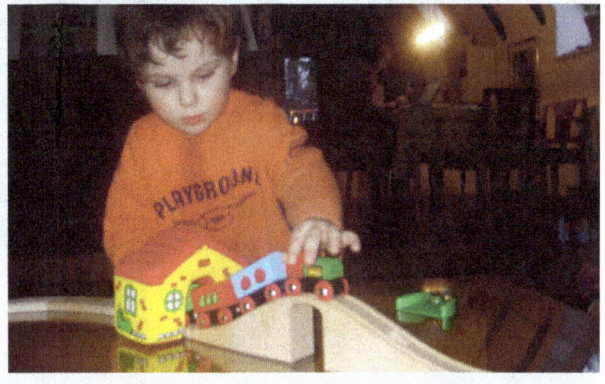

Si nous découvrons qu'il aime les voitures :

- Nous disposons d'une série de voitures et nous jouons au **"parking"** en lui donnant une forme.
- Nous préparons une route sur laquelle les voitures peuvent rouler.
- Nous montrons comment placer des poupées ou des animaux dans les voitures. Nous pouvons utiliser une aide visuelle.
- Scénario simple pour un jeu de voitures.

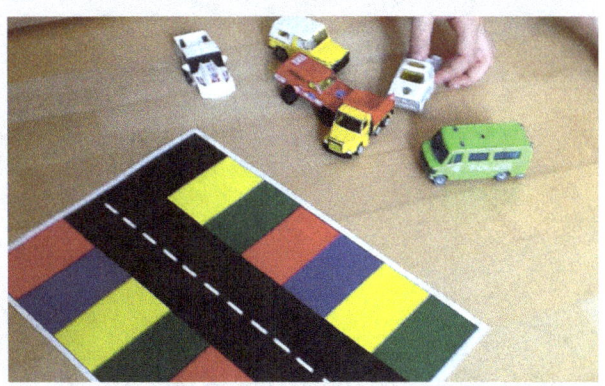

4. CONSTRUIRE

12. LES PUZZLES 3 ANS

En plus d'être amusants et divertissants, les puzzles sont un excellent outil pour le développement des enfants :

- Ils stimulent la capacité de raisonnement, d'analyse et de réflexion.
- Ils développent l'imagination et la créativité.
- Ils améliorent la mémoire visuelle et la concentration.
- Ils aident à gérer la frustration.
- Ils encouragent la patience.
- Ils encouragent la coopération.
- Ils renforcent la motricité fine.

Vers l'âge de 3 ans, il est recommandé de commencer à jouer avec des puzzles comportant jusqu'à quatre pièces. Montrez-lui le puzzle qu'il a réalisé, démontez-le et aidez-le à le reconstituer. Utilisez ses centres d'intérêt comme modèles.

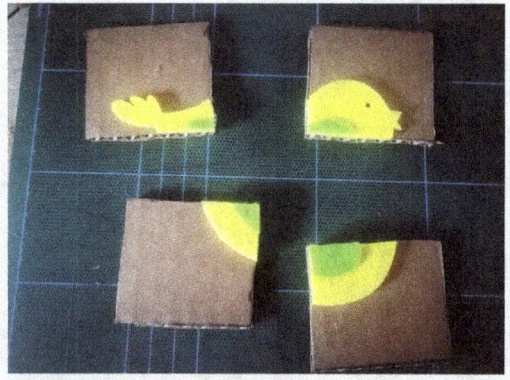
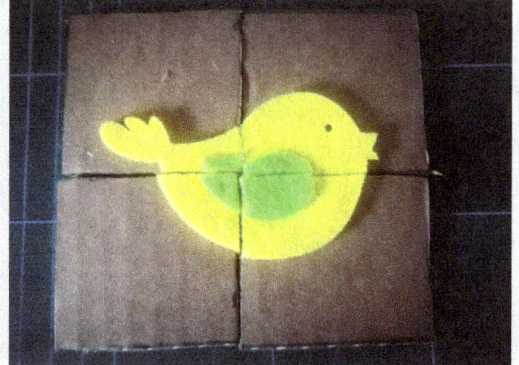

Entre 3 et 4 ans, ils passeront de quatre à douze pièces. La complexité s'accroît :

- Essayez toujours de vous placer en face de l'enfant.
- Placez le matériel entre vous et l'enfant.
- Présentez les nouvelles pièces à la hauteur des yeux de l'enfant.
- "C'est mon tour", "C'est ton tour".

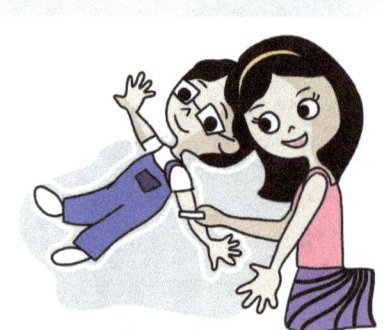
Silhouette corporelle

Comment continuer ?

EXPANSION ET VARIATION : plus de pièces, de nouveaux et plus de mouvements, plus complexes, qui exigent plus d'initiative de la part de l'enfant.

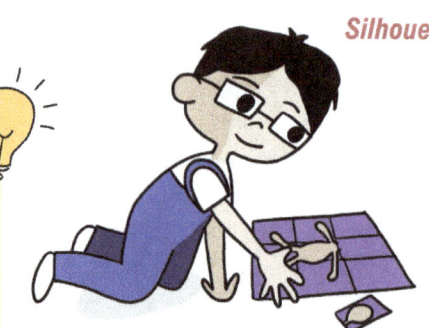
Puzzle du corps humain

4. CONSTRUIRE

13. C'EST MOI

VOUS AUREZ BESOIN: de photos avec le visage de l'enfant

- Coupez-en une en deux à la verticale pour que l'enfant puisse assembler le puzzle.
- Coupez-en une autre en deux à l'horizontale.
- Coupez-la en quatre.
- Découpez les yeux, le nez, la bouche...

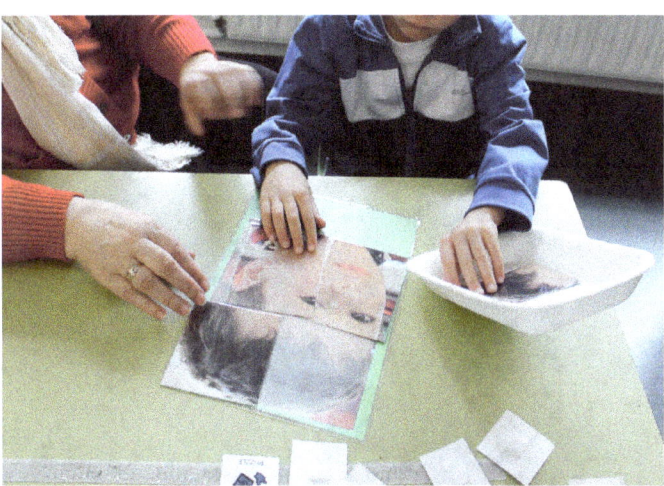

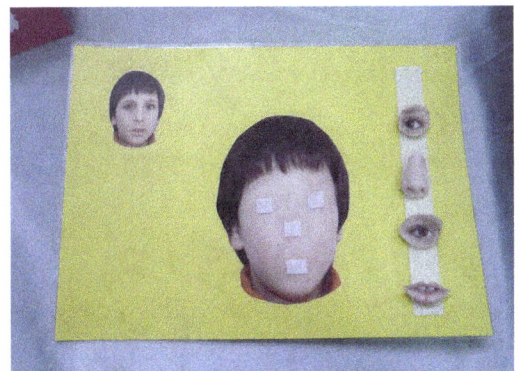

Les enfants aiment se voir. Vous pouvez même placer un miroir à côté d'eux pour qu'ils puissent se voir et continuer à enrichir leur vocabulaire : "nez", "ton nez", "mon nez".

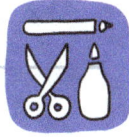

bricolage

VISUALISEZ LE VISAGE

Vous pouvez remplacer le visage de votre enfant par des dessins de visages que vous pouvez réaliser ensemble :

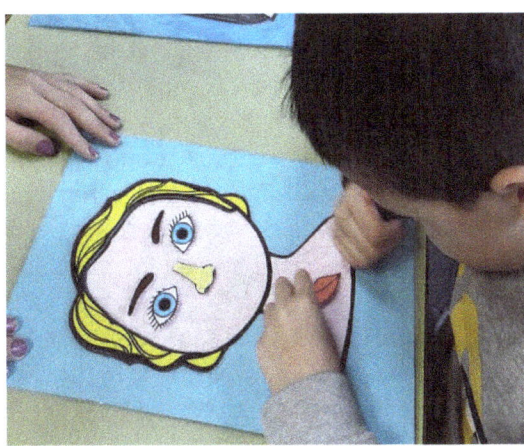 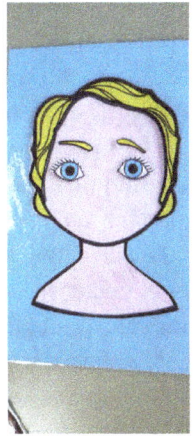 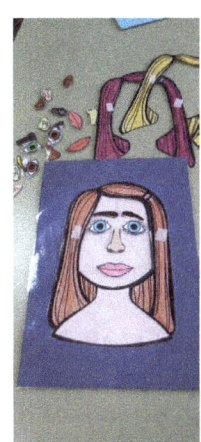

5. PRÉCISION

PRÉCISION
la préhension

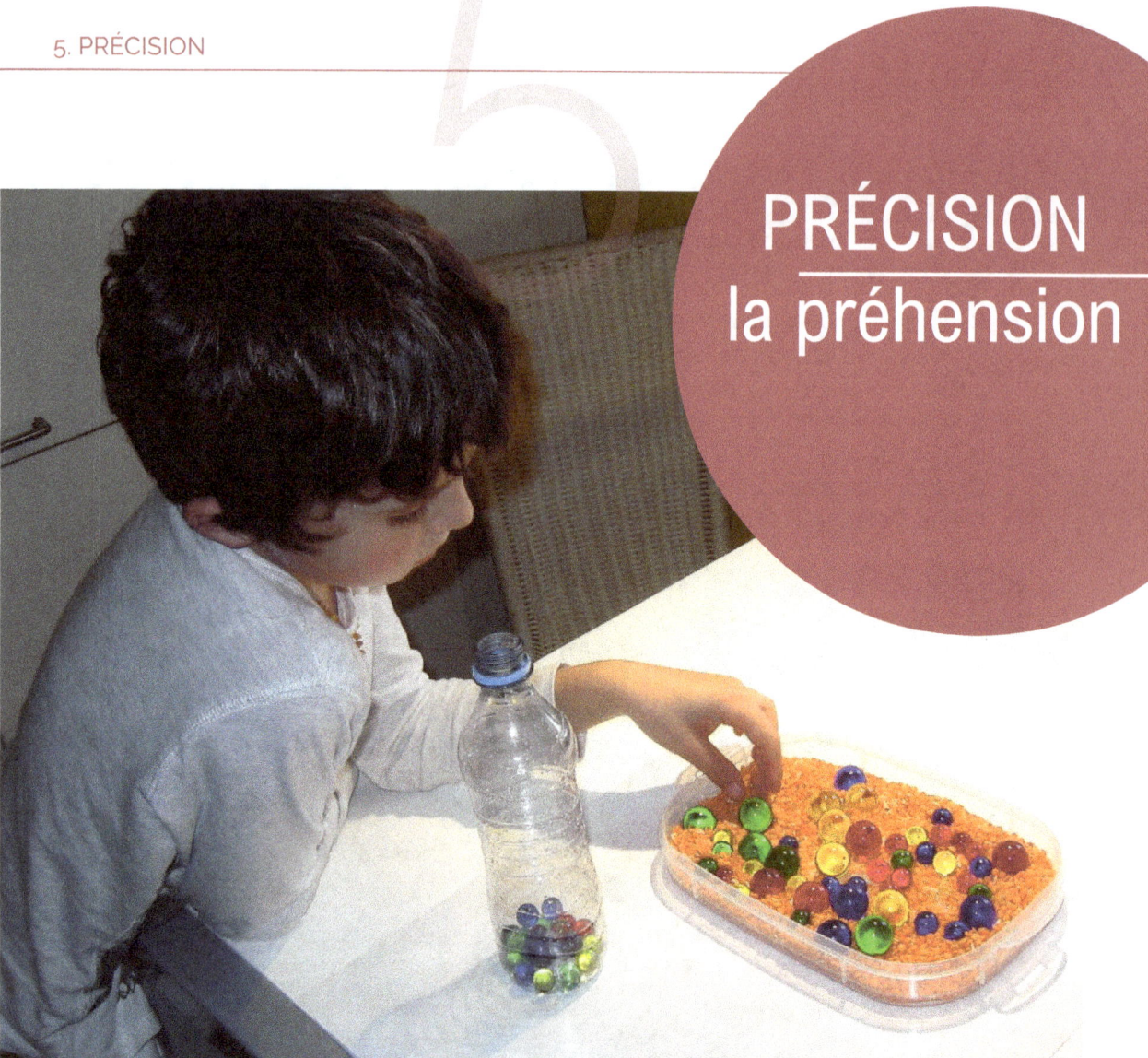

A partir du troisième mois, le bébé commence à découvrir ses petites mains, à les ouvrir, à les porter à la bouche, à essayer de prendre des objets... Bientôt, il est capable de faire passer des objets d'une main à l'autre et de prendre des objets avec les deux mains, en utilisant le pouce par opposition aux quatre doigts. Au fur et à mesure que **sa coordination et sa dextérité s'améliorent**, le bébé affine sa technique de préhension jusqu'à ce qu'il soit capable de saisir des objets de plus en plus petits en opposant le pouce et l'index dans une pince pouce-index.

C'est vers le huitième ou le neuvième mois que le bébé commence à utiliser la préhension en pince, en saisissant des objets plus petits entre le pouce et l'index.

Il est capable d'attraper une bille, un petit objet ou même une miette. Il ne sait pas encore comment lâcher un objet, ce qui se produira vers dix ou onze mois.

Vers douze ou quinze mois, l'enfant atteint une pince affinée avec l'extrémité de l'index et du pouce, avec un meilleur contrôle de la manipulation, s'adaptant au poids et à la taille de l'objet. Cette capacité lui permettra de réaliser plus facilement d'innombrables activités nouvelles et d'accroître son autonomie.

5. PRÉCISION

1. LES NOIX DANS LA BOÎTE À ŒUFS

1 AN

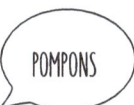 POMPONS

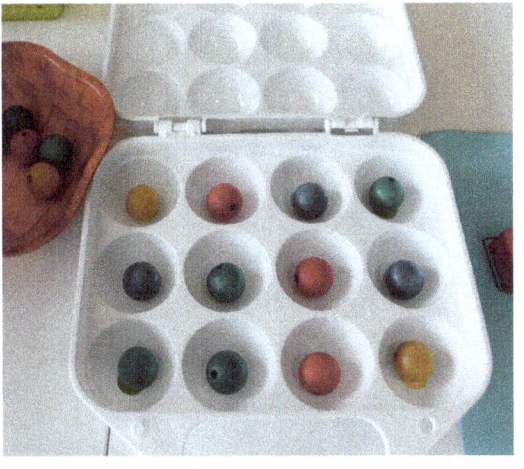

Photo: Carmen Fernández Cacho

Posez une des noix devant lui.

- Dites **"Prends ça"**.
- Montrez un des trous vides dans le carton.
- Dites **" Mets "**.

Guidez-le si nécessaire.

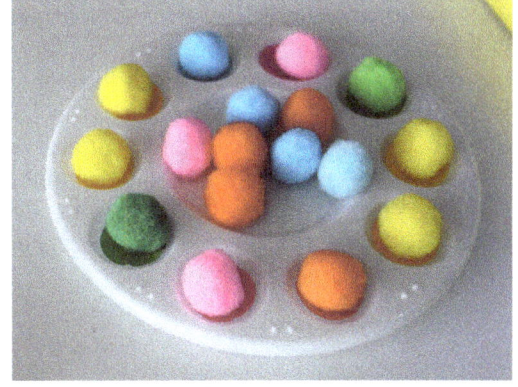

Photo: Carmen Fernández Cacho

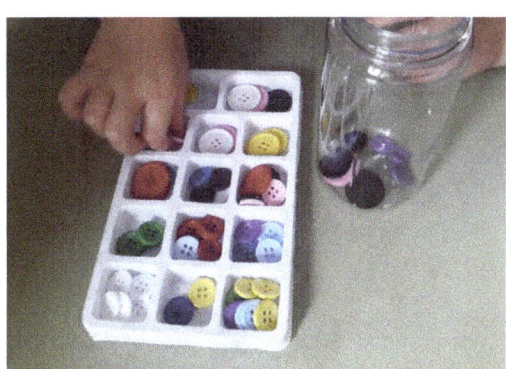

Photo: Encarni Corral

En utilisant des boutons ou des grains de café, nous pouvons fabriquer une bouteille à sons.

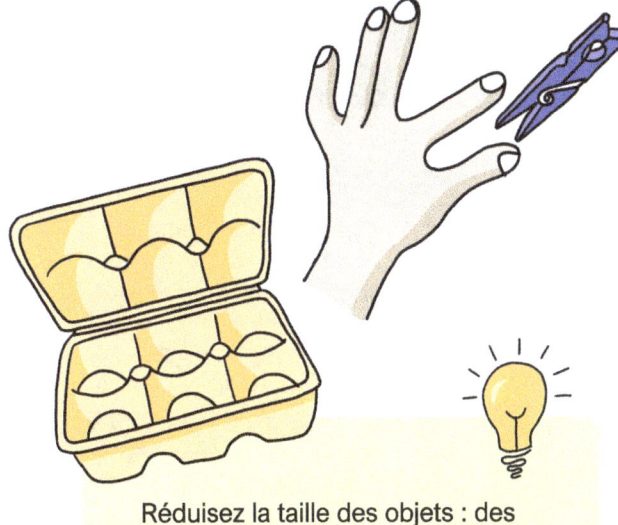

Réduisez la taille des objets : des glands, des perles.

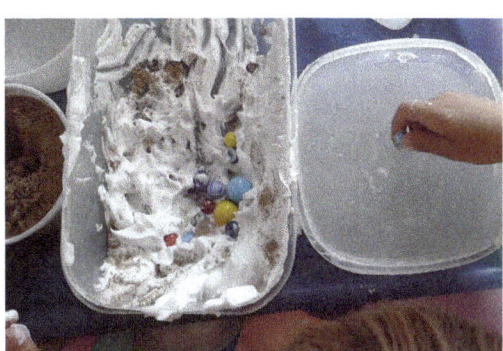

Photo: Sonia Borrás

93

5. PRÉCISION

2. LES TUBES 1 AN

Ce jeu consiste en un rouleau de carton que vous collez au mur. Placez un récipient avec des pompons à côté. Le bébé doit les lancer par-dessus le tube et les regarder tomber sur le sol. Il découvrira ainsi ce que signifie faire tomber un objet et comprendra également que, selon la taille, certains pompons passeront dans le tube et d'autres non. Cela l'aide à comprendre le principe de cause à effet et à améliorer sa motricité fine.

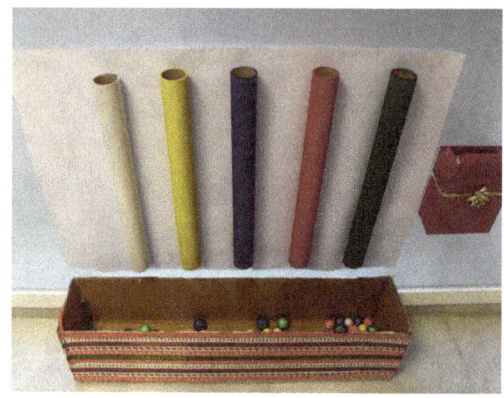

Photo: Ana Montañés

3. ENLEVER LA CHAUSSETTE 1 AN

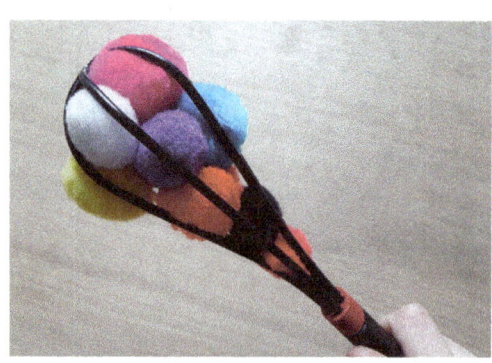

Des chaussettes ou un fouet rempli de pompons : que préférez-vous utiliser en premier ?

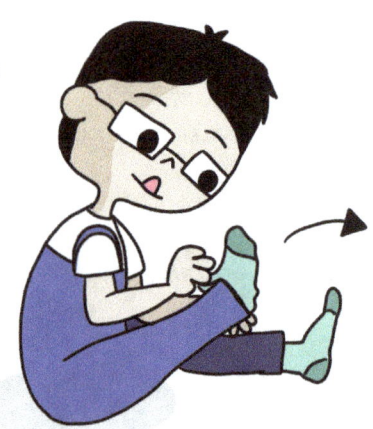

4. TIRER LES RUBANS 1 AN

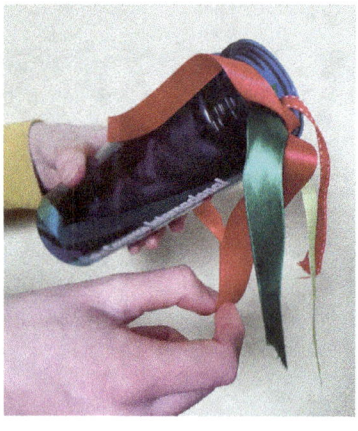

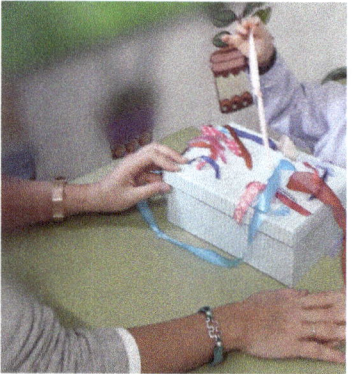

Photo: Encarni Corral

Vous pouvez mettre des rubans de couleur dans une bouteille en plastique et la donner à votre enfant pour qu'il les retire. Mon fils a adoré. Un peu plus loin, vous pouvez lui préparer une boîte comme indiqué sur l'image. N'oubliez pas de faire des nœuds sur le couvercle.

5. LA CORDE SURPRISE

Nous combinons la cause et l'effet avec la dextérité manuelle.

1 AN

- Attachez une corde de 30 cm de long à un jouet.
- Attachez un gros bouton à l'extrémité pour que l'enfant puisse mieux tenir la corde.
- Placez le jouet à une certaine distance, de sorte que l'enfant ne puisse atteindre que la corde et doive la tirer pour attraper le jouet.

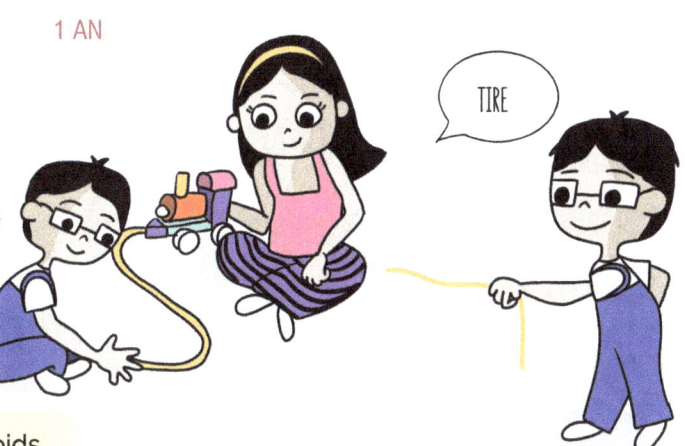

 Si nous augmentons le poids de l'objet, nous favoriserons la proprioception.

La surprise est un excellent moyen d'attirer l'attention..

6. LE JEU MUSICAL

2 ANS

- Dites **"Regarde"** et montrez le jouet à l'enfant. Lorsqu'il regarde, tirez sur la ficelle du jouet avec un mouvement exagéré et montrez votre surprise au son de la musique. Dites **"Musique"**.
- Lorsqu'il s'arrête, donnez-lui le jouet à tenir d'une main et demandez-lui de tirer la ficelle de l'autre main.
- Répétez le processus jusqu'à ce que l'enfant apprenne à le faire seul.
- S'il sait utiliser un jouet à remonter, faites-le varier avec d'autres.

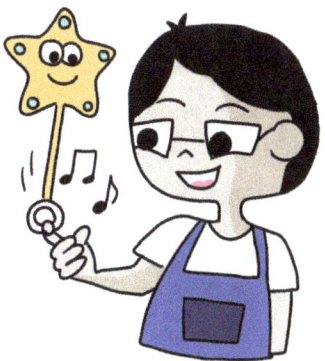

CAUSE - EFFET

Dès l'âge d'un an, il comprend la relation de cause à effet, qui est fondamentale pour le développement socioaffectif. Proposez-lui des activités ludiques qui renforcent cette relation.

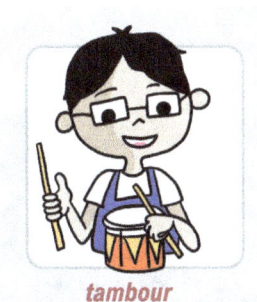
tambour

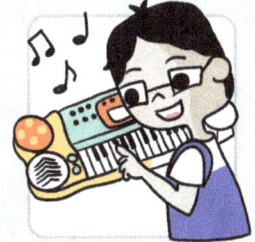
clavier

remontage

hochet

95

5. PRÉCISION

7. POMPONS SUR ROULEAUX   2 ANS

VOUS AUREZ BESOIN: d'une boîte à chaussures, des rouleaux de papier de couleur et des pompons de couleur.

Cette boîte avec les rouleaux enveloppés dans du papier de couleur est très facile à réaliser et peut être placée dans de nombreux endroits différents. Si vous voulez augmenter la difficulté, vous pouvez proposer à l'enfant de placer les pompons dans un récipient plus grand, comme une bouteille en plastique. D'abord avec une ouverture large, puis avec une ouverture plus étroite. Et si vous en profitiez pour fabriquer une bouteille **sensorielle** colorée ?

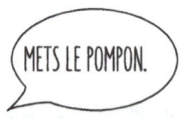
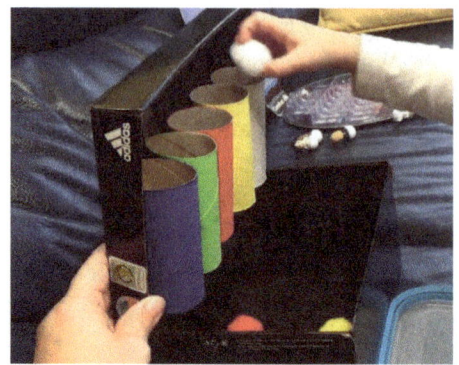

Photo: Inga Aguirreamalloa Corcuera

8. LES POMPONS COLORÉS   3 ANS

Lorsque l'enfant est capable de distinguer les couleurs, nous pouvons préparer l'activité suivante. Soit il prend les pompons avec ses mains, soit il les saisit à l'aide d'une cuillère ou d'une pincette, améliorant ainsi progressivement sa motricité fine.

Si vous incluez un autre enfant, vous pouvez encourager les alternances : **"un pompon pour toi, un pompon pour Pierre"**.

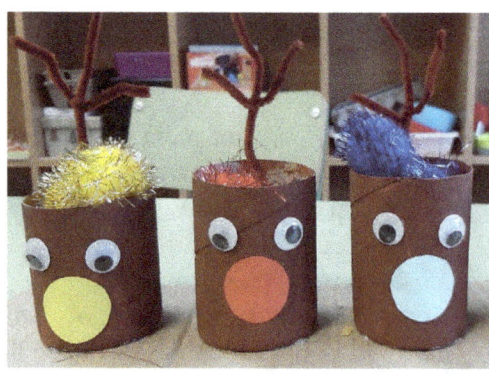

Photos: Carmen Fernández Cacho & Encarni Corral

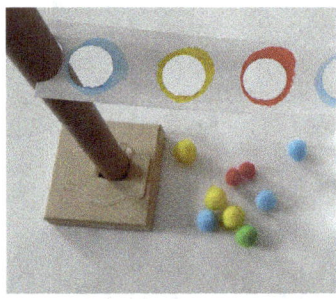
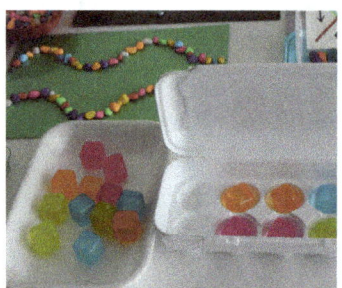
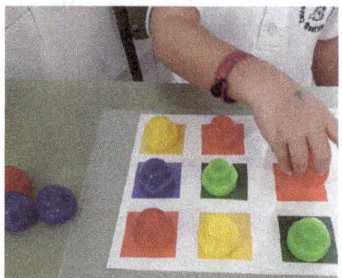
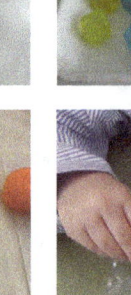
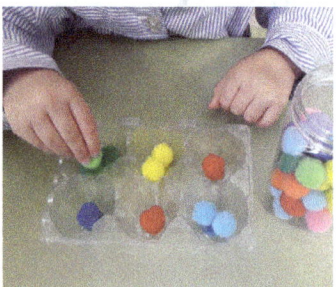
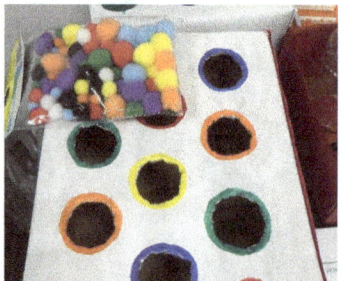

5. PRÉCISION

9. LIBÉRONS LES VOITURES !   2 ANS

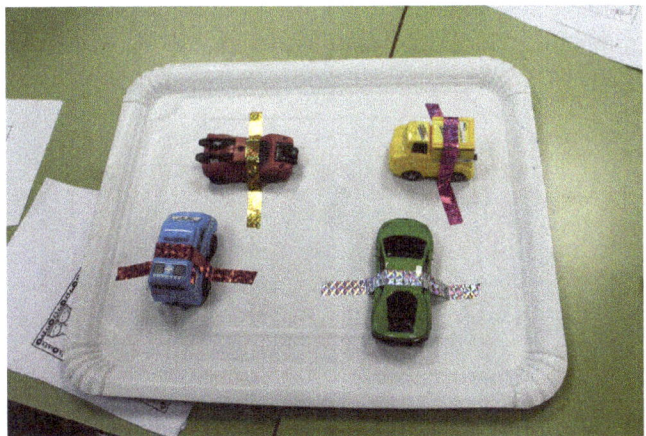

VOUS AUREZ BESOIN: du ruban adhésif ou du ruban de peintre. Collez les voitures sur le sol ou dans un coin de la maison où il pourra les arracher sans difficulté. C'est encore plus amusant si vous utilisez les centres d'intérêt de l'enfant, par exemple en libérant les voitures, puis en les faisant rouler ou en laissant libre cours aux super-héros.

10. DES MOUTONS SUR LE MUR

Les activités verticales sont fortement recommandées, et pas seulement pour les enfants les plus actifs. Cette fois-ci, il doit mettre de la laine sur les moutons. Je suis sûr que vous pouvez imaginer d'autres animaux avec des fourrures différentes. C'est parti !

11. LES GOMMETS

Décoller des gommets et les coller dans l'ordre des couleurs sur des rouleaux de carton améliore non seulement la dextérité manuelle, mais permet également de fabriquer du matériel de bricolage amusant. Si vous avez des balles colorées, jouez avec et placez-les au-dessus.

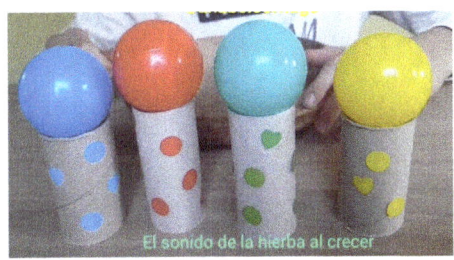

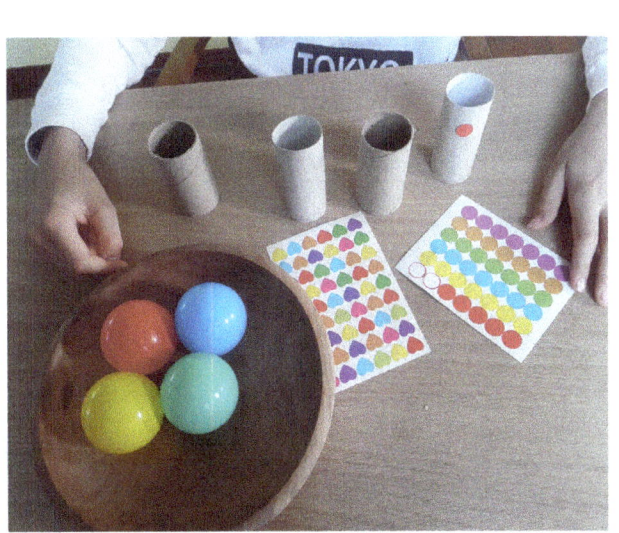

5. PRÉCISION

12. L'HIPPOPOTAME AFFAMÉ

2 ANS

Un hippopotame affamé peut être une source de motivation pour beaucoup de nos petits. Alors, donnons-lui à manger pour qu'il se sente bien.

Voici des cartes avec des modèles proposées par Encarni Coral pour nourrir ce petit copain vorace par couleur.

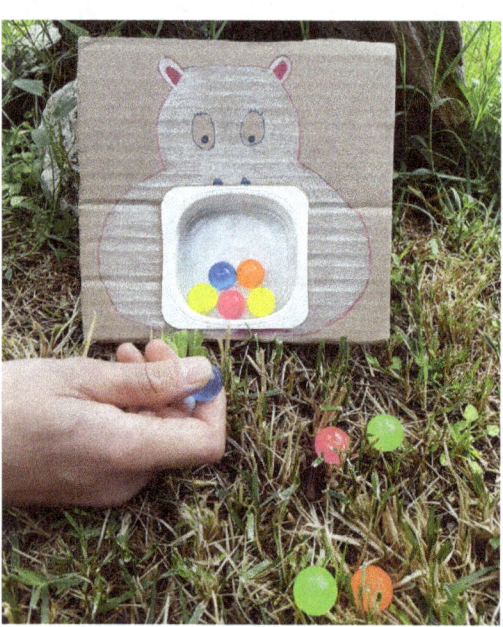

13. BILLES EN ÉQUILIBRE

4 ANS

Pour une plus grande précision, les billes peuvent être placées sur les bâtonnets ou le porte-balles de golf.

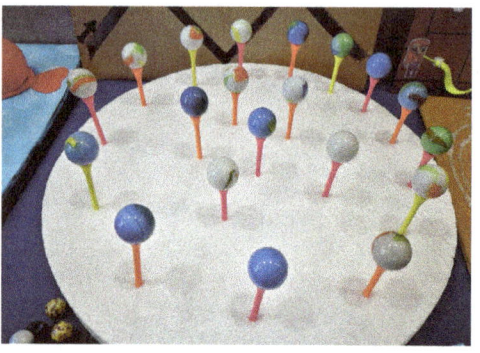

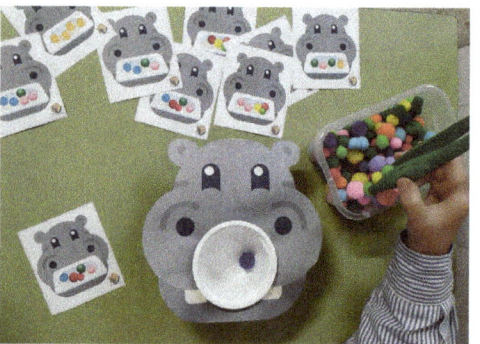

14. LES PETITS CHEMINS

3 ANS

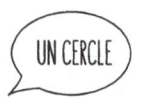
UN CERCLE

- Dites " Suis le chemin serpentant ".
- Dites "Suis le chemin circulaire".

À l'aide d'un morceau de carton, dessinez un chemin et laissez votre enfant y placer des petits cailloux, des perles, des lentilles, etc.

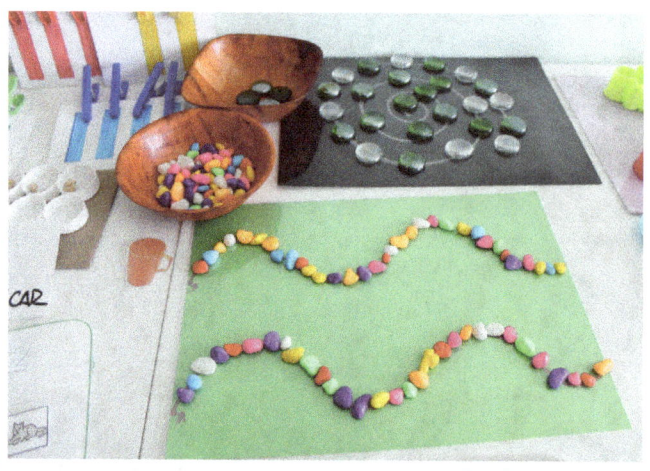

5. PRÉCISION

15. LE POINTAGE

VOUS AUREZ BESOIN: des cotons-tiges, une assiette en carton de différentes couleurs et c'est parti pour la création ! Ou pour encourager la peinture, vous pouvez donner à l'enfant un modèle de base, qu'il pourra "marquer" avec le coton-tige. Variez les couleurs pour plus de concentration.

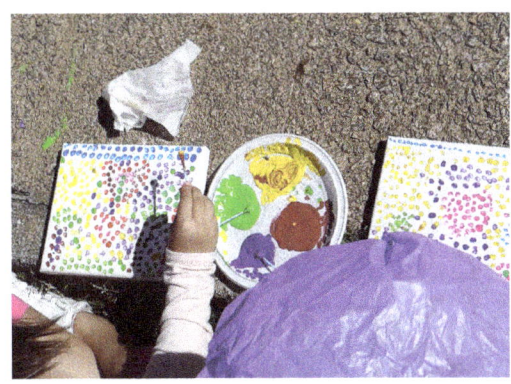

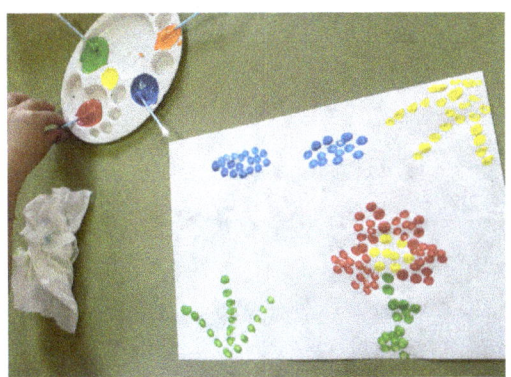

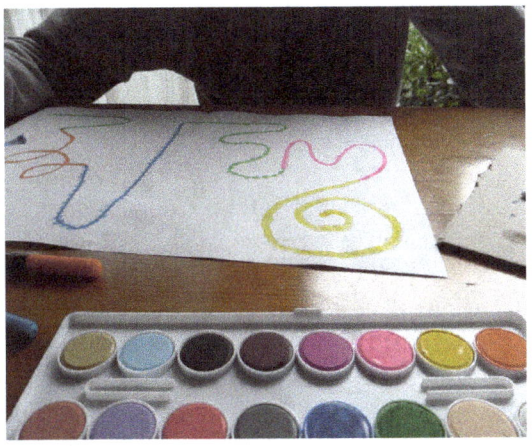

16. LE HÉRISSON COMPTEUR

Si l'enfant reconnaît déjà les chiffres et les quantités, ce hérisson peut être un bon ami.

De nombreuses activités quotidiennes peuvent être utilisées pour renforcer la préhension.

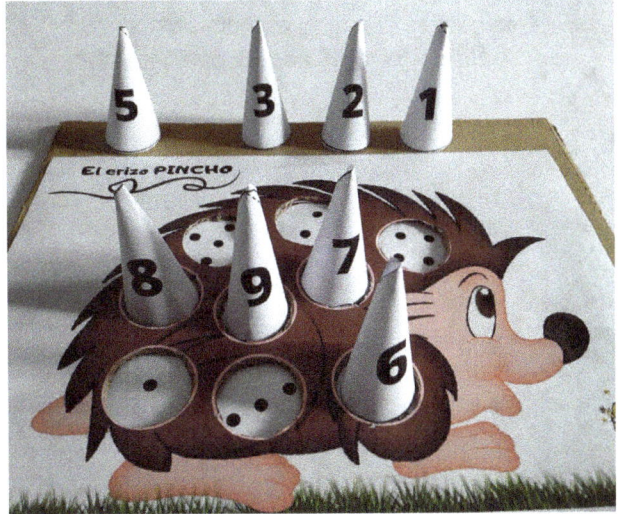

Photo: Encarni Corral

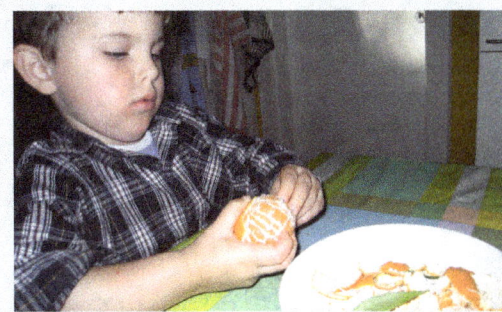

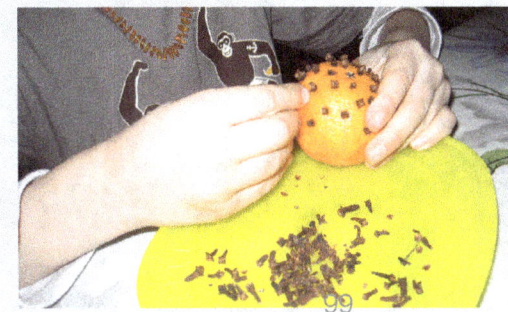

6. MAINS ACTIVES

MAINS ACTIVES:
des doigts intelligents

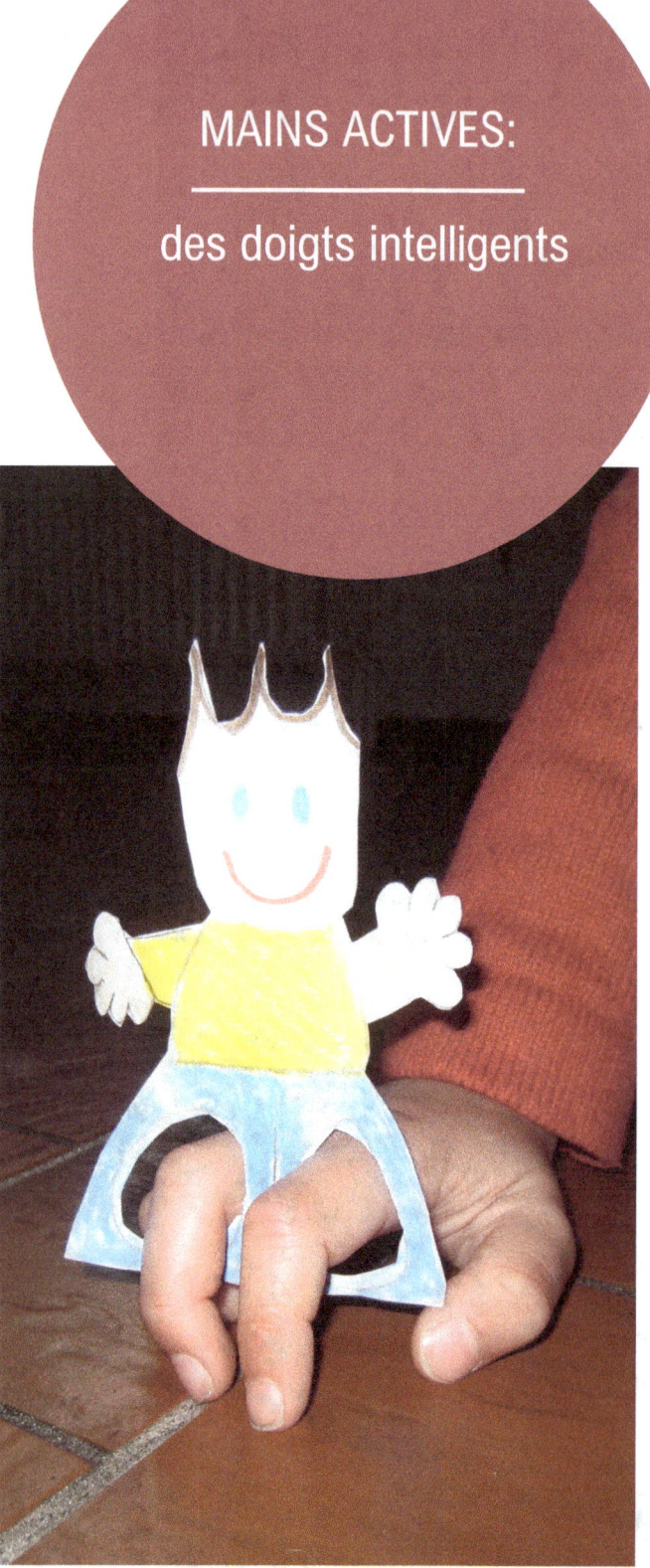

Les doigts sont souvent négligés alors qu'ils sont notre principal outil de travail. Prendre conscience de ses petits doigts pour les renforcer plus tard, c'est aussi consolider les mains du petit et constater que ses actions ont des résultats. Profitons donc des activités que je propose dans ce chapitre, dont certaines ont déjà été évoquées dans la manipulation et la précision.

"Le cerveau découvre ce que les doigts explorent. Si nous n'utilisons pas nos doigts, si au cours de l'enfance nous devenons "aveugles des doigts", le riche réseau de neurones se dégrade, ce qui constitue une perte énorme pour le cerveau et nuit au développement global de l'individu. Si nous négligeons le développement et l'entraînement des doigts de nos enfants et la capacité de modelage créatif des muscles de leurs mains, nous négligeons le développement de leur compréhension de l'unité des choses et nous minons leurs capacités créatives et morales".
Matti Bergstrom - neurologue finlandais

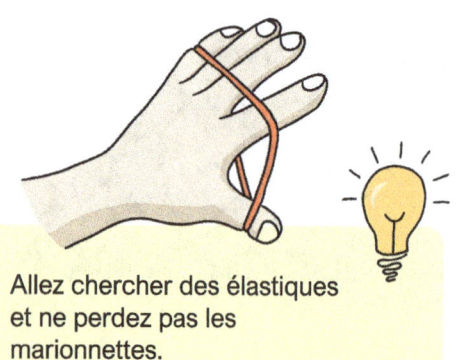

Allez chercher des élastiques et ne perdez pas les marionnettes.

6. MAINS ACTIVES

1. LES DOIGTS EN ACTION — 2 ANS

- Ouvrez et fermez les doigts, en accélérant.
- Joignez et séparez vos doigts, en accélérant.
- Touchez chaque doigt de votre main droite avec votre index gauche.
- Tapez sur la table comme un tambour.
- Déplacez tous les doigts avec les paumes vers le haut.
- La main fermée, sortez les doigts l'un après l'autre. L'auriculaire en premier.
- Les mains posées sur la table, soulevez les doigts l'un après l'autre. L'auriculaire en premier.

Quand il sera plus grand, nous pourrons nous entraîner à jouer à "Pierre-feuille-ciseaux" ou à l'auto-stop.

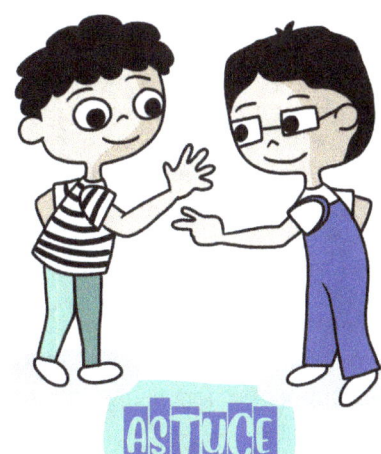

ASTUCE

Peignez les doigts de votre enfant avec de la peinture ou fabriquez une guitare de fortune avec des élastiques et une boîte en carton.

2. SPLASH ! — 2 ANS

Un arroseur ou un pistolet à eau non seulement renforce les petits doigts, mais peut aussi devenir le protagoniste de jeux passionnants pour l'enfant : de l'aspersion des plantes au nettoyage de la salle de bain en aspergeant les parois de la douche pendant le bain, en passant par une bataille d'eau ou un lancer plus précis. Placez des balles colorées sur des rouleaux de carton. Qui est le meilleur ?

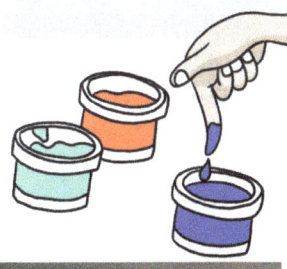

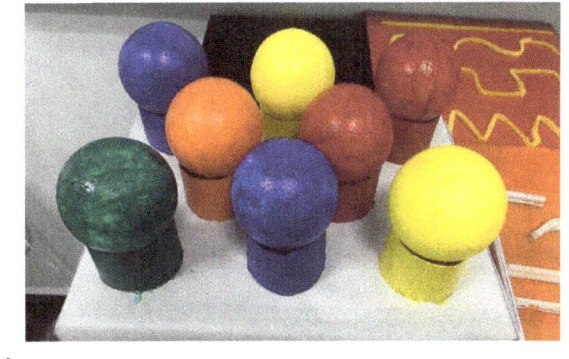

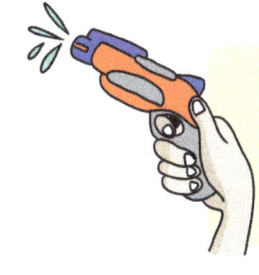

Vous pouvez remplacer le vaporisateur par un pistolet à eau.

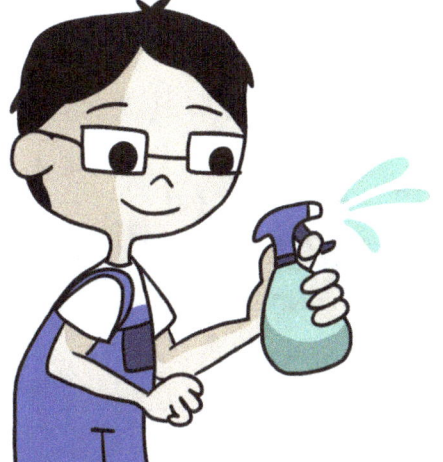

Une variante pourrait être le **nettoyage des lettres.** VOUS AUREZ BESOIN: de la craie et un vaporisateur. Dessinez des lettres ou ce que vous voulez sur le mur et l'enfant doit les effacer avec le vaporisateur.

6. MAINS ACTIVES

3. L'INTERRUPTEUR 2 ANS

Préparez un jeu où il faut appuyer sur un bouton pour que quelque chose de surprenant se produise pour l'enfant : un bouton avec un son, une caisse enregistreuse ou l'un de ces jeux de surprise où une poupée apparaît, par exemple.

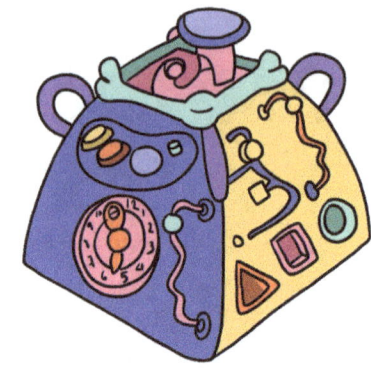

- Asseyez-vous par terre ou à table avec votre enfant, prenez le jouet et montrez-lui comment il fonctionne en appuyant sur le bouton.
- Répétez l'opération, mais maintenant avec des mouvements lents et des gestes exagérés pour lever l'index et le déplacer vers le bouton.
- Exprimez fortement votre surprise et votre plaisir lorsque vous appuyez sur le bouton et que l'effet (musique, lumière, poupée, etc.) se produit. Et dites " Regarde ce qui se passe ".
- Préparez à nouveau le jouet, prenez les mains de l'enfant et guidez son doigt vers le bouton.

Vous pouvez utiliser la souris de l'ordinateur ou la sonnette de la porte, mais nous les avons rejetées parce qu'elles surstimulaient Eric.

Nous profitons de l'intérêt d'Eric pour les interrupteurs et nous l'aidons à les allumer et à les éteindre à l'aide de notre index. Il est bon d'établir un système de rotation : une fois l'adulte, une fois l'enfant, ainsi que de limiter le nombre de fois où cela peut être fait et de l'anticiper. Support visuel : "Jouons à allumer et éteindre la lumière 5 fois". Tout en faisant cette action avec l'enfant, encouragez-le : "Très bien. Tu allumes la lumière", "Parfait. Tu éteins la lumière".

Vous pouvez également utiliser des balles de piscine pour y placer des pompons que l'enfant doit pousser vers le bas, et les claviers aussi sont très utiles.

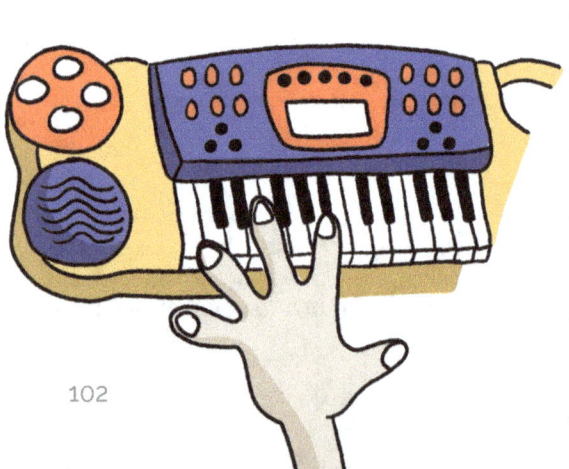

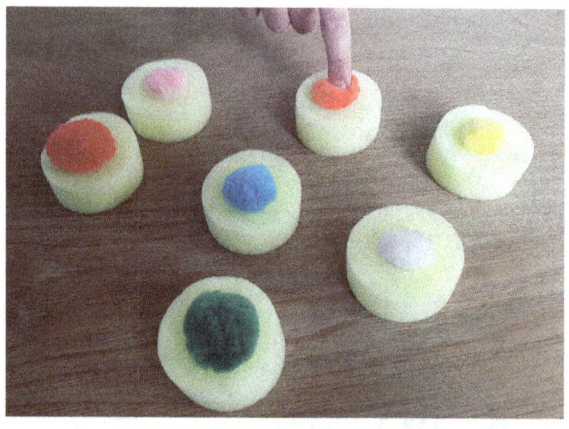

6. MAINS ACTIVES

4. DRING DRING

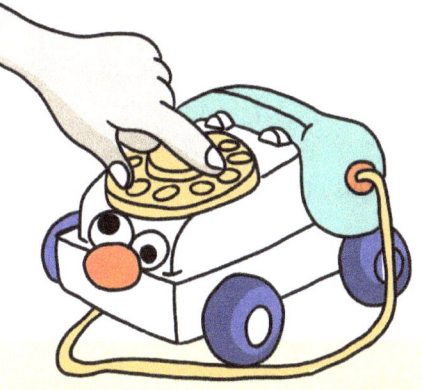

Apprenez à votre enfant à composer un numéro avec l'index sur un téléphone jouet. Prenez son doigt si vous devez le diriger.

Pour encourager l'interaction, il peut y avoir un autre téléphone. Lorsque l'enfant appelle, l'adulte dit "Dring, Dring", décroche l'autre téléphone et entame une "conversation" très simple. Au début, un simple "**Bonjour**, (nom de l'enfant)" peut suffire.

5. JE POUSSE AVEC MON DOIGT

DEUX SACS SENSORIELS. Déplacez la balle dans le labyrinthe ou donnez du maïs à la poule.

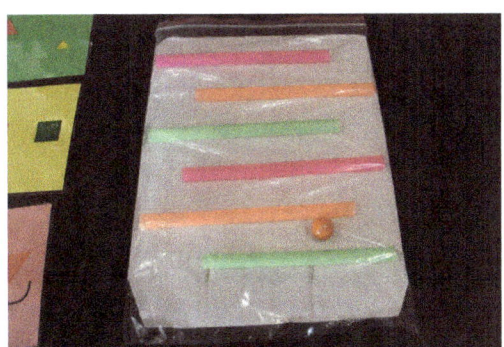
Sac labyrinthe

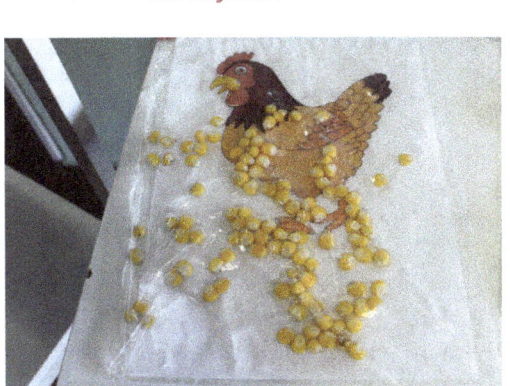
Sac de maïs

La pochette à doigt : Faites un trou dans un morceau de carton à l'endroit où vous pouvez mettre votre doigt. Asseyez-vous par terre devant l'enfant, à une courte distance. Passez votre index dans le trou du carton et chatouillez l'enfant. Ensuite, c'est au tour de l'enfant. Il peut vous chatouiller ou vous pouvez le peindre avec une couleur ou faire une grimace de votre côté. Lorsque vous faites cela, vous dites : "Regarde ton petit doigt. Sors-le." Vous pouvez aussi l'enduire de crème ou de mousse à raser.

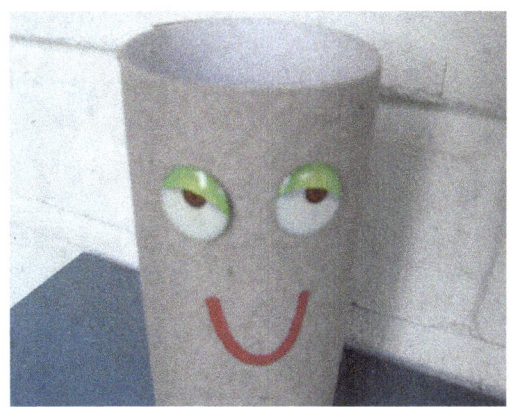
Index des chatouilles

6. MAINS ACTIVES

POUSSEZ DE PETITES BALLES ET FAITES-LES ROULER. Ou des assiettes ou des couvercles et poussez-les avec votre doigt.

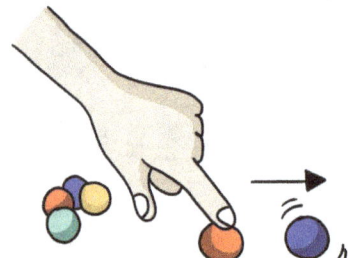

MARIONNETTE À DOIGT POUR L'INDEX

Vous pouvez utiliser quelque chose qui intéresse les enfants. Dans le cas d'Eric, par exemple, une "pipe" avec de petits yeux et un grand sourire, fabriquée à partir d'un cylindre en papier. On peut aussi peindre un grand sourire avec les doigts.

Autres activités avec l'index

- Touchez différentes textures du bout des doigts. Le papier de verre, par exemple.
- Des boîtes de sable, de farine...
- Appuyez sur les numéros d'un téléphone portable jouet, les touches d'un jeu d'ordinateur, les touches d'un piano...
- Passez en revue les photos et les images de votre journal en les pointant du doigt avec l'index.
- Appuyez sur la pâte à modeler avec l'index pour compléter une image.
- Jeux de doigts avec des mots qui riment : "Tourne tourne petit moulin...".

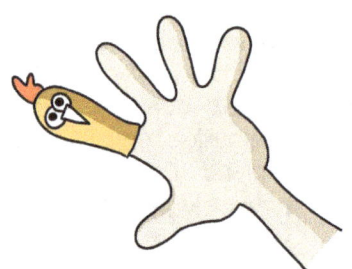

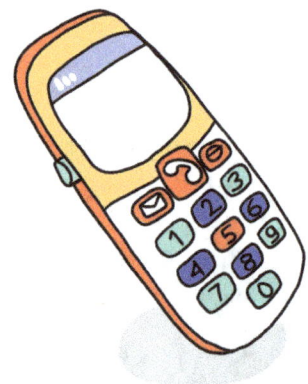

6. LE CHEMIN AVEC BORDURE

VOUS AUREZ BESOIN: des feuilles de bricolage en mousse à couper en spirale et une bille.

Marchez le long du chemin en poussant la bille avec votre doigt. Vous pouvez ajouter une bordure avec du carton.

Ces activités améliorent également la coordination main-œil et le suivi des yeux.

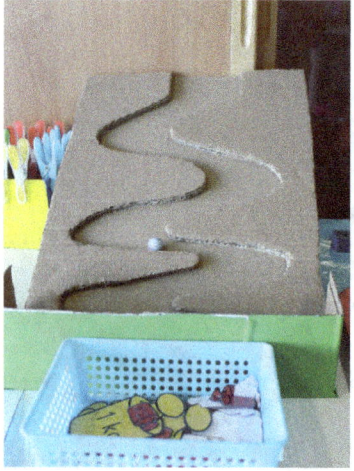
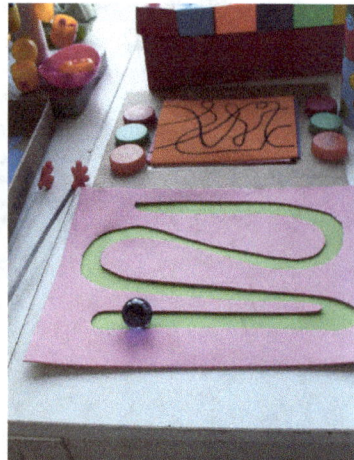

7. LES MARIONNETTES À DOIGTS

Avec un gant, vous pouvez créer différents personnages ou dessins qui intéressent les enfants, avec deux trous pour qu'ils puissent insérer leurs doigts. Préparez des dialogues simples !

Une variante pourrait être un jeu foot de table :

VOUS AUREZ BESOIN : des feuilles de papier pour faire les joueurs, une boîte en carton pour le terrain et une balle en papier ou une bille en guise de ballon.

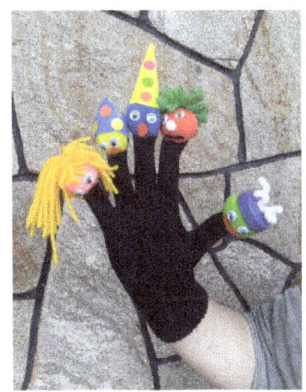
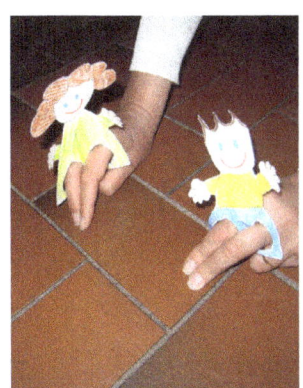

8. ÉTIRER LES ÉLASTIQUES

3 ANS

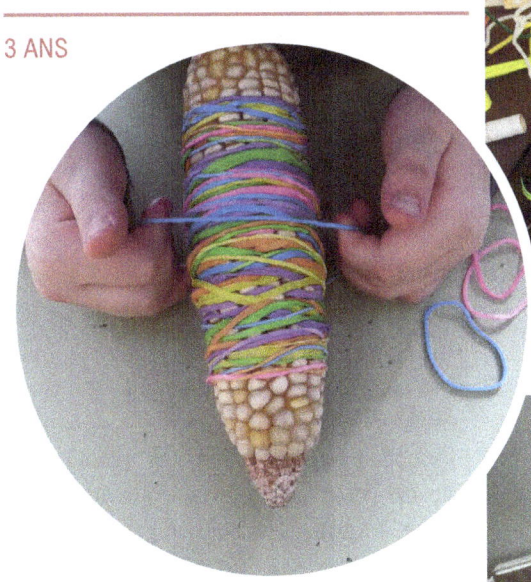
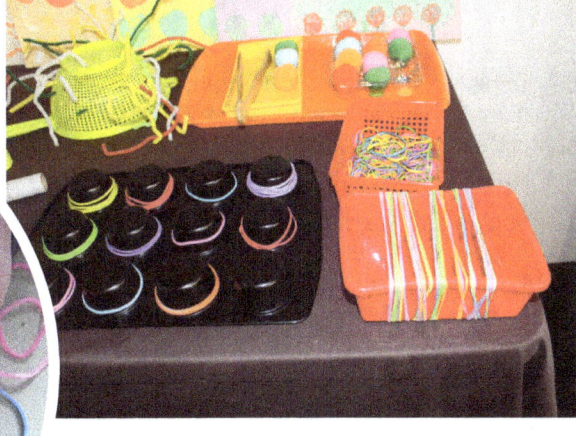

Vous pouvez utiliser des bouteilles, des pailles, des boîtes en carton, des moules à muffins, des rouleaux de carton, etc.
Le but est que l'enfant enroule les élastiques autour des objets, en les étirant et en se servant de ses mains.

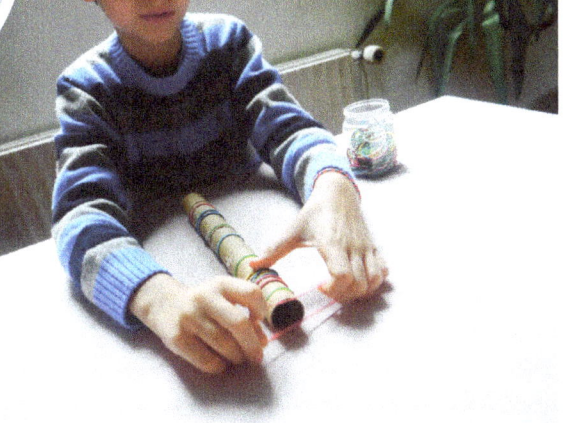

6. MAINS ACTIVES

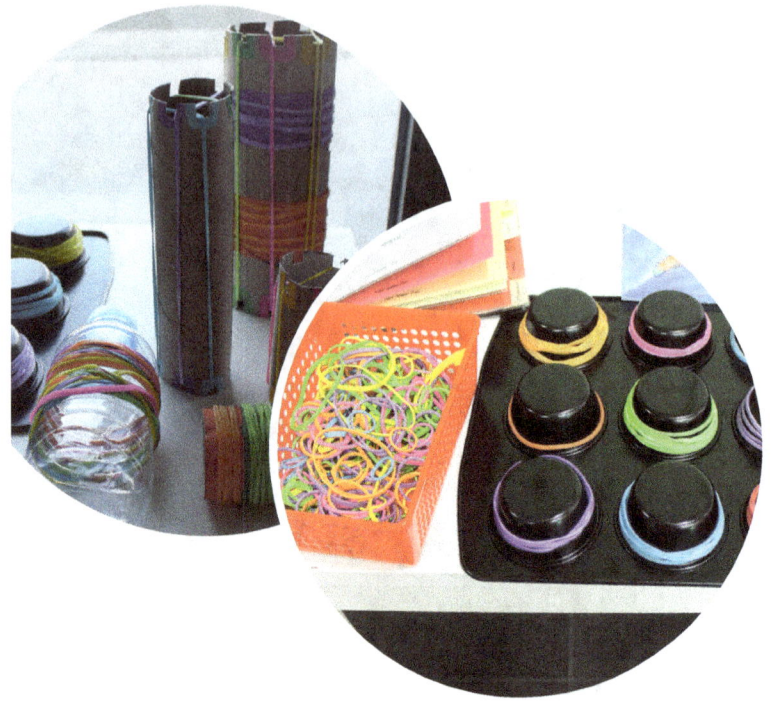

Bien que cette activité avec des élastiques et des tubes en carton semble très simple, elle peut constituer un défi amusant pour les enfants.

VOUS AUREZ BESOIN: de quelques rouleaux de papier hygiénique vides, des élastiques de couleur et (éventuellement) du papier d'emballage ou du papier de couleur pour tapisser les tubes.

VARIANTE INTERACTIVE :
L'enfant les fait passer de sa main à la vôtre ou à celle d'un autre enfant. Pour ce faire, l'élastique doit être enroulé autour de la main de l'enfant au niveau des doigts.

9. LES GÉOPLANS — MATHÉMATIQUES... GÉOMÉTRIE DE LA MANIPULATION

Le géoplan a été créé par le mathématicien égyptien Caleb Gattegno vers 1960 et son objectif était d'enseigner la géométrie d'une manière plus didactique et manipulable.

Le géoplan est une réussite :

- Renforcement de la motricité fine des doigts de la main (résistance et force).
- Entraînement de la coordination visuomotrice.
- Préparation de la main à la lecture et à l'écriture.
- Il favorise la concentration.
- Il facilite la créativité.
- Il introduit l'exploration de la géométrie.

VOUS AUREZ BESOIN: des élastiques, du papier graphique, des marqueurs, des anneaux, d'un tableau et des épingles.
Procédure :

- Dessinez des lettres, des chiffres et des formes sur du papier millimétré à l'aide d'un stylo, en utilisant une grille de 5 x 5 cases.
- Placez les feuilles sur un film plastique et percez un trou dans le coin supérieur. Reliez toutes les feuilles entre elles à l'aide d'un anneau métallique.
- Donnez à l'enfant les feuilles, le tableau et les élastiques et invitez-le à réaliser les formes représentées sur les feuilles en plaçant les élastiques aux endroits prévus sur le tableau.
- Encouragez l'enfant à vérifier avec son index que le motif de la feuille et celui de la planche sont identiques.

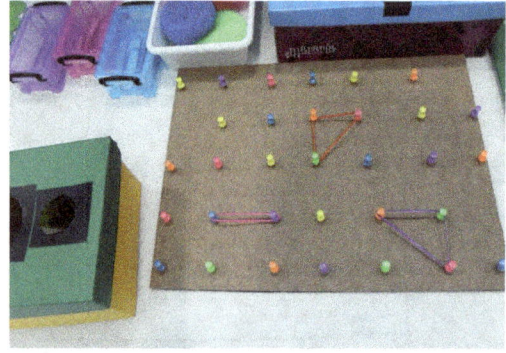

6. MAINS ACTIVES

10. LA PÊCHE

VOUS AUREZ BESOIN: de l'eau, des élastiques et des pinces ou des baguettes

Cette activité de pêche stimule la coordination visuomotrice.

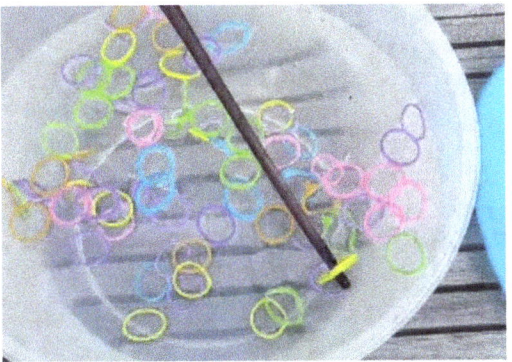

11. LES BAGUES EN ÉLASTIQUE

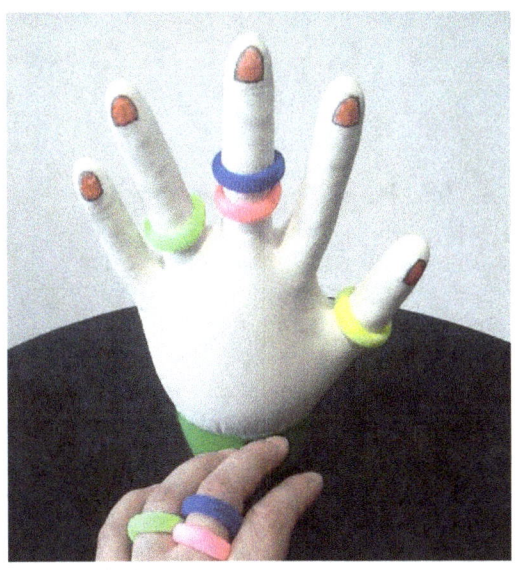

Photo: Isabel M.

12. DÉPLACER LES BOUCHONS

VOUS AUREZ BESOIN: 5 bouchons, 1 bouteille en plastique vide, 5 rouleaux de papier toilette, des ciseaux, un marqueur

- Découpez un demi-cercle sur un côté d'un rouleau de carton hygiénique de façon à ce qu'il se tienne droit sur le sol. Faites de même avec les quatre autres.
- Numérotez chaque rouleau et les bouchons de 1 à 5.
- Placez chaque bouchon devant le rouleau de papier portant le même numéro.
- Appuyez maintenant sur la bouteille près d'un bouchon pour que l'air la pousse vers l'avant et essayez de la placer sur le rouleau correspondant à son numéro.

Essayez de placer les bouchons sur les rouleaux en faisant correspondre les numéros.

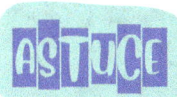

Plus le goulot de la bouteille est petit, plus c'est facile. Plus la distance entre le bouchon et le rouleau de carton est grande, plus l'opération est difficile.

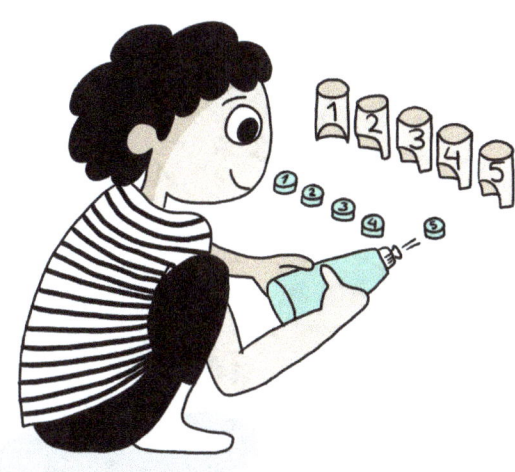

7. POINTER

Au cours du deuxième semestre de leur vie, les bébés deviennent plus habiles de leurs mains. Ils commencent à être attirés par les jouets de manipulation qui requièrent une certaine dextérité manuelle.

Outre le divertissement et l'amusement, les jouets en bois offrent une grande stimulation sensorielle. Ils les aident également à développer leur dextérité manuelle et à améliorer leur confiance et leur estime de soi. Lorsqu'ils verront qu'ils peuvent placer la figurine au bon endroit et l'en retirer, ils seront très heureux. Ils verront le jeu comme un grand défi qu'ils ont réussi à relever.

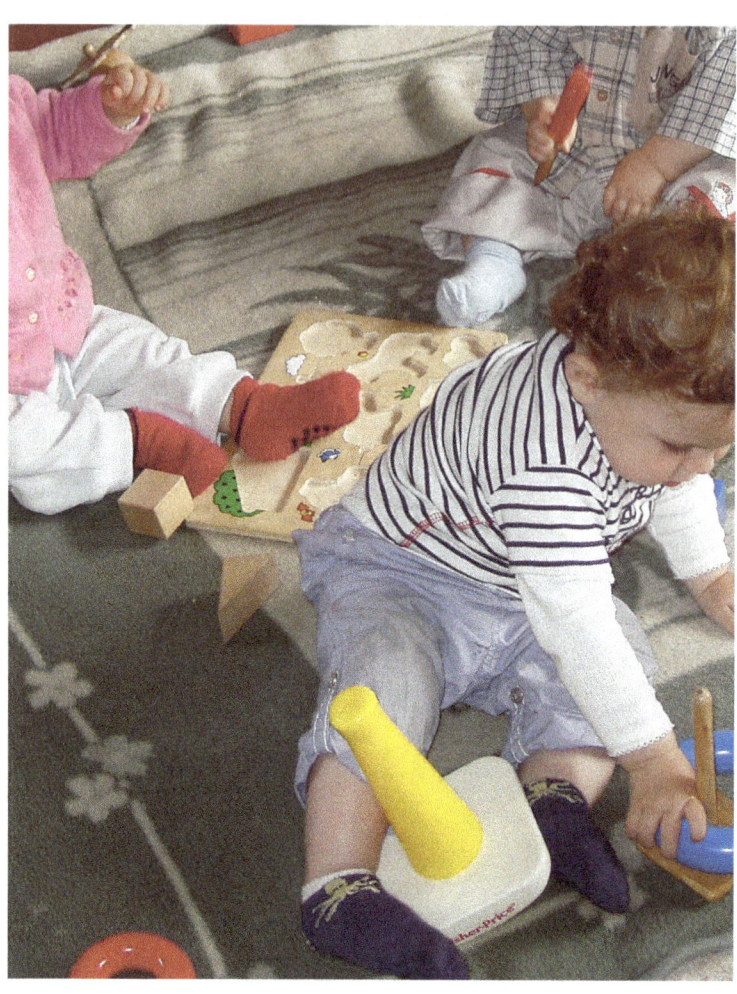

1. LE SEIGNEUR DES ANNEAUX 1 AN

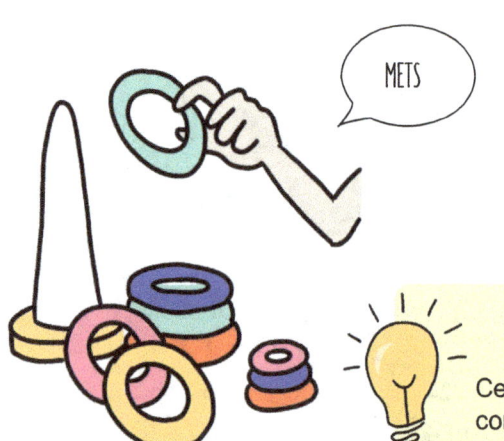

- L'enfant est assis par terre. Placez le cône devant l'enfant et montrez-lui les anneaux.
- Dites " (nom de l'enfant), regarde " et passez un anneau sur le cône.
- Donnez maintenant un anneau à l'enfant et dites "Mets". Aidez-le si nécessaire.

Ces petits défis sont également idéaux pour comprendre la causalité et accroître la curiosité des enfants à l'égard du monde qui les entoure.

108

POINTER: poser et insérer

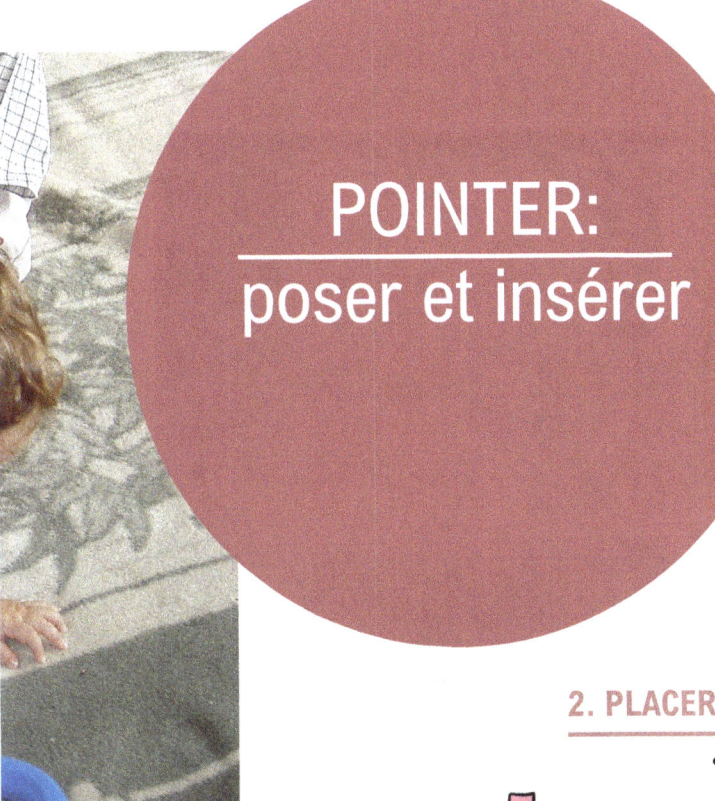

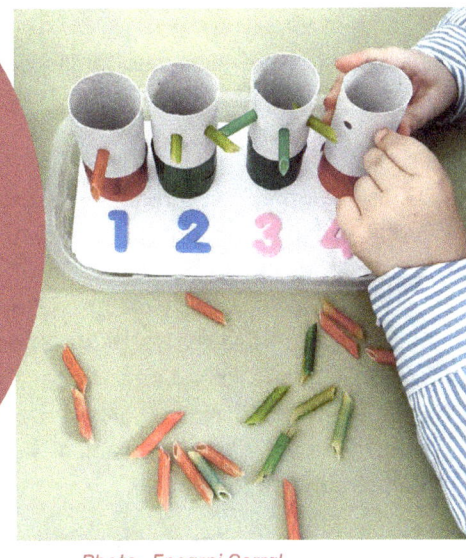

Photo: Encarni Corral

2. PLACER DES BÂTONNETS 2 ANS

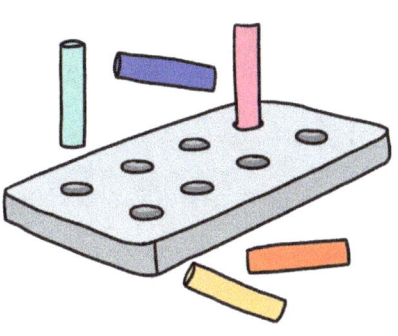

- **" Regarde, (le nom de l'enfant) "**. Placez le tableau de bâtonnets sur la table devant l'enfant. Tous les bâtonnets sont placés dans les trous.
- Guidez sa main avec la vôtre pour retirer tous les bâtonnets (dites **"bâtonnet"** à chaque fois) et les placer dans une boîte ou un plateau préparé à cet effet.
- Prenez son index pour sentir les trous dans la planche. Dites **"Trou"**.
- Dites **"Prends le bâtonnet"** (aidez-le si nécessaire) et **"Mets-le dedans"** (montrez-lui le trou et guidez-le si nécessaire).

Vous pouvez également employer un gobelet de café dont le couvercle en plastique est percé d'un trou, quatre blocs et deux plateaux de tri.

Vous pouvez également vous entraîner avec des couleurs qui peuvent être placées dans une trousse à crayons à trous.

Commencez par des objets longs, épais, durs ou de forme cylindrique.
Vous pouvez ensuite en incorporer d'autres, comme des tiges plus fines.

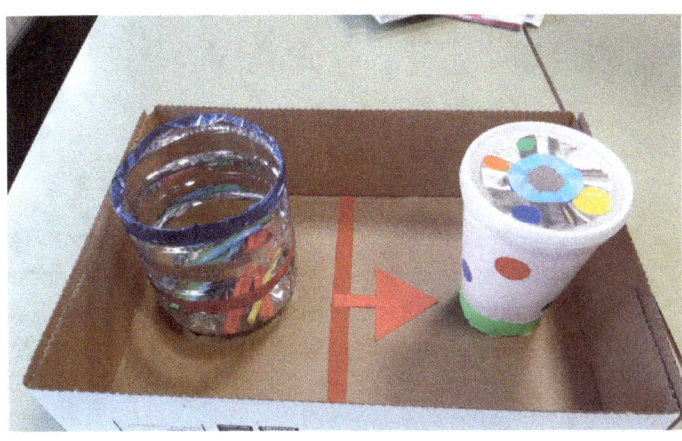

7. POINTER

3. LE JEU À FENTES AVEC DES CARTES OU DES FEUILLES - 2 ANS

Préparez une boîte avec des fentes pour placer les cartes, que vous pourrez ensuite marquer avec des couleurs.

- Dites "Regarde" et prenez une carte. Vous exagérez avec le mouvement de pince. Mettez-la dans la fente.
- Dites : "Maintenant, c'est à toi". Prenez sa main et formez ses doigts de façon à ce qu'il puisse prendre la carte et la mettre en place si vous voyez qu'il a besoin de votre aide. Si l'enfant le fait lui-même, c'est formidable.

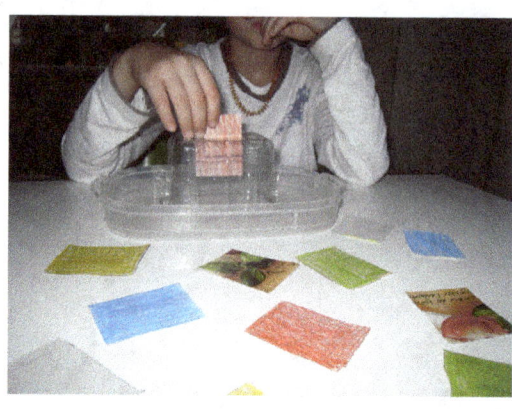

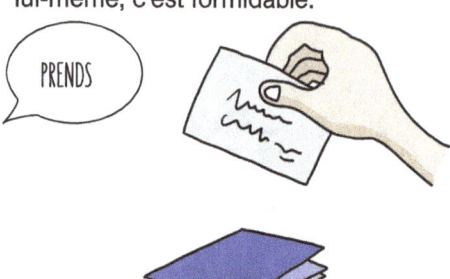

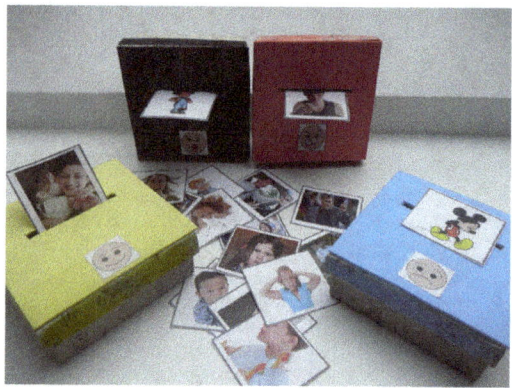

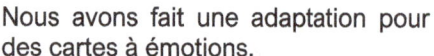

Nous avons fait une adaptation pour des cartes à émotions.

4. CARTES OU JETONS

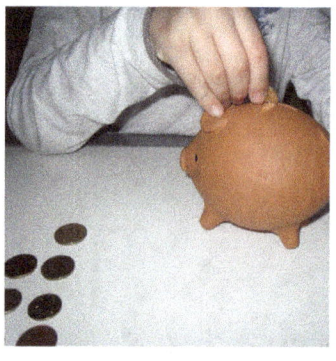
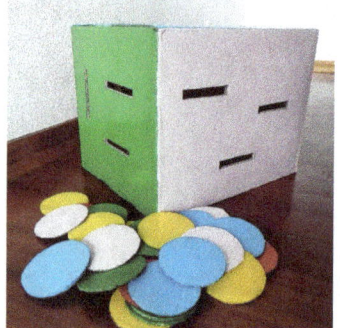
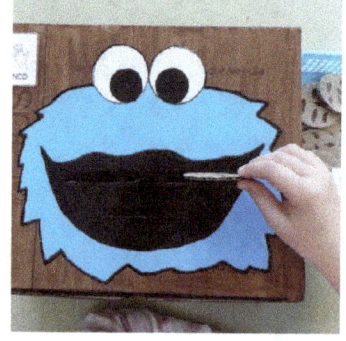

Il existe une infinité de possibilités d'activités que nous pouvons préparer avec des cartes ou des jetons à placer dans des fentes. Les images montrent deux idées et... comment les réaliser.

Soyons parcimonieux et familiarisons l'enfant avec la tirelire. Il peut s'agir de la tirelire classique ou de celle qu'il préfère en forme de son animal préféré.

7. POINTER

5. LE PÉLICAN MANGEUR

Avec ce pélican affamé, vous pouvez également élargir votre vocabulaire, par exemple avec les couleurs "Donne-moi le poisson rouge" ou avec les animaux "poisson", "ver", "mouche", "truite".

6. LES BOUTONS

VOUS AUREZ BESOIN: d'une boîte, des ciseaux et des boutons de différentes couleurs

Photo: Doany Montes

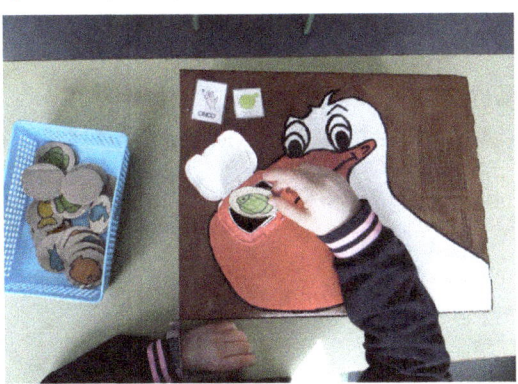

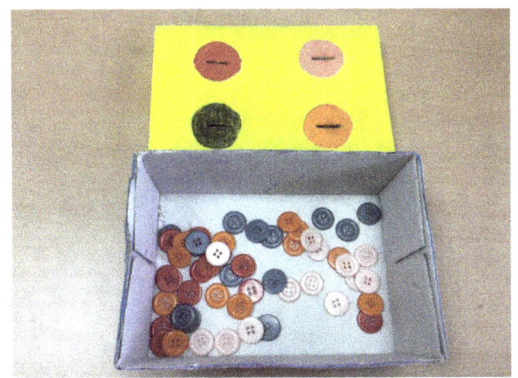

7. PERCER

VOUS AUREZ BESOIN: du carton, un grand tube large comme un rouleau de cuisine, deux éponges de couleur, des pailles de couleur, des gommets de couleur; des élastiques de couleur et des petits et gros boutons de couleur

- Distribuez des gommets aux couleurs des pailles et percez-les à l'aide d'une perceuse ou de ciseaux.
- Collez le tube sur le carton avec du silicone chaud.
- Collez une éponge de chaque côté (vous pouvez aussi la fixer avec du velcro).
- Faites des entailles pour des boutons de différentes tailles dans une éponge et perforez l'autre.

L'enfant doit insérer les pailles dans les élastiques de couleur entourant les trous du rouleau et les boutons doivent être insérés dans les fentes de l'éponge.

Pour les plus petits, vous pouvez adapter l'activité en utilisant uniquement le rouleau et leur demander d'insérer les boutons par l'ouverture supérieure.

ASTUCE

Dans un premier temps, utilisez uniquement l'éponge pour aider l'enfant à incorporer les boutons. Là, il faut appuyer davantage pour combiner deux textures différentes..

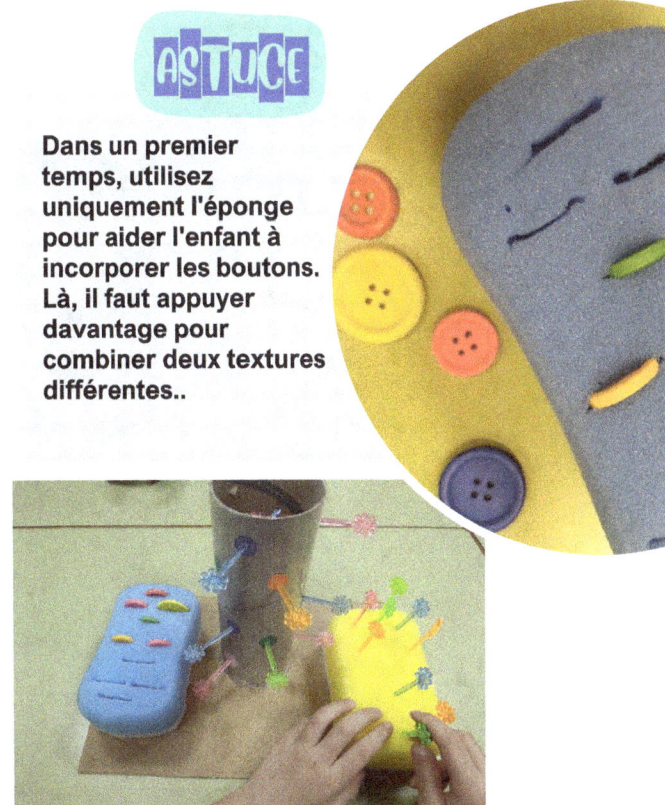

Photo: Carmen Fernández Cacho

8. INSÉRER

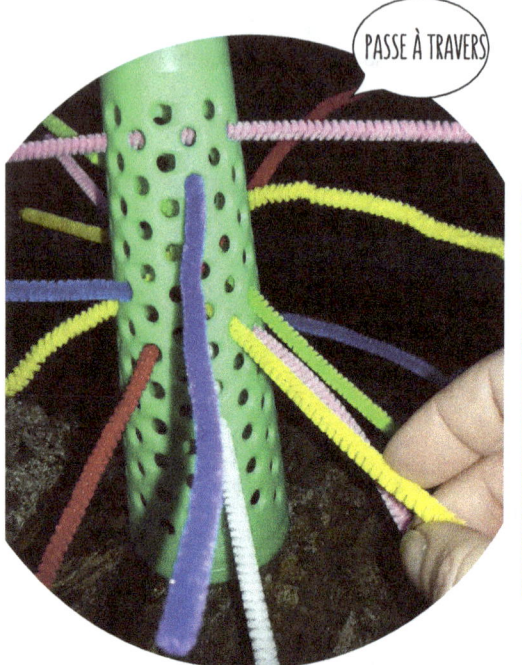

PASSE À TRAVERS

Amélioration de l'attention et de la concentration.
VOUS AUREZ BESOIN : d'une bobine de fil avec des trous, des tubes de différentes couleurs et/ou tailles.

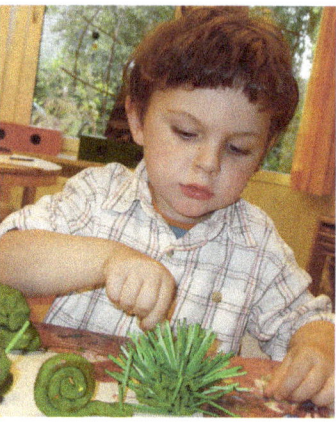

Pâte à modeler et bâtonnets en bois

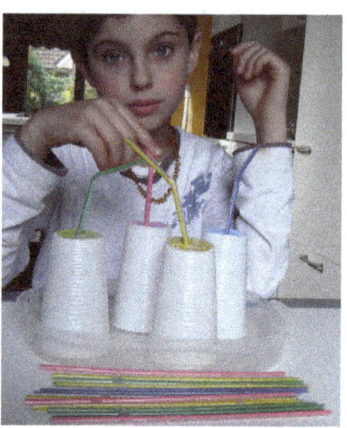

Gobelets en carton de couleur dont la surface est recouverte de papier et pailles de couleur

L'enfant améliore sa coordination œil-main en insérant de petits objets ou des tiges dans les trous.

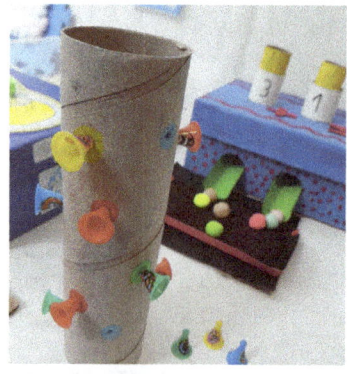

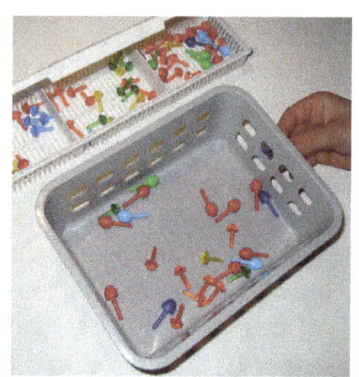

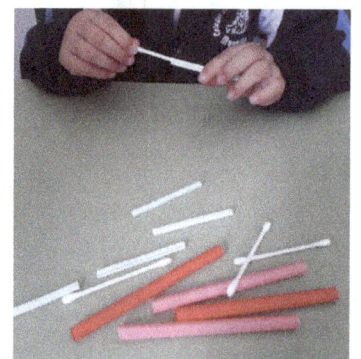

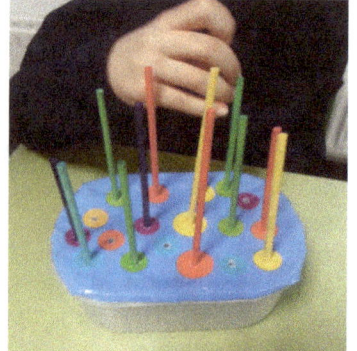

7. POINTER

9. LA PASSOIRE

Amélioration de l'attention et de la concentration. VOUS AUREZ BESOIN : d'une passoire de cuisine, des bâtonnets, des cure-pipes colorés.

Nous pouvons apporter des modifications.

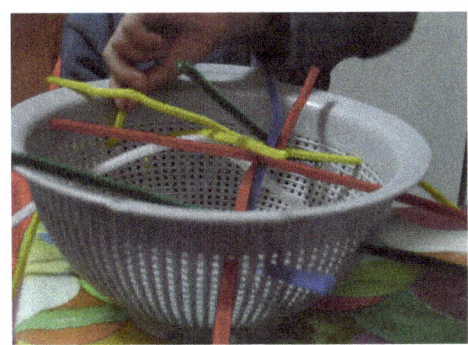

10. DIVERSES BOÎTES TEACCH

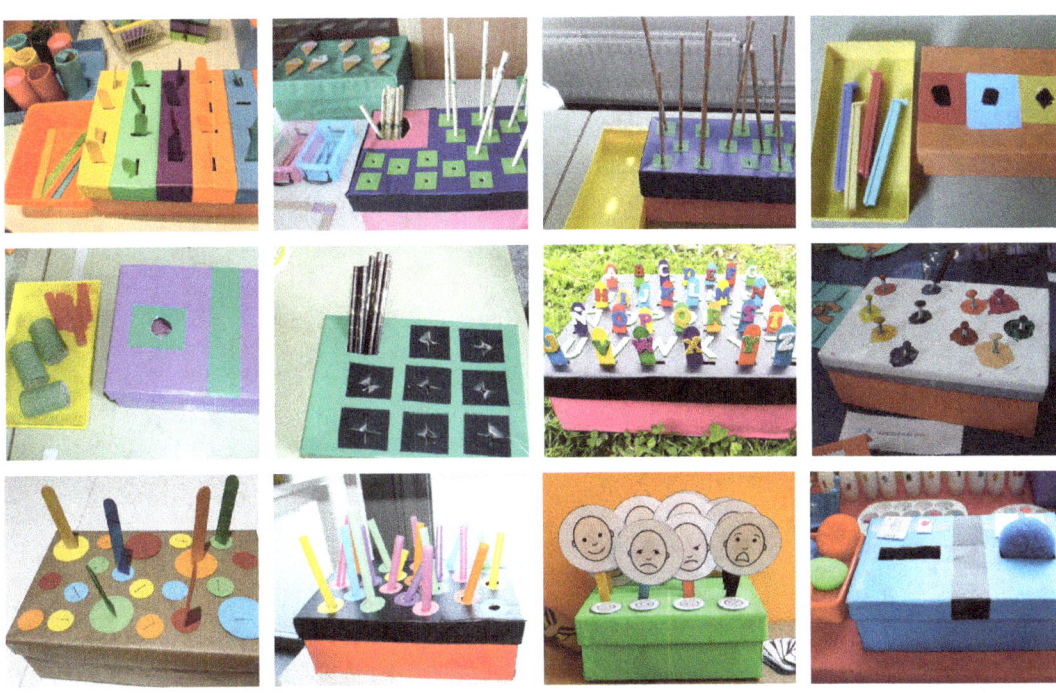

Les boîtes autonomes ou les boîtes TEACCH sont fortement recommandées pour les raisons suivantes :

- elles minimisent les risques d'erreur
- elles éliminent les distractions
- elles encouragent l'autonomie dans le travail
- elles permettent d'atteindre des objectifs simples.

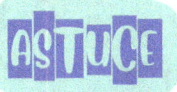

Sur mon blog, vous trouverez de nombreuses autres idées de boîtes TEACCH.

11. LES PLANCHES À FORMES

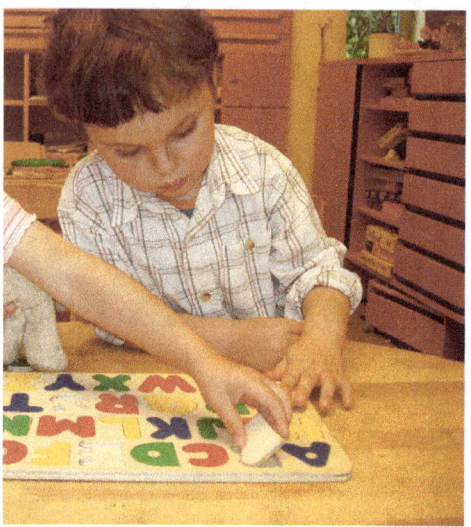

L'assemblage des pièces familiarise les enfants avec les formes et les prépare aux puzzles et aux jeux de construction.

Il est recommandé de commencer par des puzzles dont les pièces présentent des reliefs, car ils permettent à l'enfant d'exercer sa motricité. Commençons sans préhension par quelques pièces pour faciliter la tâche de l'enfant.

Une planche aux lettres colorées constitue un excellent allié.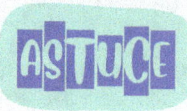

Outre la dextérité manuelle, nous favorisons l'intégration visuelle, l'attention, la conscience spatiale, la pensée logique, les fonctions exécutives et la créativité.

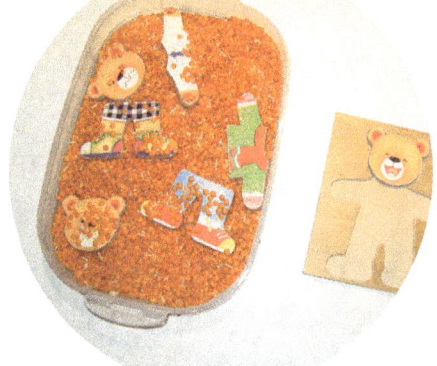

Vous pouvez également le combiner avec un panier sensoriel.

12. MA PLANCHE À FORMES

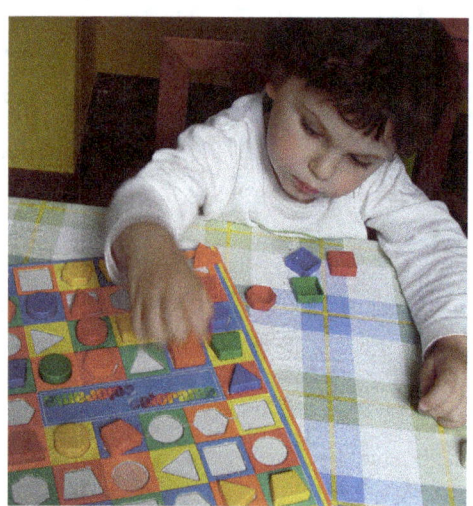

VOUS AUREZ BESOIN: 2 morceaux de carton, un feutre de quatre couleurs, des bouchons de bouteilles d'eau en quatre couleurs ou tout autre objet pouvant être utilisé pour maintenir une forme géométrique, du silicone chaud ou de la colle résistante, un outil de découpage
OBJECTIF : Prenez chaque forme géométrique du bouchon et placez-la dans le trou et la couleur correspondants. Au préalable, vous pouvez passer l'index de votre enfant sur le bord de chaque forme en prononçant son nom : cercle, carré, etc.

- Découpez deux morceaux de carton un peu plus grands que le format A4.
- Dessinez sur un des cartons les formes géométriques suivantes : cercle, carré, rectangle et triangle.
- Découpez le carton à l'aide d'un cutter. Collez un bouchon de couleur sur les formes découpées avec du silicone chaud.
- Placez les cartons avec les trous les uns sur les autres et dessinez les formes géométriques à travers les trous à l'aide d'un crayon. En même temps, recouvrez les formes géométriques avec des bouchons de feutre de la même couleur que le bouchon de la forme.
- Découpez la feutrine en laissant quelques centimètres de marge supplémentaire et collez chaque forme de feutrine sur les silhouettes dessinées sur le carton à l'aide de silicone.
- Enfin, mettez du silicone sur tout le bord du carton avec les trous et collez-le à l'autre carton. Laissez sécher et notre activité est prête.

13. FORMES ET SILHOUETTES

VOUS AUREZ BESOIN: des blocs de différentes formes, du papier, un marqueur pour tracer les contours.

Vous pouvez lui proposer la silhouette déjà dessinée et il devra placer chaque figure à l'endroit qui lui correspond.

La thématisation des silhouettes aidera à catégoriser (les outils, par exemple) ou à définir des périodes saisonnières telles que le printemps, Noël ou Halloween. Vive les petits fantômes !

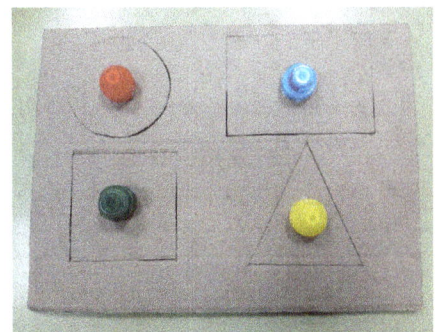
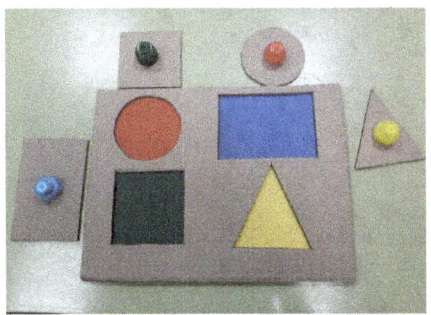
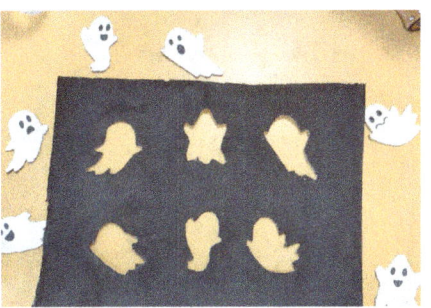
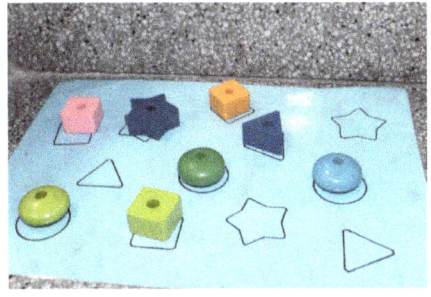
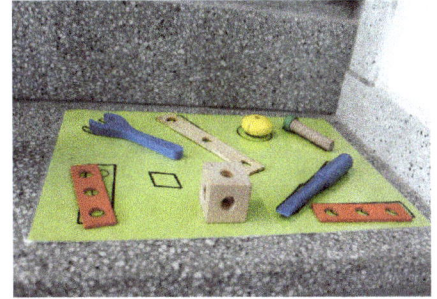

7. POINTER

14. LA MOSAÏQUE   3 ANS

Tri par couleur sur un plateau ou dans une boîte sensorielle.

Photo: Sonia Borrás

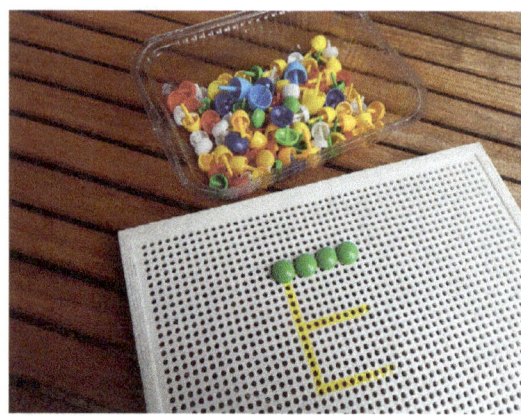
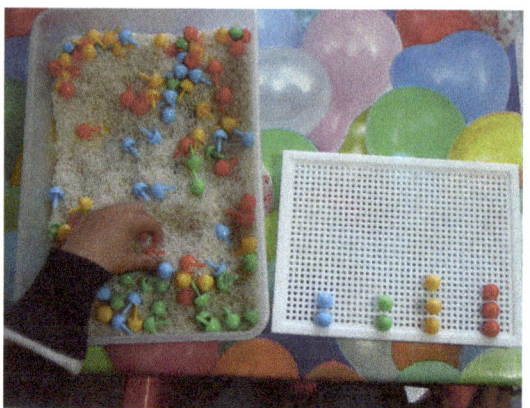

15. CUICUI

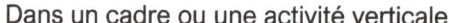
Dans un cadre ou une activité verticale

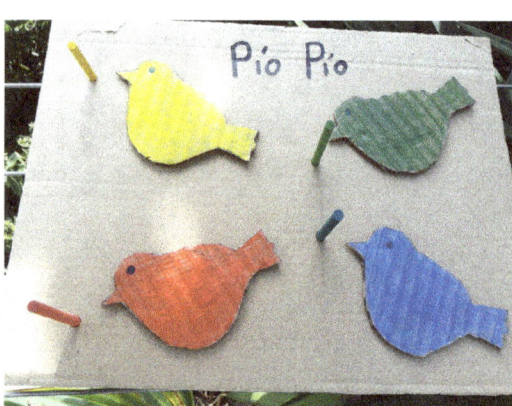
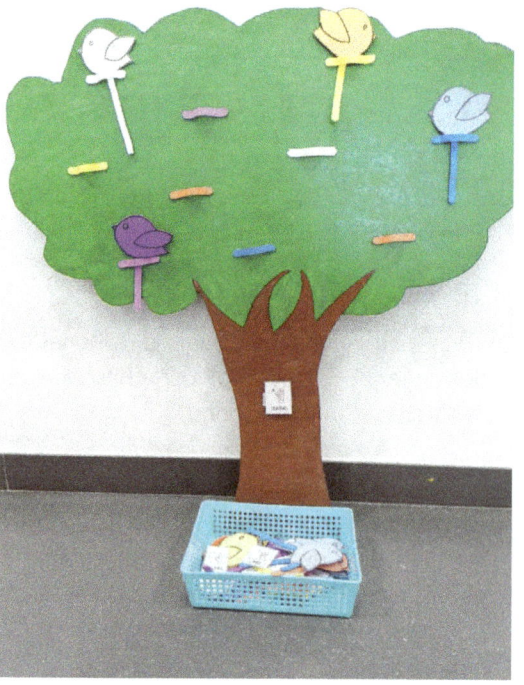

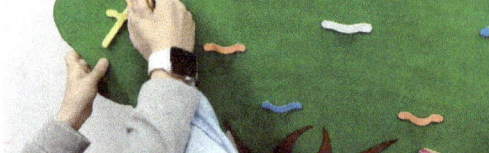

Photo: Carmen Fernández Cacho

Photo: Carmen Fernández Cacho

7. POINTER

16. LES TENTACULES

VOUS AUREZ BESOIN: d'un couvercle d'une boîte en carton, d'un petit clou à bout rond, un petit marteau, des tampons et des marqueurs de couleur, d'une éponge

- Dessinez ensemble une pieuvre et colorez chaque tentacule d'une couleur différente.
- Aidez votre enfant à faire des trous dans les tentacules de la pieuvre à l'aide d'un marteau et d'un clou.
- Colorez différents bâtonnets avec les mêmes couleurs que les tentacules de la pieuvre. Vous pouvez les placer à l'avance sur une éponge et... Perçons !

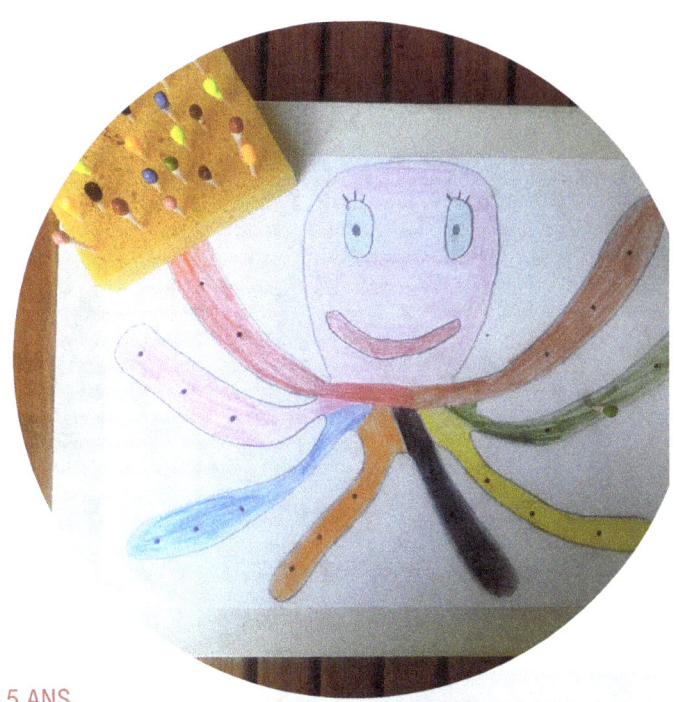

17. ÉPINGLES ET TROUS   5 ANS

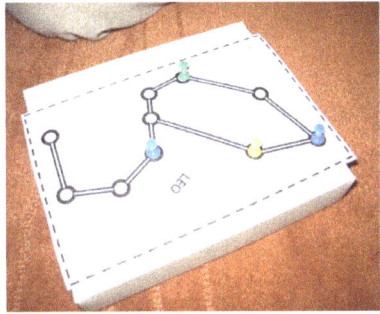

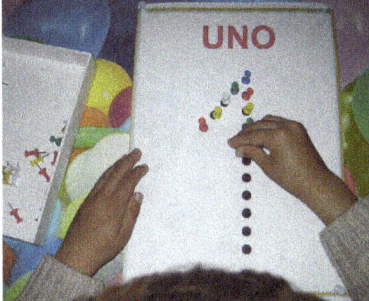

Photo: Sonia Borrás

Votre enfant s'intéresse à l'univers ? Les constellations peuvent constituer une excellente base.

Et s'il est obsédé par les chiffres ou par leur mémorisation ?

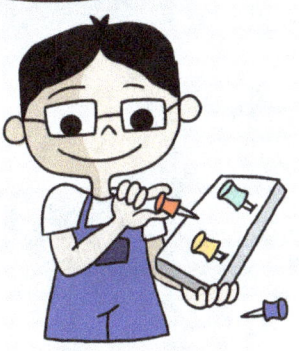

des punaises et un tableau liège

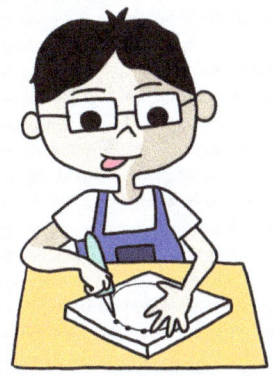

des trous pour découper les contours des dessins

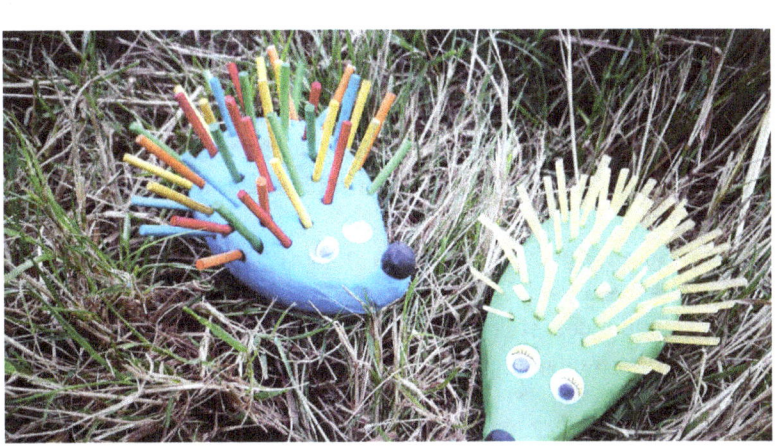

8. OUTILS

OUTILS
saisir en pince

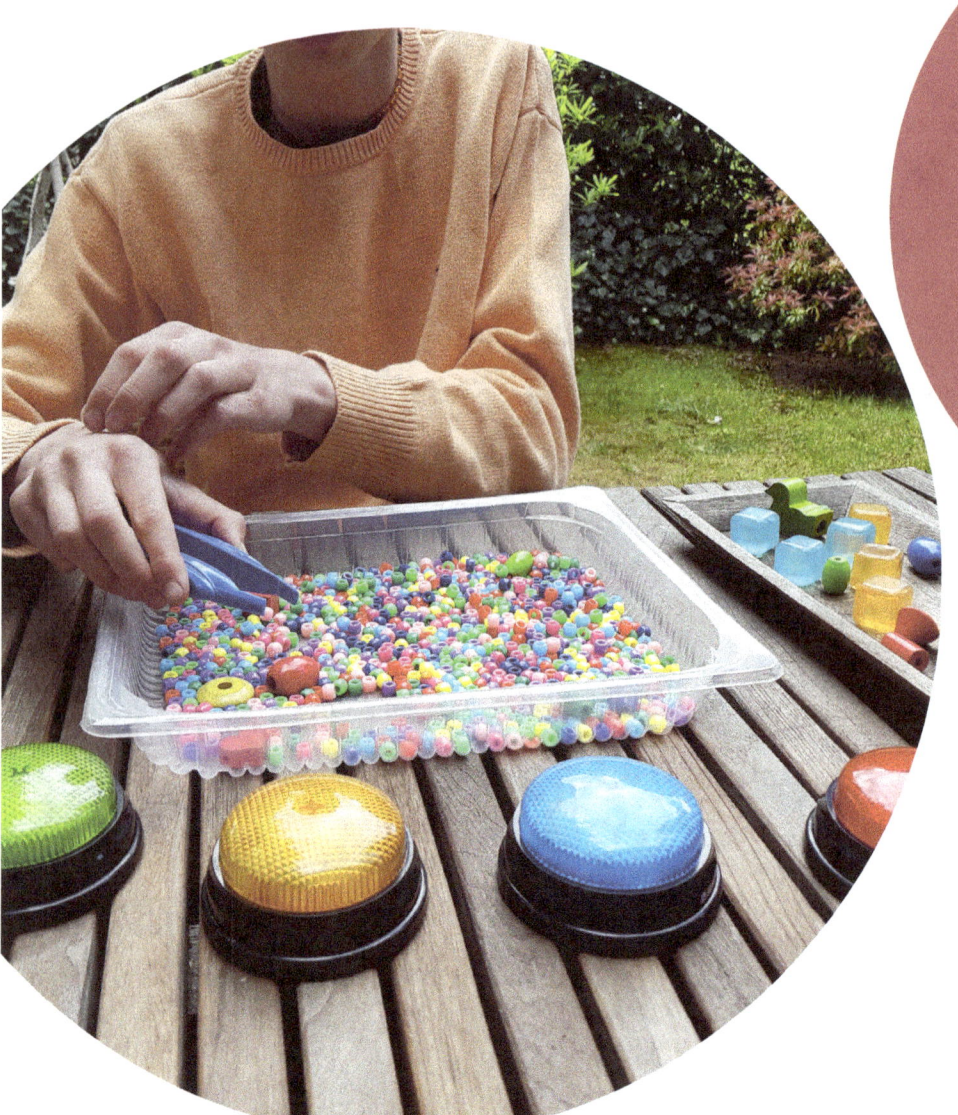

Et si vous incluiez, comme sur l'image, des boutons-poussoirs ? Pour mon fils, cela a augmenté la motivation et l'effort de maîtriser l'impulsion d'appuyer dessus a renforcé la retenue.

La manipulation de petites pinces et d'autres outils constituera une nouvelle étape dans l'apprentissage des compétences manuelles de l'enfant et lui permettra d'**améliorer sa force, sa précision et sa coordination œil-main.**

Nous avons tous des pinces à linge à la maison : en bois, colorées, de tailles ou de motifs différents. Elles sont de formidables alliées pour développer et renforcer l'index, le majeur et le pouce, indispensables pour les tâches nécessitant la prise digitale.

Nous pouvons réaliser un nombre infini d'activités et combiner des éléments cognitifs tels que les couleurs, les lettres, les séquences et le comptage. Voici un nouveau chapitre avec des idées motivantes pour continuer à avancer en jouant ensemble.

8. OUTILS

1. LA PRÉHENSION FERME   2 ANS

3 ANS pour la distinction des couleurs

VOUS AUREZ BESOIN: d'un récipient où l'on peut jeter les pinces à linge, les récupérer et les placer sur le rebord. Activités :

- Les pinces à linge se trouvent déjà sur le rebord du récipient. L'enfant les enlève une à une et les jette dans le récipient.
- Les pinces à linge sont dans le récipient et l'enfant va les placer sur le rebord.

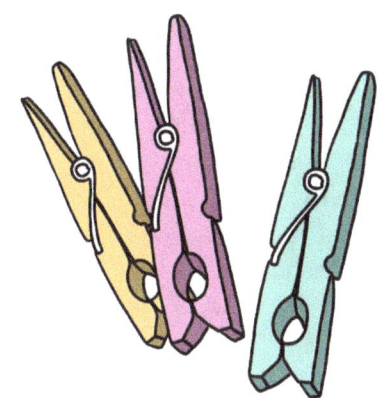

Dès l'âge de 3 ans, vous pouvez introduire la reconnaissance des couleurs :

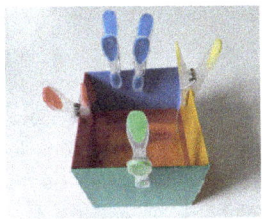 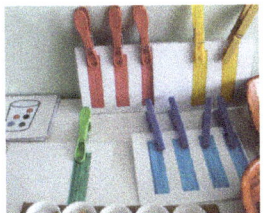 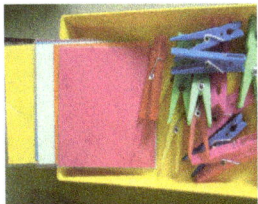 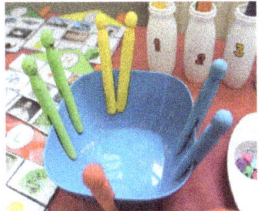

- Devant l'enfant, dites "Regarde" et montrez-lui où appuyer sur la pince à linge pour l'ouvrir et la fermer.
- Dans un mouvement lent et exagéré, placez les pinces à linge sur le côté de la boîte de la même couleur. "Rouge sur rouge".
- "Maintenant, c'est le bleu". Mettez la pince à linge dans la main de l'enfant et aidez-le.

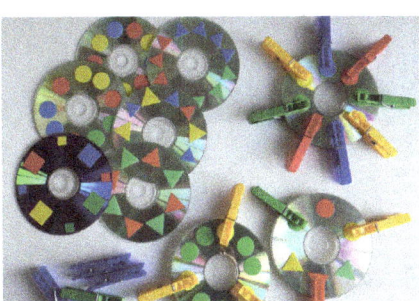

Photo: Sonia Borrás

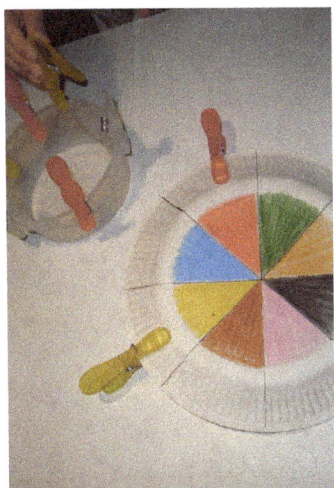

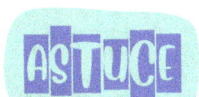

Utilisez une pince à linge épaisse pour une meilleure manipulation. Vérifiez qu'elle s'ouvre bien.

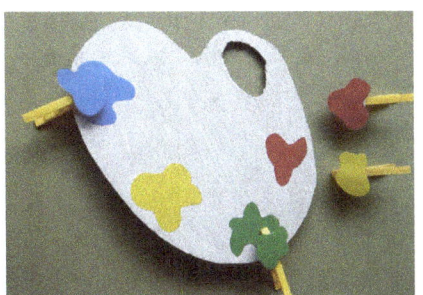

Photo: Carmen Fernández Cacho

8. OUTILS

2. LES PAIRES

ACTIVITÉ

VOUS AUREZ BESOIN: d'un plateau et des paires de chaussettes
Vous pouvez le faire avec l'enfant ou le faire en tant qu'activité indépendante pour vous amuser.
Il s'agit d'une activité très complète, qui inclut la distinction visuelle.

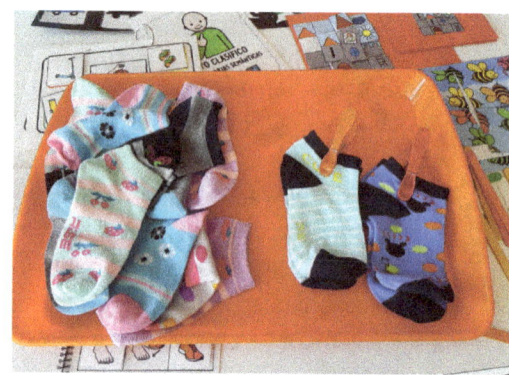

Photo: Carmen Fernández Cacho

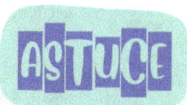

Et si nous nous entraînions à plier nos chaussettes ? Mon fils le fait toujours à la maison. Par ailleurs, pour les jeux de groupe nous avions un panier rempli de chaussettes que les enfants cherchaient pour former des paires et les plier.

VARIANTES :

- Vous pouvez lui apprendre à plier les chaussettes par paires. Vous avez besoin de deux plateaux. Celui de gauche contient toutes les chaussettes. Il cherche la paire, la plie et la met dans le plateau de droite jusqu'à ce que le plateau de gauche soit vide.
- Vous pouvez également procéder en pliant des pantalons, des sous-vêtements ou d'autres vêtements simples.

Photo: Isabel Durillo

3. LES VERS DE TERRE

Fabriquez une poule en carton, en mousse ou découpez une poule déjà dessinée. Collez une pince pour faire office de bec. Vous pouvez utiliser des cure-pipes, des morceaux de spaghetti, des pailles, etc. en guise de vers de terre.

Le jeu consiste à ramasser tous les vers. Vous pouvez jouer avec deux poules en alternance.

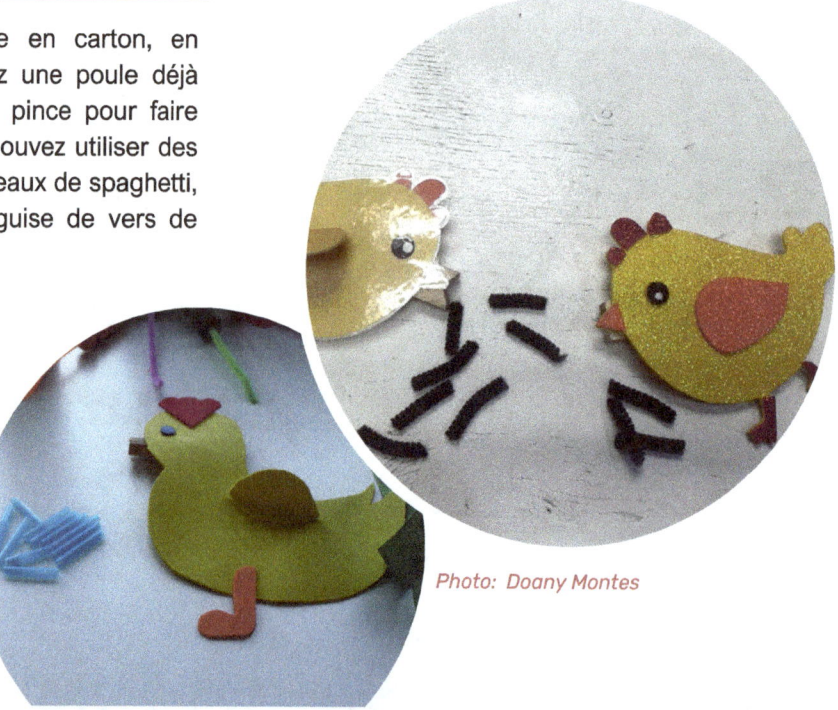

Photo: Doany Montes

4. SUSPENDRE LES VÊTEMENTS

Avec une boîte en carton, vous pouvez fabriquer une corde à linge simple (attachez de la laine aux deux extrémités de la boîte). Vous pouvez y suspendre des chaussettes, des vêtements de poupée ou des vêtements en feutre de différentes couleurs. Les possibilités sont nombreuses : les suspendre par couleur, les suspendre dans l'ordre (rouge, bleu, rouge, bleu), en alternance.
Pour rendre l'activité plus complète, dessinez les vêtements avec l'enfant et laissez-le les découper (nous verrons plus tard les étapes de la découpe aux ciseaux).

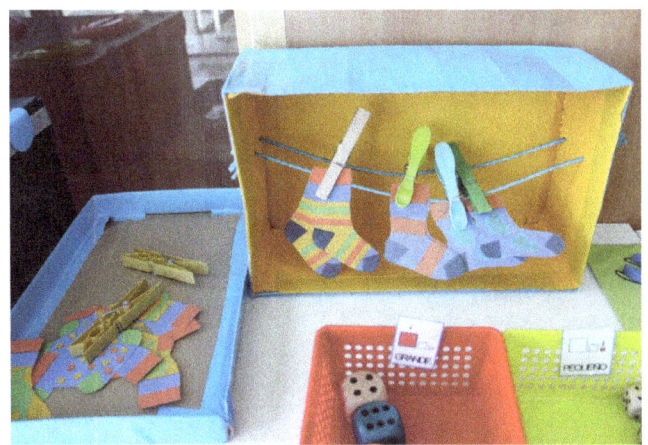

5. ALLONS À LA PÊCHE !

L'utilisation d'une canne à pêche ou de bâtons de pêche est un autre moyen.

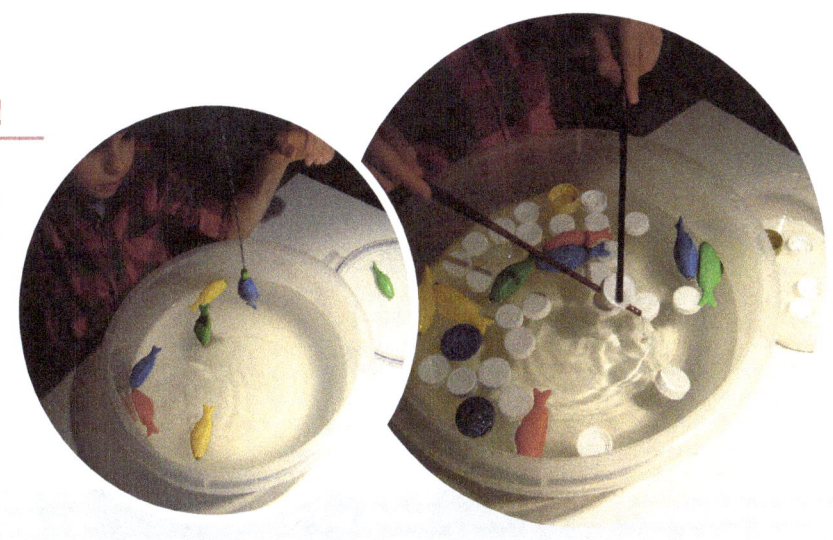

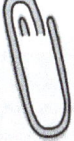

VIE RÉELLE

À partir de 4 ans, vous pouvez le combiner avec le lavage, le frottage, l'essorage et le séchage. L'enfant peut laver le linge dans une bassine pour renforcer les mouvements de ses mains et de ses bras. Il les tord ensuite pour les débarrasser de l'excédent d'eau. Ensuite, il devra suspendre les vêtements sur un étendoir (il est important qu'il soit à la hauteur des épaules de l'enfant). Lorsque les vêtements sont secs, ils sont pliés et rangés dans un endroit prévu à cet effet.

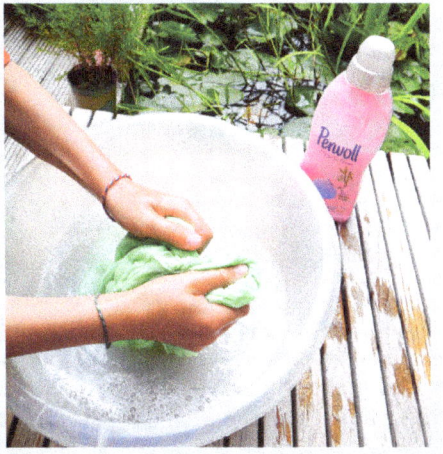

6. DÉCOUPAGES

Feuille et Feuillette

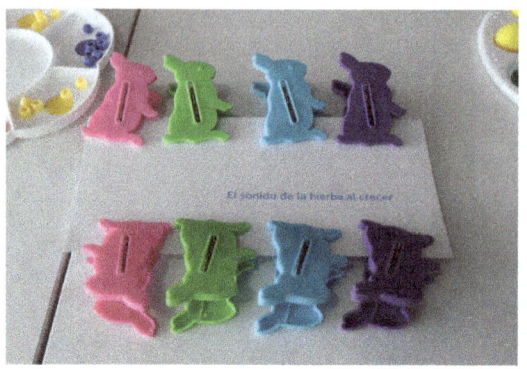

Symétrie

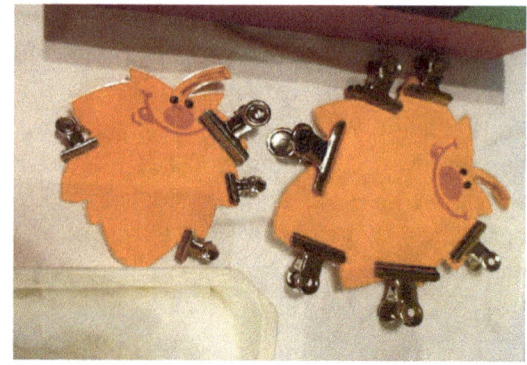

Pratique des tailles à l'aide de clips

7. DÉPLACEMENTS   4 ANS

- Dites : "(nom de l'enfant), regarde". Prenez la pincette et montrez à l'enfant comment l'ouvrir et la fermer.
- Utilisez la pincette pour saisir un des objets, le déplacer à l'autre endroit et l'y laisser.
- Donnez ensuite la pincette à l'enfant. Si nécessaire, aidez-le à la prendre dans le bon sens pour l'utiliser.
- Montrez l'un des objets sur la table et dites : "Prends-le".

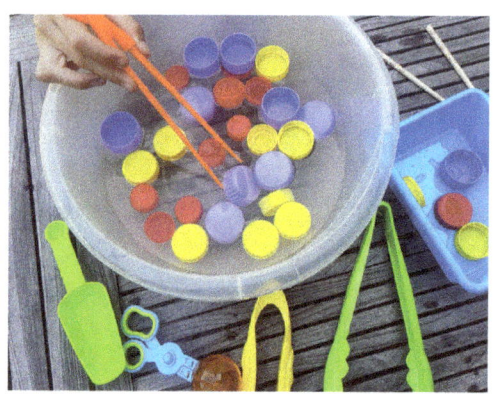

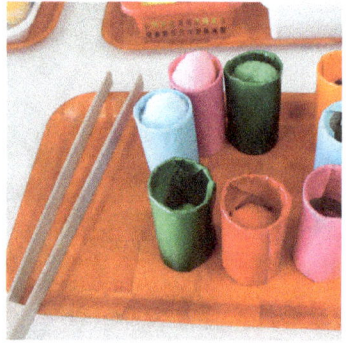
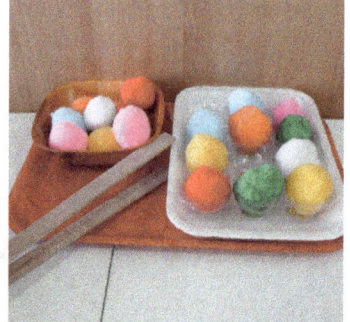
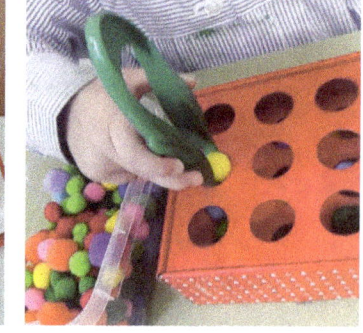

Il existe sur le marché une grande variété de pinces qui se distinguent par leur taille, leur matière, leur couleur et leur système de préhension. Vous pouvez également la combiner avec des cuillères, des pelles, des baguettes ou tout autre instrument. imaginable. L'important est de s'amuser ensemble et de profiter de n'importe quelle activité pour encourager l'intention communicative, l'interaction et le langage.

8. OUTILS

8. LES POMPONS

Vous pouvez réaliser cette activité en utilisant les doigts de l'enfant (pour la stimulation sensorielle), puis en utilisant une pincette (pour la dextérité manuelle).

Utilisez des pompons de deux tailles différentes que l'enfant doit prendre et trier. Utilisez deux récipients différents (un grand et un petit) ou deux récipients identiques, auxquels vous avez attaché une aide visuelle "grand" sur l'un et "petit" sur l'autre pour guider l'enfant dans son tri.

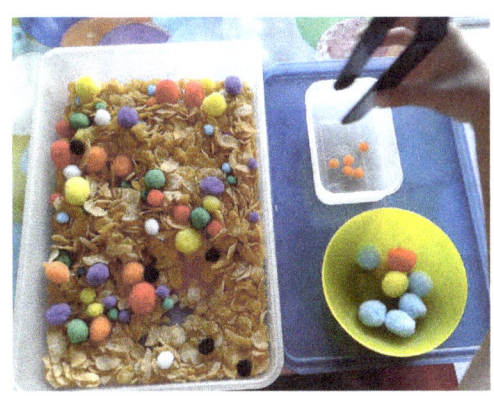

Photo: Sonia Borrás

9. SOULEVER

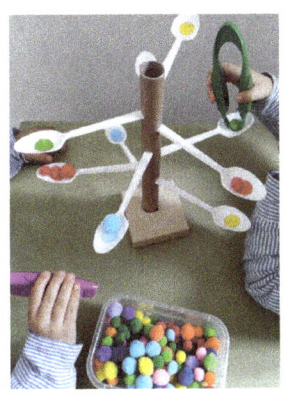 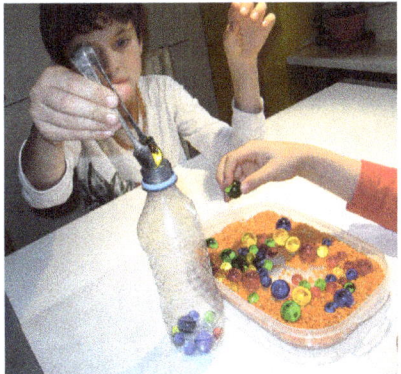

Photo Encarni Corral

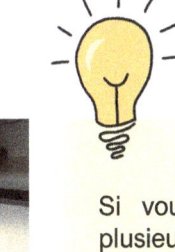

Si vous faites une activité avec plusieurs enfants, vous pouvez adapter la difficulté aux capacités de chacun. Dans l'activité des billes, Eric utilise une pince à linge tandis que l'autre enfant prend les billes avec sa petite main.

10. LA BONNE COULEUR

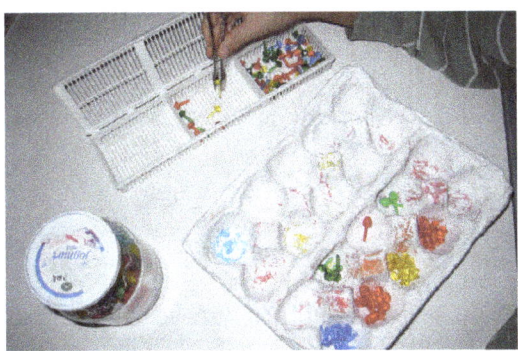 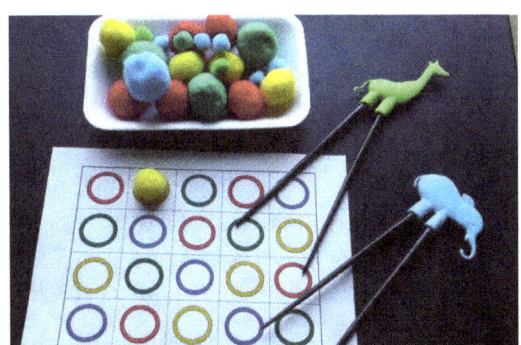

11. LES MOUCHES

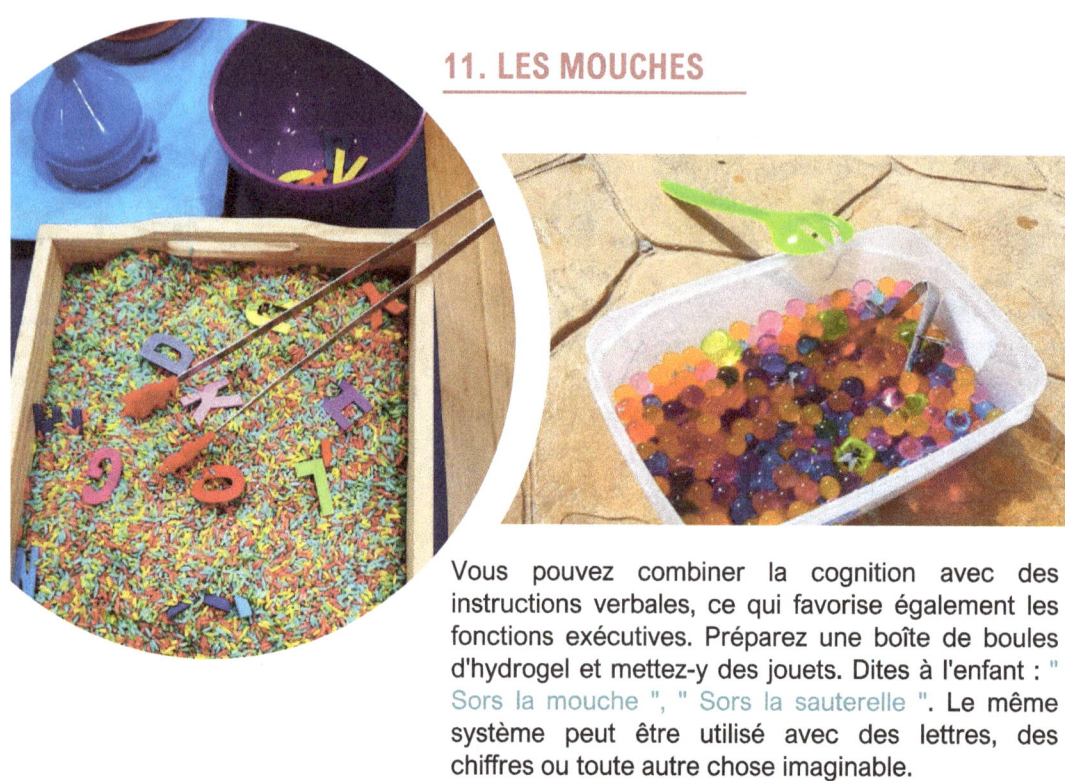

Vous pouvez combiner la cognition avec des instructions verbales, ce qui favorise également les fonctions exécutives. Préparez une boîte de boules d'hydrogel et mettez-y des jouets. Dites à l'enfant : " Sors la mouche ", " Sors la sauterelle ". Le même système peut être utilisé avec des lettres, des chiffres ou toute autre chose imaginable.

12. LA PIEUVRE

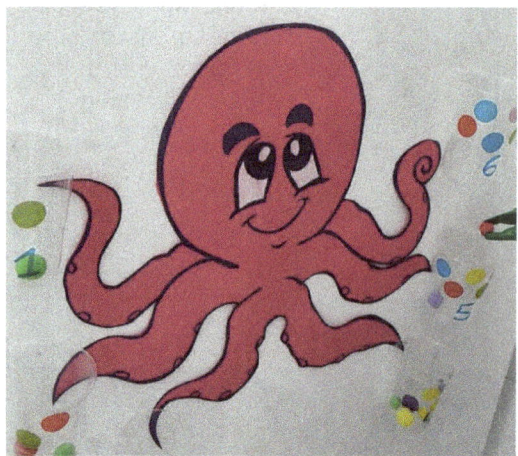

Photo: Encarni Corral

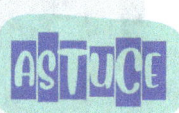

La dextérité manuelle, quantités et couleurs, tout y est ! Si vous préparez l'activité verticalement, vous favorisez la mobilité.

13. LE LION

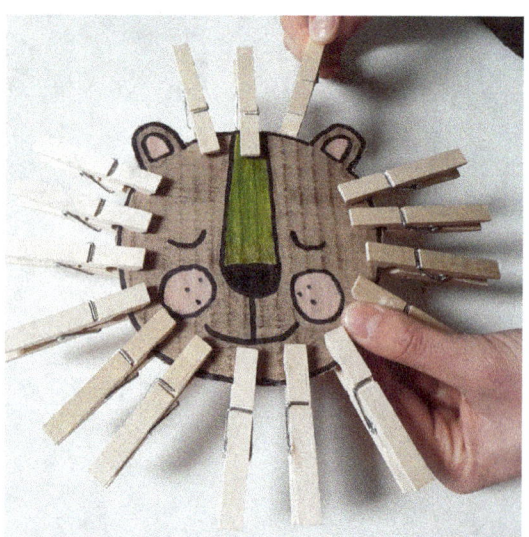

Vous ne savez pas quoi proposer pour l'anniversaire de votre petit ? Nous préparons les lionceaux pour tous les participants.

14. LA SALADE

VOUS AUREZ BESOIN: d'une pince à salade, d'un grand bol, des blocs de couleur

- Mettez à part le récipient contenant les blocs. Entraînez-vous quelques fois avec les blocs avant de commencer.
- Prenez chaque bloc et placez-le de l'autre côté du récipient en forme de tour.

Si vous avez beaucoup de blocs, vous pouvez les ajouter à la rangée du bas, pour l'élargir et avoir davantage de base pour placer d'autres blocs sur le dessus.

Pourrez-vous éviter que des blocs ne tombent de la tour ? S'ils tombent, ce n'est pas grave. Réessayez ou réduisez la taille de la tour pour éviter toute déception.

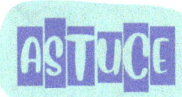
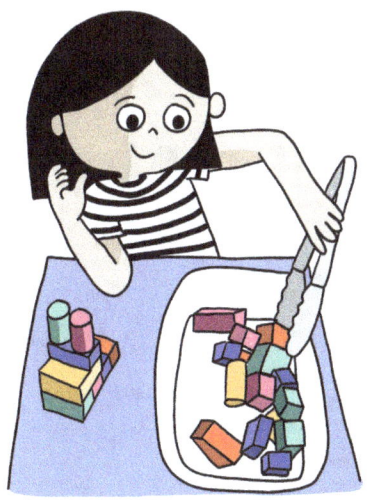

Une variante serait d'utiliser un modèle photographié d'une structure et de prendre les blocs avec la pince pour la construire.

15. MOTS AVEC LES PINCES À LINGE

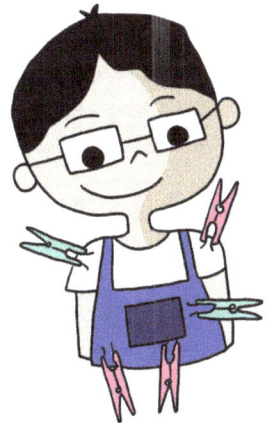

C'est encore plus amusant si vous attachez des pinces à linge sur vos vêtements et que le petit les enlève, ou si c'est lui qui les porte que vous les prenez et nommez les lettres.

- Écrivez le nom de l'enfant en lettres capitales sur une feuille de papier.
- Écrivez les lettres sur des pinces à linge.
- Placez-les.
- Employez des images.

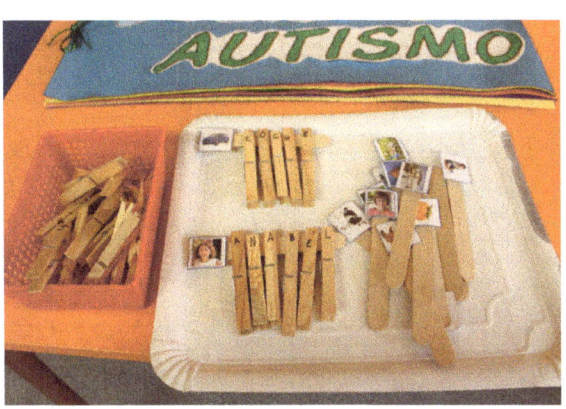

9. INGÉNIERIE

INGÉNIERIE: transférer et verser

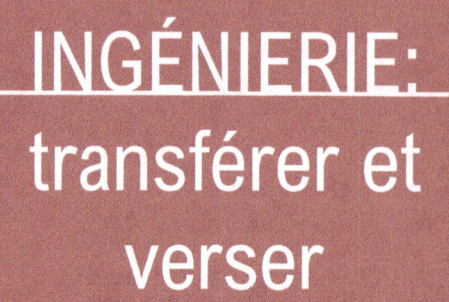

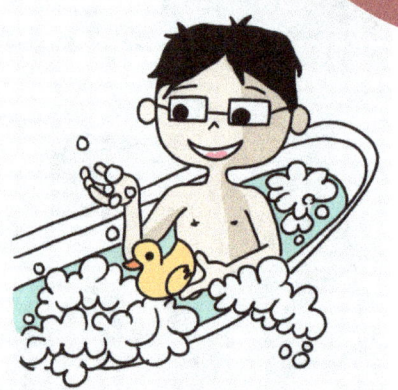

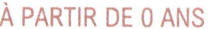

À PARTIR DE 0 ANS

1. DES CANARDS DANS L'EAU

Dans une baignoire ou une piscine gonflable, la peau ressent la pression, la température, le toucher, etc. Ajoutez de la mousse ou des couleurs à l'eau, massez avec des éponges ou des brosses de différentes textures et proposez des activités avec différents objets.

- Jouez avec la mousse, laissez l'enfant essayer de l'attraper, la laisser glisser entre ses doigts, la laisser souffler sur lui.
- Donnez à l'enfant une poupée en caoutchouc pour presser avec ses petites mains jusqu'à ce que l'eau en sorte.
- Versez de l'eau d'une bouteille en plastique sur différentes parties du corps de l'enfant.
- Massez le cuir chevelu de l'enfant du bout des doigts.
- Donnez-lui des ustensiles pour transporter l'eau.
- Avez-vous essayé une tétine ? Les jets qui en sortent sont très amusants.

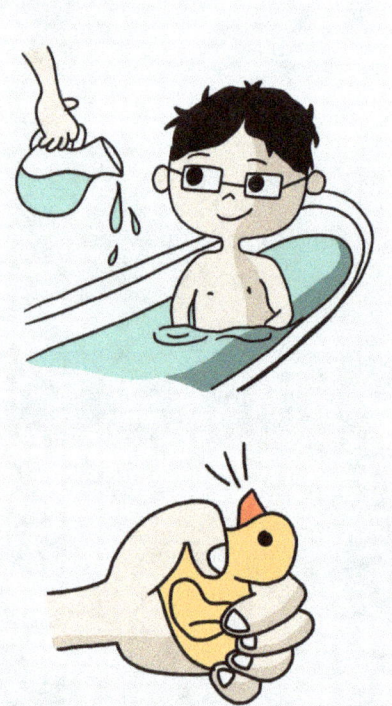

9. INGÉNIERIE

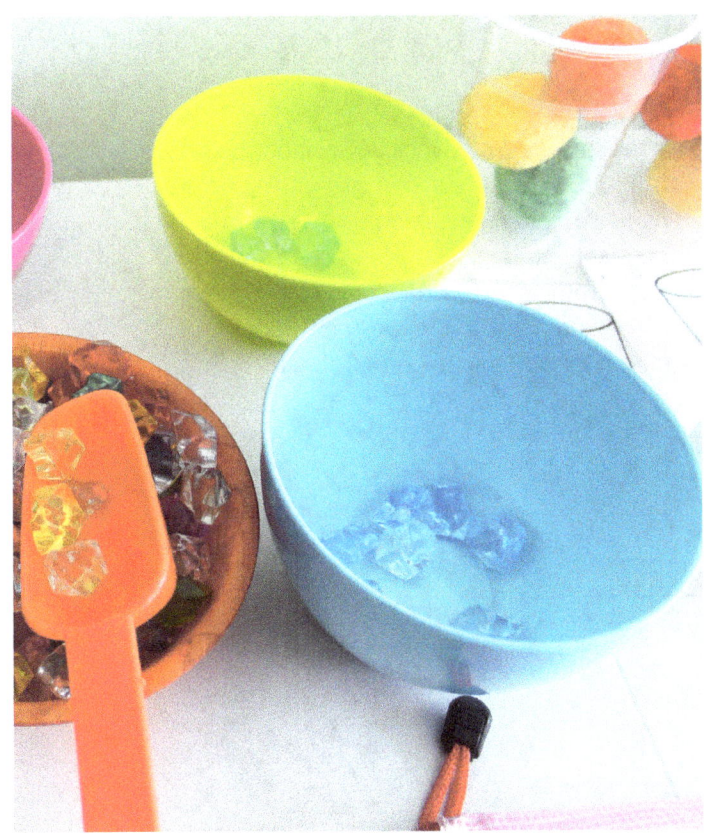

Transférer des substances - et plus tard les laisser tomber - d'un récipient à l'autre afin de développer la coordination musculaire nécessaire à de nombreuses activités quotidiennes, telles que manger ou servir. Il est conseillé de procéder de gauche à droite, comme pour l'apprentissage de la lecture ou du sens de l'écriture. Montrez à l'enfant comment faire, puis demandez-lui de le faire seul. Les transferts commencent par des éléments solides (farine, riz, cailloux, pois chiches) de différentes consistances, puis passent aux liquides en combinant différents ustensiles : cuillères, pinces, éponges, entonnoirs, etc. Nous renforçons l'attention, l'autonomie personnelle et les fonctions exécutives.

Mais avant de commencer, familiarisons l'enfant avec l'eau.

2. AMIS PROPRES

Un bol d'eau dans lequel l'enfant peut mettre ses mains peut également être amusant. Combinez les températures chaudes et froides. Ajoutez de la mousse ou de la peinture ou donnez un bain à votre enfant !

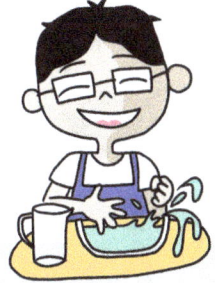
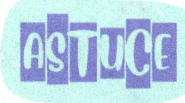

Utilisez plusieurs matériaux : des gants de toilette, des éponges, des jouets aquatiques, des pistolets à eau. Lavez les tables ou les sols avec des éponges et un seau d'eau.

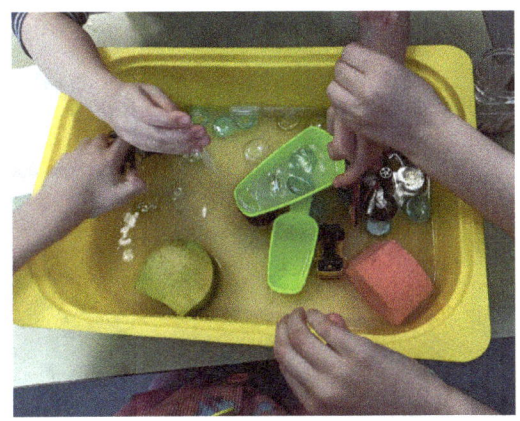

Une activité très motivante et très complète consisterait à préparer deux boîtes. L'une avec de la boue pour tacher leurs amis et l'autre avec de l'eau gazeuse. Éponges, serpillières, brosses, serviettes pour se sécher. Et ça vaut le coup de se mouiller et de se salir !

9. INGÉNIERIE

3. SENSATION DE FROID

Un simple glaçon peut améliorer considérablement la perception. Frottez le glaçon autour de la bouche de votre enfant pour le stimuler. Vous pouvez également lui faire tirer la langue, sucer le glaçon, etc. Lorsqu'il est très jeune, laissez-le mettre le glaçon dans sa bouche, avec des mouvements exagérés (faites de même pour qu'il vous imite). Laissez-le prendre le glaçon, sentir sa froideur et laissez-le le faire fondre avec la chaleur de ses mains.

Il existe un jeu avec un glaçon coloré. L'enfant le place sur une grande feuille de papier et le déplace avec ses petites mains pendant que le glaçon prend de la couleur. Pour remplacer le glaçon, vous pouvez utiliser un sac d'eau tiède (pas trop chaud, bien sûr), qu'il touche, qu'il frotte, etc.

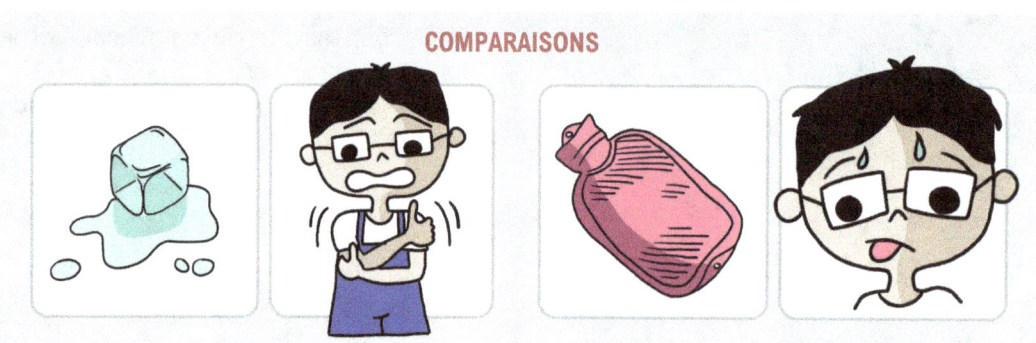
COMPARAISONS

Ramassez des fleurs et du bois, mettez-les dans un récipient en plastique, remplissez-le d'eau et mettez-le au congélateur. Laissez-le ensuite fondre dans un plus grand récipient d'eau.

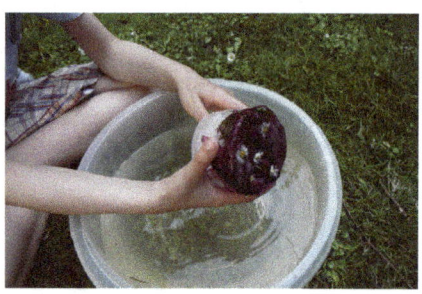

Vous pouvez peindre avec de la glace, par exemple. Il suffit d'ajouter quelques gouttes de pigment à l'eau, de la congeler et le tour est joué. C'est très joli.

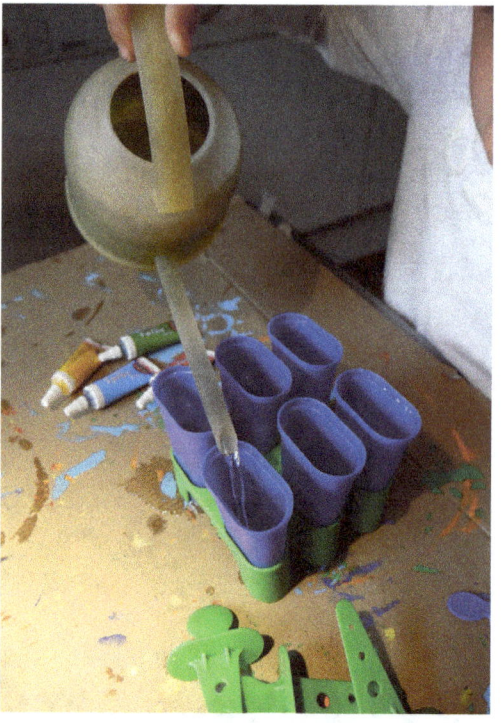

9. INGÉNIERIE

4. LES CUILLÈRES   2 ANS

- Vous avez besoin d'un récipient que vous remplissez de farine et d'un autre récipient vide. Placez-les sur la table devant l'enfant, l'un à côté de l'autre.
- Donnez-lui la cuillère et, si nécessaire, renforcez le manche avec votre main.
- Avec des mouvements lents et exagérés, guidez l'enfant vers la farine.
- Après l'avoir répété plusieurs fois, retirez votre aide jusqu'à ce que vous soyez sûr qu'il ait compris.
- Invitez-le progressivement à laisser tomber une cuillerée de farine dans le récipient vide.
- Dans les activités futures, vous séparerez la distance entre les récipients.

Essayez d'autres matières solides tels que des cailloux ou des granulés. Les liquides seront abordés plus tard. En déplaçant les matières d'un récipient à l'autre, l'enfant se rend compte que sa main est active.

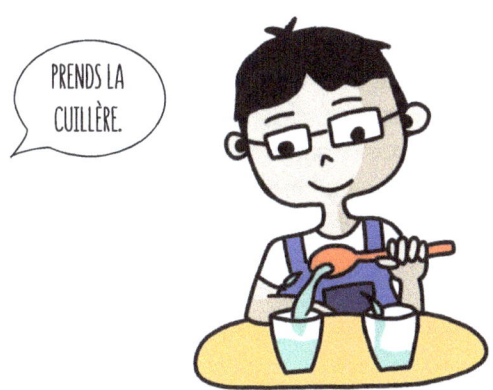

L'œuf voyageur : Dès l'âge de 4 ans, vous pouvez jouer à déplacer un œuf avec une cuillère, soit avec la main, soit, plus difficile encore, avec la cuillère dans la bouche. Utilisez un œuf dur !

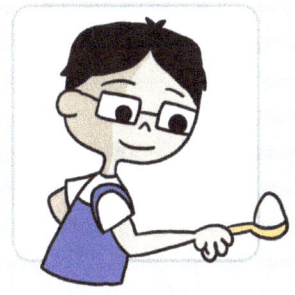 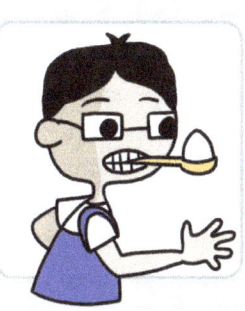

5. MATIÈRES SOLIDES   2 ANS

Des plus grandes aux plus petites : haricots, perles, riz, etc.

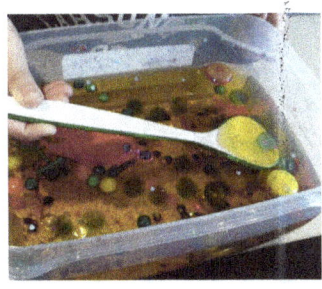 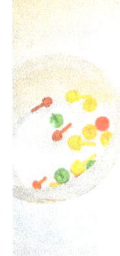 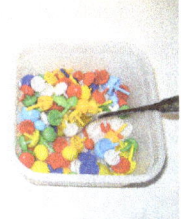 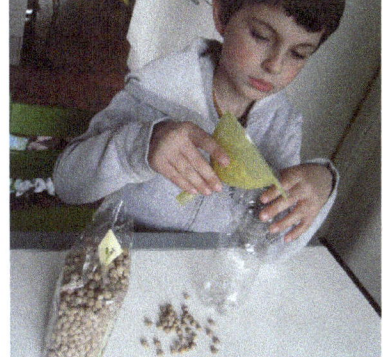

9. INGÉNIERIE

6. LES ÉPONGES VOYAGEUSES 2 ANS

VOUS AUREZ BESOIN: deux récipients et une éponge. Remplissez un récipient d'eau. Placez-le à la gauche de l'enfant. Placez le récipient vide à la droite de l'enfant. L'enfant doit verser l'eau avec l'éponge d'un récipient à l'autre. Veillez à ce qu'il immerge complètement l'éponge dans l'eau, puis au'il presse ou tord l'éponge avec force. Il aime se salir ? Vous pouvez colorer l'eau et... c'est encore plus amusant si vous jetez les éponges imbibées d'eau colorée sur un drap suspendu ! Profitez d'une belle journée d'été pour préparer cette activité en plein air.

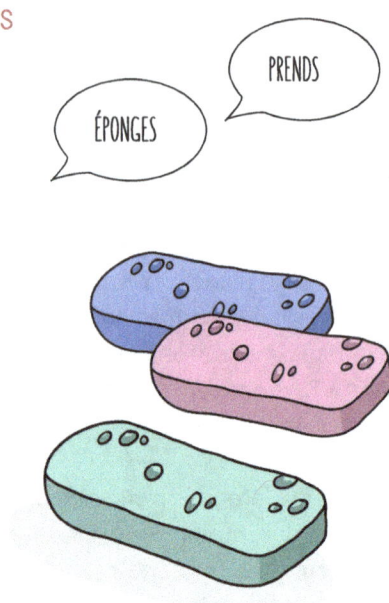

7. L'EAU QUI S'EN VA 2 ANS

Préparez un récipient rempli d'eau. S'il aime verser, simulez-le et dites "verser" à chaque fois qu'il verse de l'eau. Ajoutez du savon à l'eau pour faire des bulles. Remuez avec un bâton, mettez des cailloux, ajoutez un pompon ou de la couleur pour rendre l'eau plus amusante. Si vous souhaitez encourager l'autonomie, vous pouvez remplir le bac d'eau ensemble ou laisser l'enfant le faire seul.

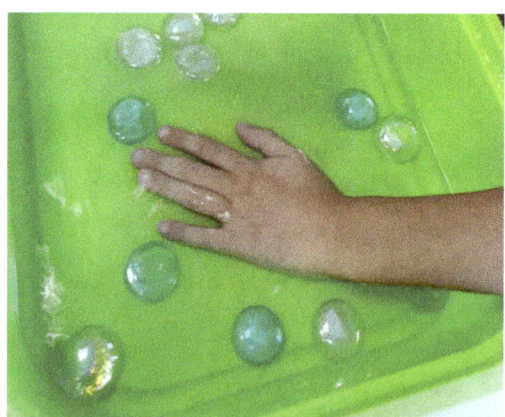

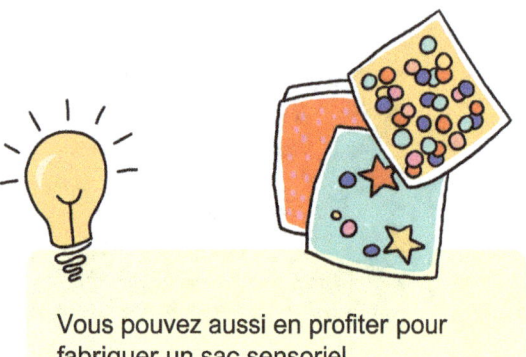

Vous pouvez aussi en profiter pour fabriquer un sac sensoriel.

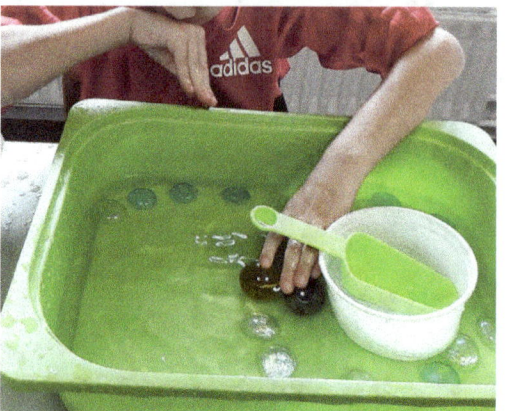

9. INGÉNIERIE

Que faire si..:
il est obsédé par l'eau ?

De nombreux enfants autistes jouent avec des objets de manière limitée et répétitive ou ne s'intéressent qu'à un petit détail du jouet (la roue de la voiture).

Ces jouets peuvent poser problème s'ils limitent les autres possibilités d'apprentissage.

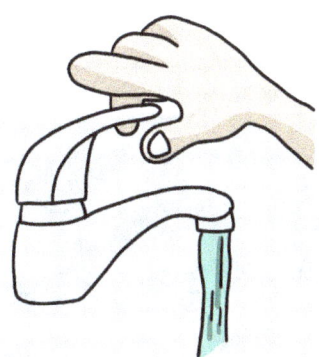

- ✓ Nous utilisons cet intérêt pour provoquer une interaction. Tout d'abord, nous retenons l'attention : on prépare plusieurs récipients d'eau, on ajoute de la peinture dans l'un, des bulles dans l'autre, de la mousse à raser, des cailloux, etc. On y met les mains, on les agite, on attire l'attention de l'enfant.
- ✓ Prenez ses mains et mettez-les dans les différents récipients, laissez-le sentir, remuer, toucher, etc. Ajoutez des ustensiles tels que des récipients plus petits, des cuillères, des entonnoirs, des passoires, des arrosoirs, etc. pour qu'il puisse verser, renverser ou filtrer.
- ✓ Partagez l'expérience : vous tenez l'entonnoir et le récipient tandis qu'il verse l'eau.
- ✓ Transformez la baignoire en espace d'activités.
- ✓ Utilisez l'eau dans des jeux symboliques : un verre, une cruche et une poupée assoiffée.

8. SUR UN PLATEAU

- Placez le plateau devant la chaise de l'enfant. Si vous pensez qu'il possède déjà cette capacité, vous pouvez porter le plateau ensemble et le placer sur la table.
- Le récipient contenant le liquide se trouve à gauche.
- A droite, ajoutez différents ustensiles : tasses, cuillères, louches, etc.
- Instructions pour la pratique : " Verse de l'eau dans le gobelet rouge ", " Verse de l'eau dans le gobelet vert ", " Deux cuillères d'eau dans le gobelet bleu ", etc.

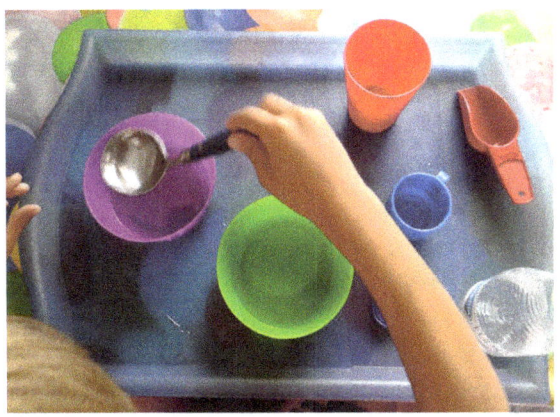

Photo: Sonia Borrás

9. INGÉNIERIE

9. LA FERME   2 ANS

Vous pouvez créer une activité incitative si le transfert consiste à nourrir les animaux de la ferme. Nommez l'animal, jouez avec la terminologie, imitez ses mouvements et complétez avec tout ce qui pourrait être plus amusant !

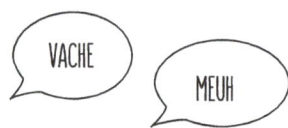

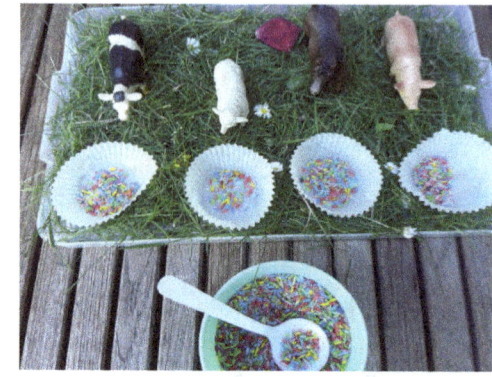

10. VERSER DES LIQUIDES 4 ANS

La projection en jet est une tâche de motricité fine et de concentration, de coordination et de précision. Mais elle favorise aussi l'autonomie et la socialisation. Elle prépare également à l'écriture, car l'enfant s'exerce à saisir avec trois doigts en pince.

Commencez par de gros objets secs, puis de plus petits, et passez ensuite à la pratique avec des objets humides. Si l'enfant maîtrise le jet, il peut aussi essayer d'utiliser un entonnoir. Changez la forme et la hauteur des récipients.

Allons-y pas à pas :

- Mettez un peu d'eau dans la cruche - elle ne doit pas être trop lourde - et ajoutez quelques gouttes de colorant alimentaire pour la rendre plus attrayante (vous pouvez remplacer l'eau par d'autres liquides plus consistants, qui mettent plus de temps à couler).
- Placez deux gobelets en plastique transparent sur un plateau. Sur les gobelets, tracez une ligne pour marquer le haut du remplissage. Commencez par une ligne au-dessus du milieu afin de ne pas trop remplir et de limiter les débordements.
- Commencez par verser l'eau du pichet dans le gobelet, en le remplissant jusqu'à la ligne.
- Prenez ensuite les mains de l'enfant et aidez-le à faire de même avec l'autre gobelet. Dites : " Verse de l'eau ".
- Lorsqu'il arrive à la ligne, vous dites : " Arrête. Très bien." Et avec vos mains, vous le guidez pour qu'il remette la cruche sur la table.
- Petit à petit, vous l'aidez de moins en moins jusqu'à ce qu'il le fasse tout seul.

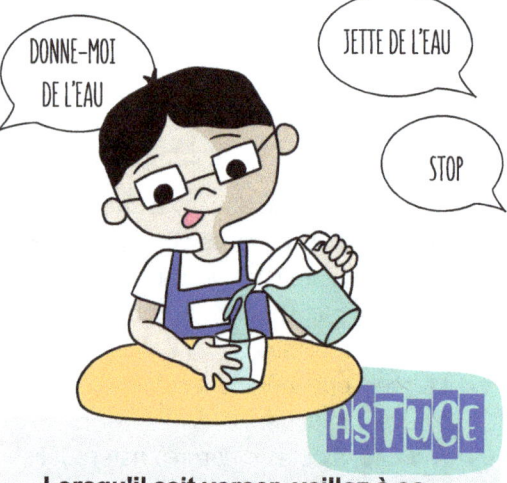

ASTUCE

Lorsqu'il sait verser, veillez à ce qu'il dispose d'un pichet et d'un verre à l'heure des repas. Laissez-le se servir lui-même et servir les autres.

9. INGÉNIERIE

11. TRANSFÉRER DE PLUS HAUT   À 4 ANS

Et si vous utilisez une pince, cela devient encore plus difficile.

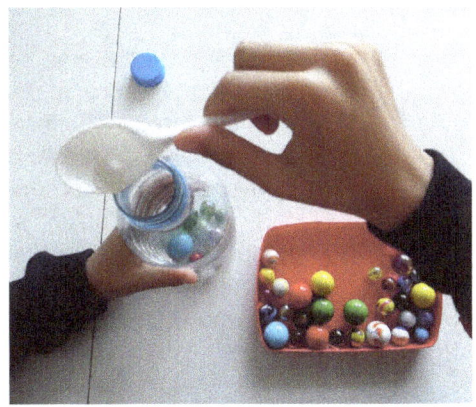

Photo: Sonia Borrás

Dès l'âge de 2 ans, les enfants commencent à manger avec une cuillère, même s'ils manquent de précision.

Nous pouvons encore compliquer le transfert de la cuillère en soulevant le récipient cible.

12. LE COMPTE-GOUTTES

En combinant différentes couleurs à l'aide d'un compte-gouttes, les enfants apprendront à mélanger les couleurs tout en effectuant un important travail de motricité fine.
Bleu + jaune = vert
Jaune + Rouge = Orange

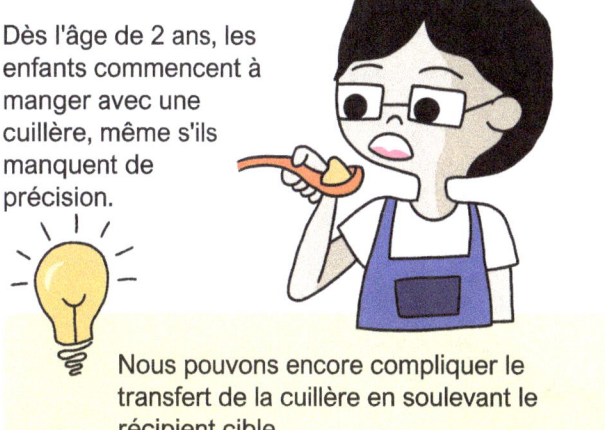

13. COLORER LES ÉLÉMENTS BLANCS

Ajoutez un peu d'amusement à l'activité en utilisant du coton hydrophile ou des serviettes en papier froissées.

Observez ensemble comme ils grandissent lorsqu'on leur jette des gouttes d'eau, avec ou sans couleur.

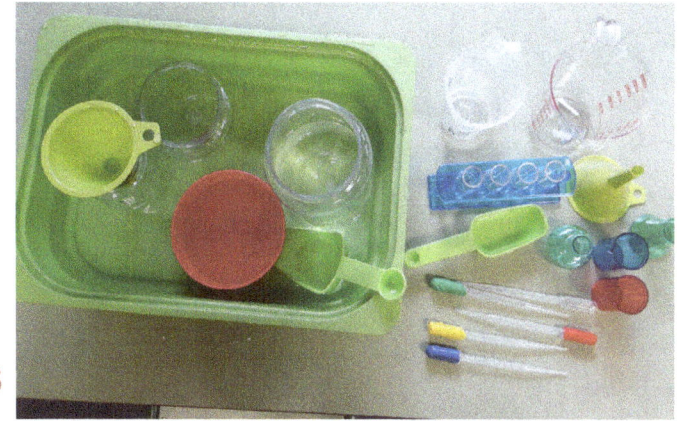

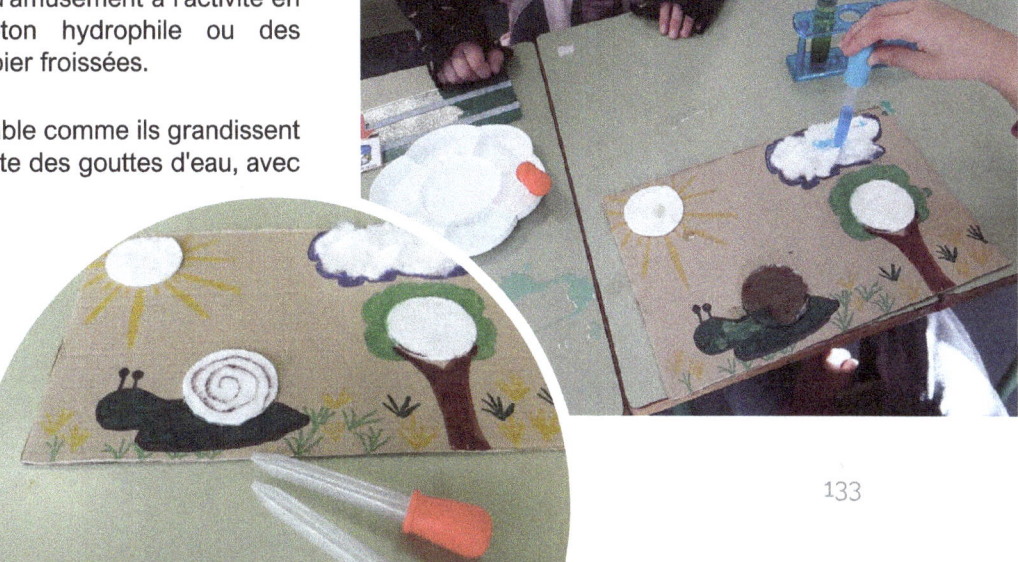

133

10. MÉCANIQUE

MÉCANIQUE: Tourner et visser

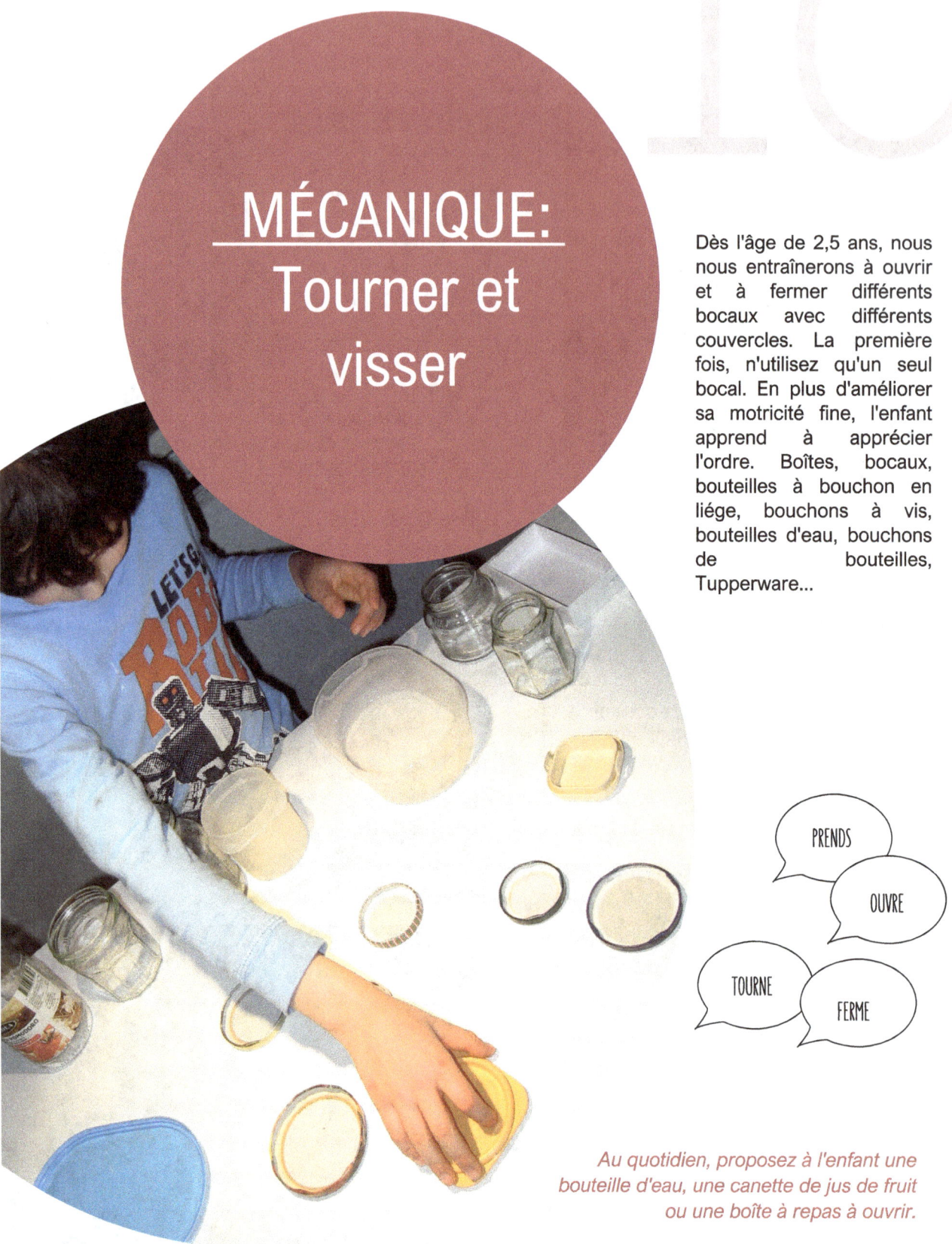

Dès l'âge de 2,5 ans, nous nous entraînerons à ouvrir et à fermer différents bocaux avec différents couvercles. La première fois, n'utilisez qu'un seul bocal. En plus d'améliorer sa motricité fine, l'enfant apprend à apprécier l'ordre. Boîtes, bocaux, bouteilles à bouchon en liège, bouchons à vis, bouteilles d'eau, bouchons de bouteilles, Tupperware...

PRENDS

OUVRE

TOURNE

FERME

Au quotidien, proposez à l'enfant une bouteille d'eau, une canette de jus de fruit ou une boîte à repas à ouvrir.

10. MÉCANIQUE

1. LES RÉCIPIENTS 2 ANS

Préparez divers récipients : un pot de céréales, un pot de bonbons, une boîte en carton avec un couvercle, une grande boîte d'allumettes avec une ouverture coulissante, un récipient Tupperware et des objets intéressants à y placer.

Vous pouvez vous asseoir à table, vous tenir debout ou vous mettre par terre.

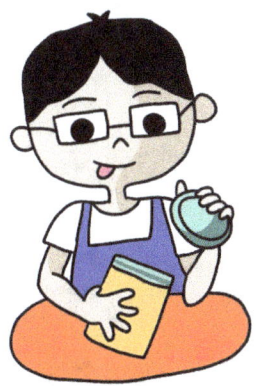

2. LES COUVERCLES

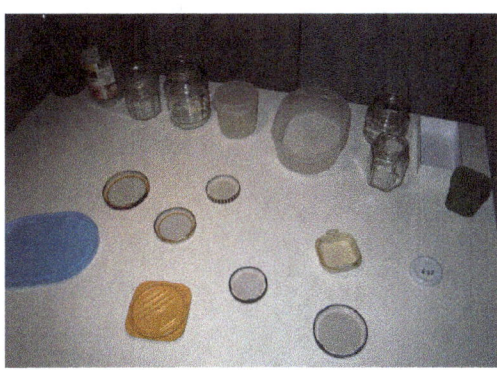

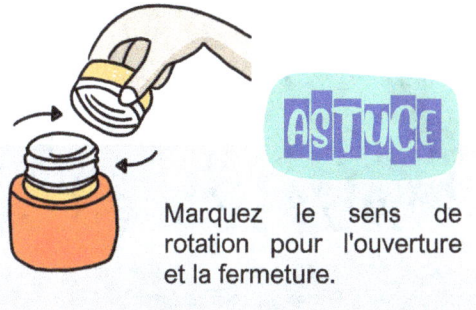

Marquez le sens de rotation pour l'ouverture et la fermeture.

- Vous avez préparé l'une des boîtes ouvertes. Prenez un objet qui lui plaît beaucoup (ou si vous voulez, quelque chose à manger), dites **"Regarde"**, déplacez-le devant ses yeux, mettez-le dans la boîte et fermez-la.
- **"Oh, où est-ce ?"**, Vous secouez la boîte, vous l'ouvrez lentement, vous le laissez regarder à l'intérieur et vous la refermez.
- Donnez-lui la boîte pour voir s'il l'ouvre. **"Oui, c'est dedans"**. S'il ne l'ouvre pas, guidez-le avec vos mains.
- Lorsqu'il l'ouvre, donnez-lui l'objet ou la friandise.
- Répétez l'opération avec d'autres boîtes et diminuez peu à peu l'aide.

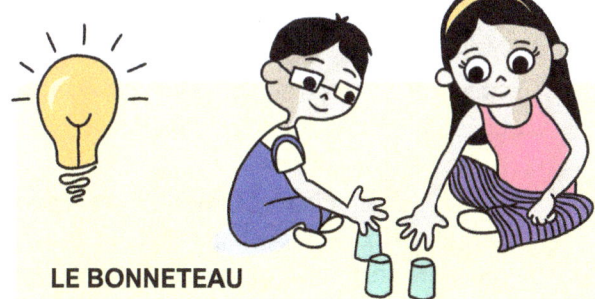

LE BONNETEAU

Comprendre la permanence des objets, le fait qu'ils existent même s'ils ne sont pas visibles, est une étape importante dans le développement de votre enfant autiste. Je vous propose l'activité suivante pour laquelle vous aurez besoin de verres transparents, de verres translucides et de verres opaques.

- Montrez-lui un petit objet.
- Laissez-le le toucher et l'explorer.
- Prenez ensuite un verre de chaque modèle.
- Placez l'objet sous le verre transparent.
- Demandez-lui : "Où se trouve le x ?"

Au fur et à mesure que le jeu progresse, vous pouvez changer les verres transparents, translucides et opaques jusqu'à ce qu'il apprenne à maîtriser le jeu.

10. MÉCANIQUE

3. COUVERCLES COLORÉS

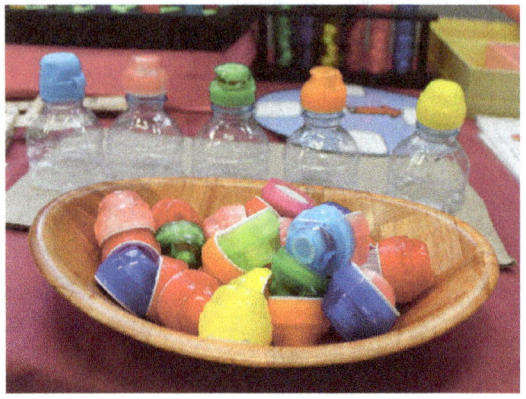
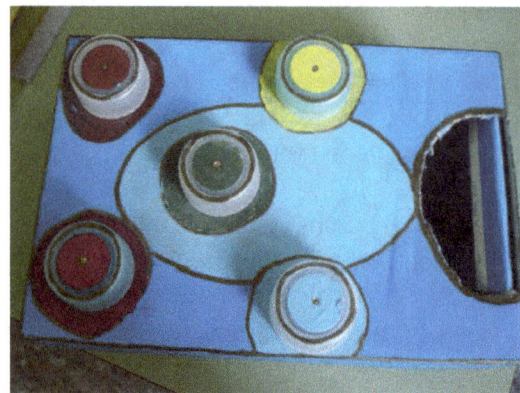

Photo: Carmen Fernández Cacho

4. LA PLAQUE À VISSER   3 ANS

VOUS AUREZ BESOIN: d'un carton de format A3 environ, divers bocaux ou bouteilles avec bouchons à vis en plastique et leurs couvercles ou bouchons correspondants, du silicone chaud et d'un outil de découpe.

- Découpez à l'aide d'un cutter le carton et les différents bocaux ou bouteilles, en laissant un morceau pour la base.
- Collez ensuite chaque base sur le carton avec du silicone chaud, en laissant suffisamment d'espace entre elles.
- Mettez les couvercles sur chacune d'entre elles et vous aurez cet ensemble prêt à commencer à dévisser.

Vous pouvez faire la même activité avec les couvercles sur un plateau et visser chacun d'eux sur sa base correspondante. Nous avons également collé un tube entier de bulles pour rendre l'activité plus amusante en la combinant avec la fabrication de bulles.

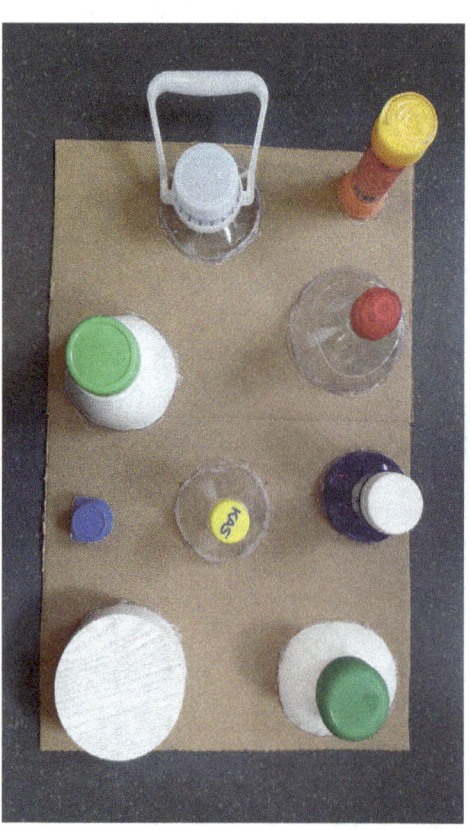

Vous pouvez la préparer en grand format pour la placer sur le sol et encourager l'interaction avec plusieurs enfants.

La corrélation et l'appariement sont associés à la dextérité manuelle.

10. MÉCANIQUE

5. LES ROUES FOLLES

VOUS AUREZ BESOIN: des modèles de voitures en quatre couleurs et deux paires de roues de la même couleur en carton.

Les petits enfants adoreront cette activité, qui est non seulement amusante, mais qui leur permet également de travailler la motricité, l'attention et les couleurs.
Vous pouvez télécharger les modèles sur mon blog El sonido de la hierba al crecer. Amusons-nous !

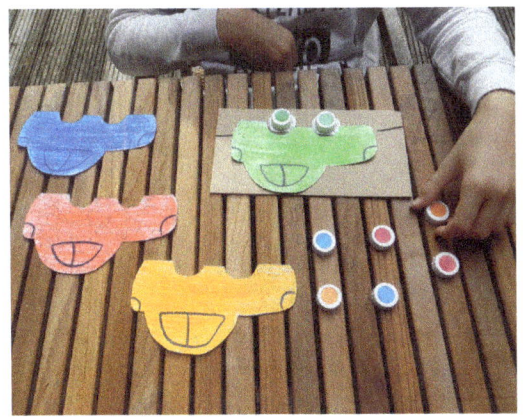

6. L'ATELIER D'OUTILLAGE

4 ANS

Pendant le jeu, nous prenons un écrou et le plaçons sur la vis à l'endroit où il s'insère

- Préparez les différents écrous et vis sur un plateau, en commençant par trois sets.
- Séparez un set et assemblez-le devant l'enfant.
- Mettez ensuite une vis dans une main et un écrou dans l'autre. Façonnez ses mains pour qu'il fasse de même.

Diminuez progressivement l'aide.

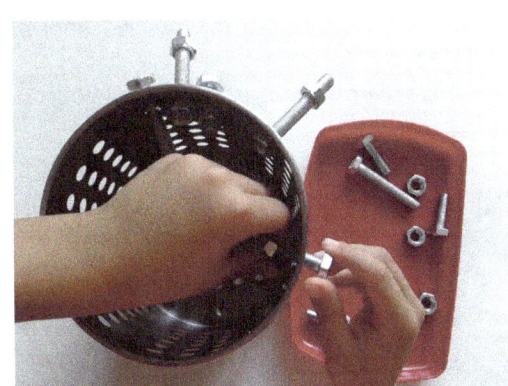

Photo: Sonia Borrás

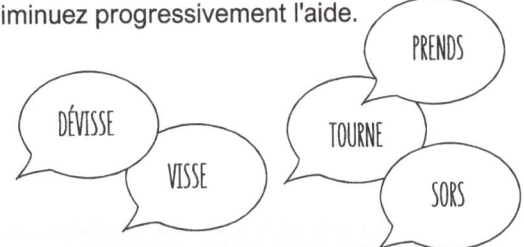

Nous disposons d'une boîte à outils pour enfants avec de nombreux écrous et vis, ainsi que des jouets d'entraînement comme sur la photo.

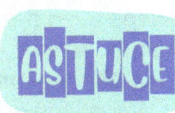

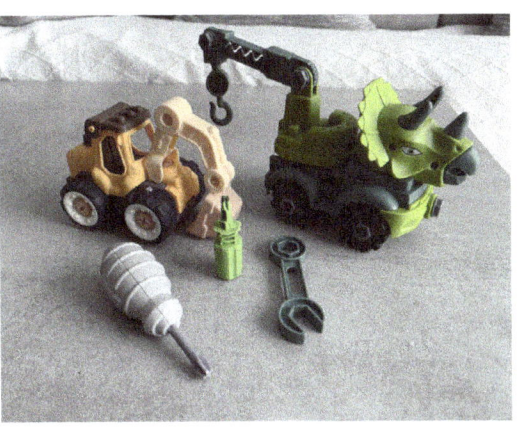

Photo: Noly Fernández

10. MÉCANIQUE

7. MADAME VIS ET MONSIEUR ÉCROU   5 ANS

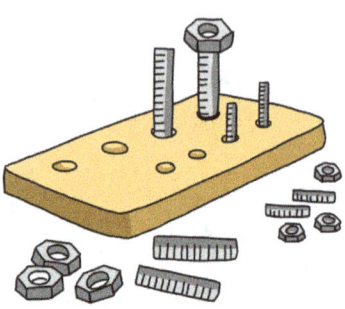

Pour ce faire, fixez les vis sur la planche de manière à ce que leur tige dépasse d'au moins 30 mm.

- Dites "Regarde, (son nom)", prenez le premier écrou et vissez-le lentement sur la vis.
- Prenez la main de votre enfant et guidez-le pour qu'il prenne le deuxième écrou. Dites "écrou".
- Guidez-le pour visser le deuxième écrou. Dites "vis".
- Montrez l'écrou restant et dites " Mets l'écrou ". Aidez l'enfant si nécessaire.
- Supprimez l'aide et compliquez l'activité en mélangeant différentes vis.

Une autre façon de présenter l'activité consiste à utiliser des bols, l'un à gauche avec les pièces et l'autre à droite avec la pièce vissée finie.

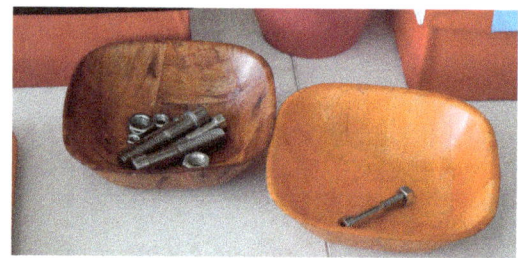

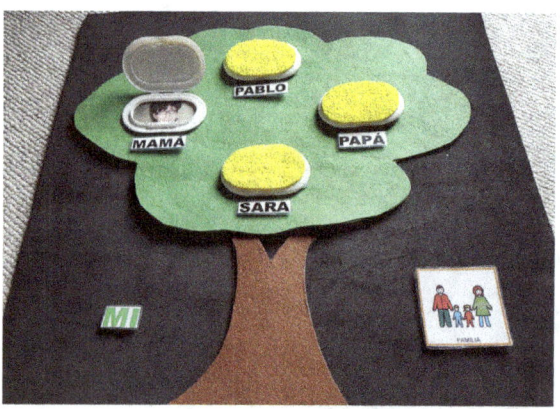

8. MON ARBRE GÉNÉALOGIQUE

Vous pouvez utiliser les couvercles des boîtes à lingettes humides pour préparer cette activité afin que votre enfant puisse identifier, par exemple, les membres de sa famille. Si vous écrivez également les noms en majuscules, vous encouragerez la lecture et l'écriture.
L'idée s'applique bien sûr à toute autre catégorie de concepts et est encore mieux si elle est liée à des sujets d'intérêt.

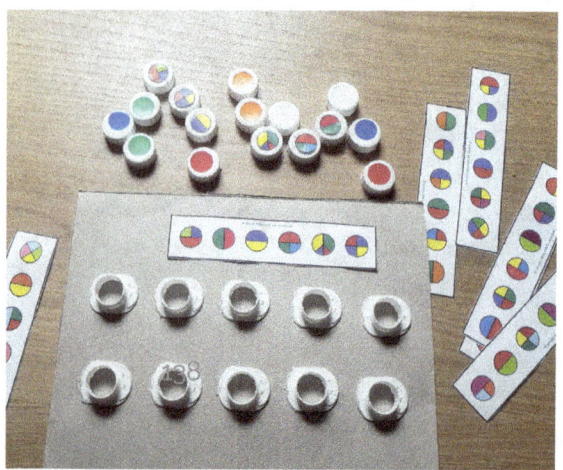

9. SÉQUENCES ET SUIVI DE MODÈLES

Nous pouvons combiner les activités de vissage et de dévissage avec des aspects cognitifs. Avec le jeu des images, nous renforçons les fonctions exécutives, car l'enfant doit suivre la séquence des modèles. Vous pouvez télécharger les modèles de mon blog. Commencez par des modèles monochromes pour faciliter la tâche.

10. MÉCANIQUE

10. JEUX DE BRICOLAGE

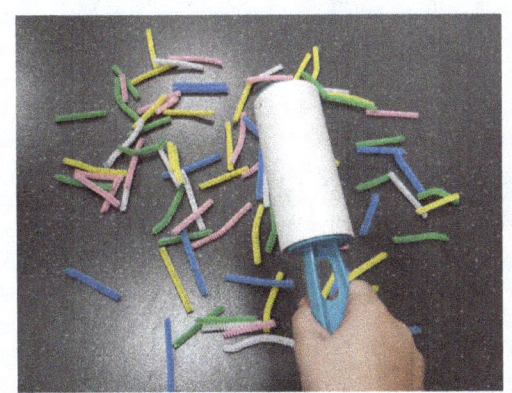
COLLAGES

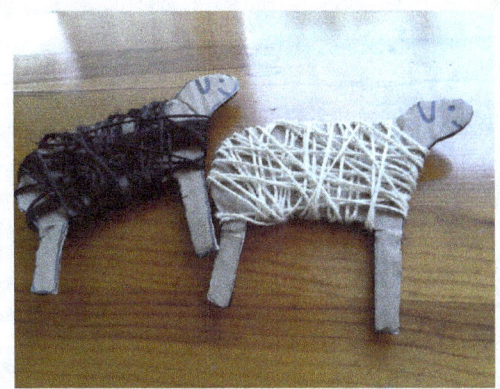
TOURNURES

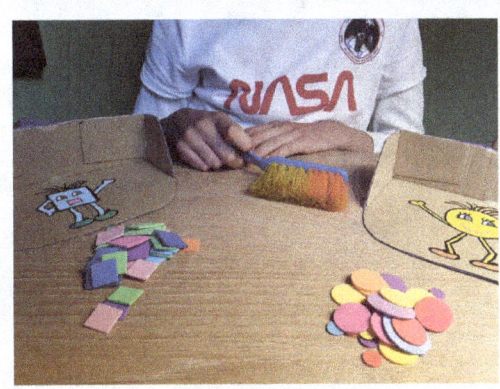
FORMES

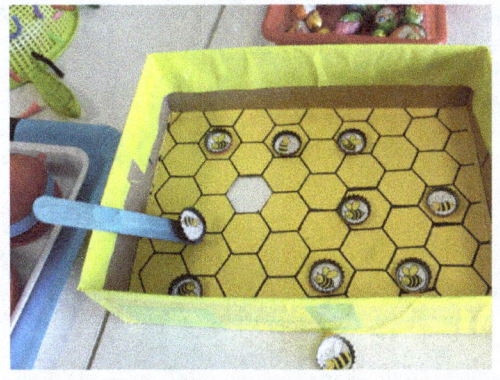
LA RUCHE

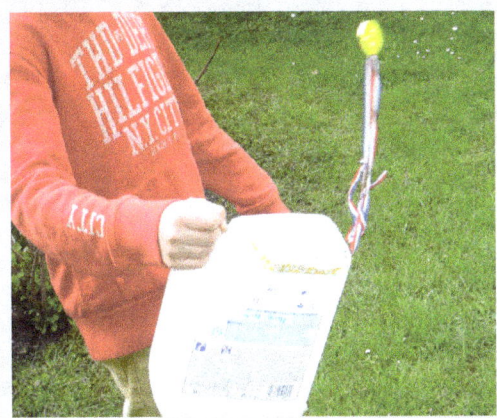
LE JET

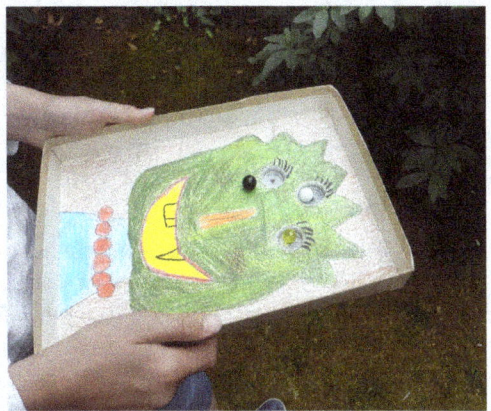
LE MONSTRE AUX BILLES

11. TISSER

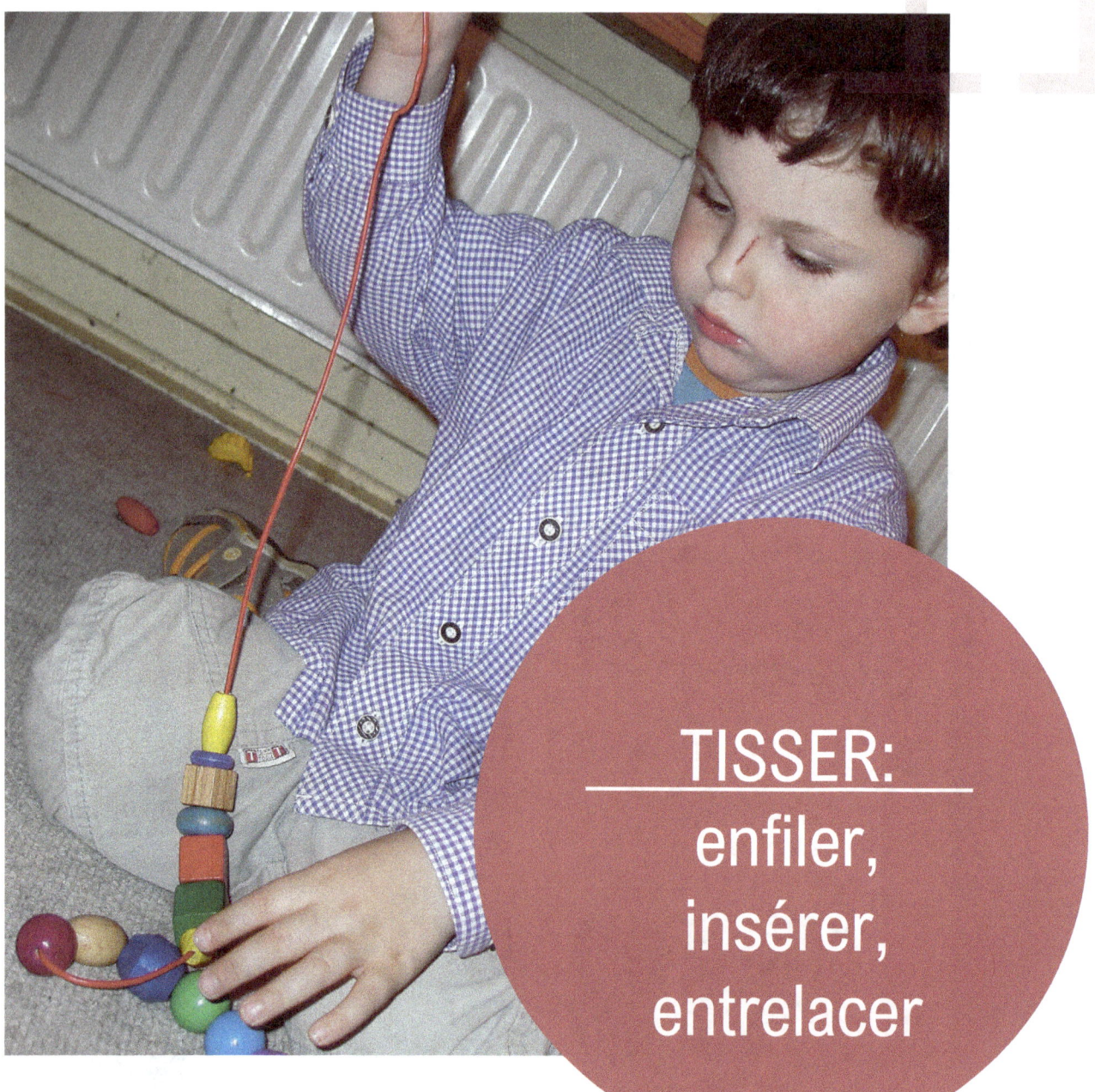

TISSER:
enfiler, insérer, entrelacer

Les exercices de filage, de tissage ou de boutonnage sont un bon moyen de développer la mobilité des doigts de l'enfant en répétant de petits mouvements qui améliorent la dextérité de la main. De cette manière, les muscles sont entraînés pour apprendre à écrire et la concentration et la pensée logique sont favorisées.

De plus, ils sont associés à de nombreuses activités quotidiennes qui favorisent l'autonomie, comme enfiler une veste, et développent la créativité. Vive le tricot !

11. TISSER

1. LE TOTEM   2 ANS

Placez les pièces sur un objet rigide, par exemple des tiges ou des pailles collées à de la pâte à modeler. Lorsque vous pouvez enfiler le fil sur un objet rigide, passez à un objet plus souple, comme des cure-pipes. Montrez comment on peut tenir le bâton d'une main et utiliser l'autre main pour saisir et faire glisser des perles de bois ou d'autres objets.

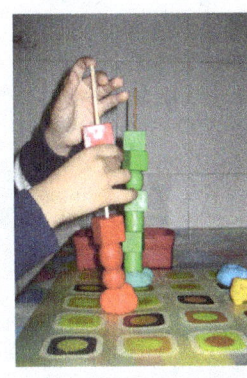 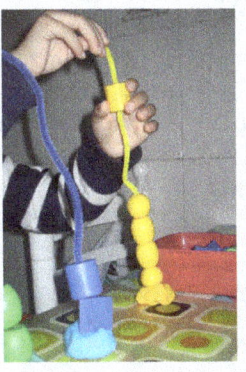 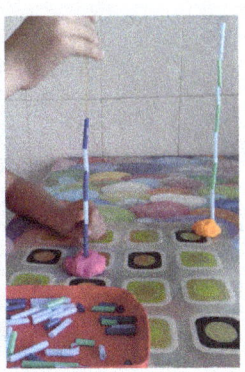

Photo: Sonia Borrás

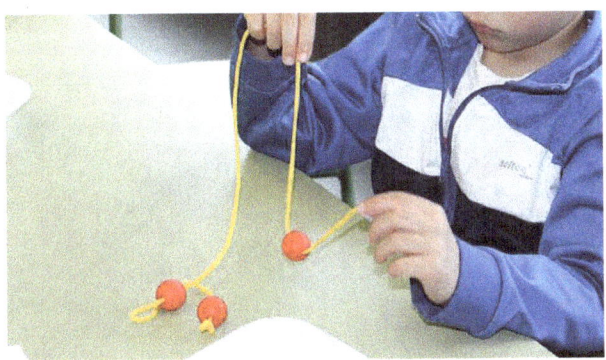

 Lorsque votre enfant est capable de passer des perles sur une tige rigide, offrez-lui une corde. Ne vous arrêtez pas en si bon chemin !

- La taille des boules avec trou et la rigidité du support doivent être inversement proportionnelles à l'âge de l'enfant. Plus l'enfant est jeune, plus les objets qu'il doit manipuler sont grands. Commencez par des perles et terminez par des morceaux de paille coupés.
- Nous demandons à l'enfant de tenir la base d'une main et d'utiliser l'autre pour faire glisser les perles vers le bas.
- Il aura probablement besoin de beaucoup d'aide au début, car il s'agit d'une activité qui demande de la précision.
- Augmentez le nombre de pièces au fur et à mesure que vous progressez.

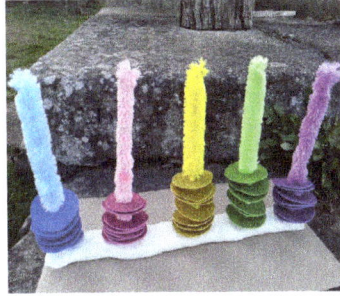 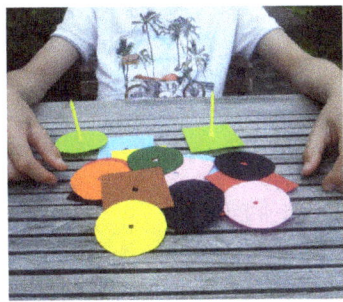 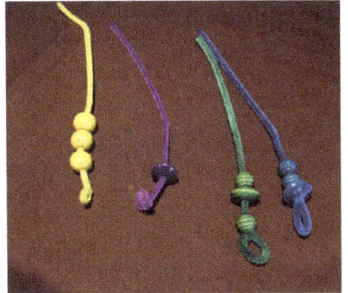

Classement par forme ou couleur, les possibilités sont infinies.

11. TISSER

Deux idées pour des matériaux différents. La boîte de l'araignée poilue peut être une activité amusante pour Halloween. Vous aurez besoin d'une boîte noire ou d'une boîte que vous décorerez avec du papier coloré, des yeux pour la rendre plus sympathique, des cure-pipes colorés et des rondelles en forme de noix de la même couleur. La photo montre l'activité réalisée. Placez le récipient contenant les rondelles sur le côté gauche de la boîte lorsque vous présentez ce jeu à l'enfant.

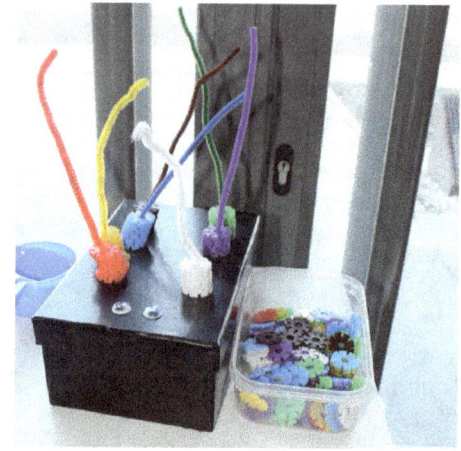

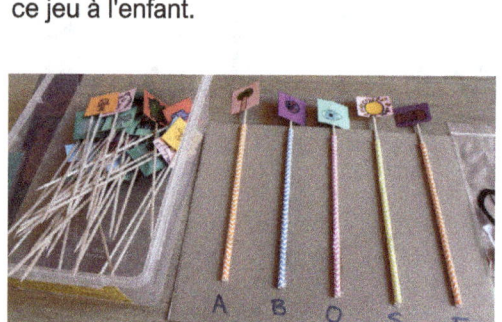

Commencez par... Préparer des dessins de choses que l'enfant connaît sur des cartes de couleur que l'on colle sur des bâtons (sans pointes). Collez des pailles sur du carton et écrivez des lettres en dessous.

2. LES PERLES   2 ANS

Lorsque vous utilisez de la ficelle et des objets tels que des perles, n'oubliez pas de faire un nœud épais à l'extrémité de la ficelle afin que les perles ne glissent pas hors de l'autre extrémité.

Montrez d'abord à l'enfant comment insérer une perle. Ensuite, aidez-le à tenir la ficelle d'une main et la perle de l'autre. Guidez-le également pour faire passer l'extrémité de la ficelle dans le trou.

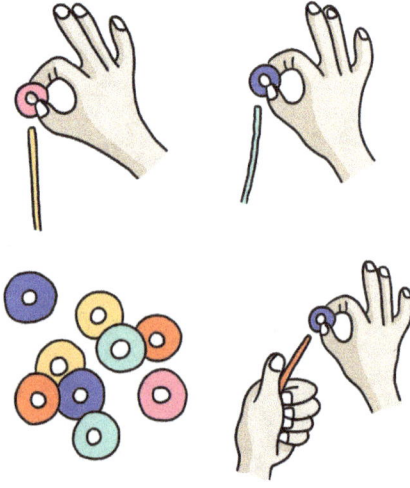

Mon fils a toujours aimé le son des perles lorsqu'il les déplaçait dans un récipient ou les prenait dans ses mains pour les faire tomber comme de la pluie.

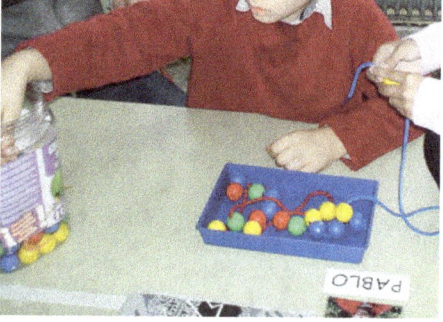

Témoignage

Il fut un temps où Eric voulait toujours porter des colliers - plus il y en avait, mieux c'était. Nous avons fabriqué quelques colliers avec des perles en bois, mais nous pouvons varier les matières, comme de grosses pailles coupées en morceaux ou des pâtes.

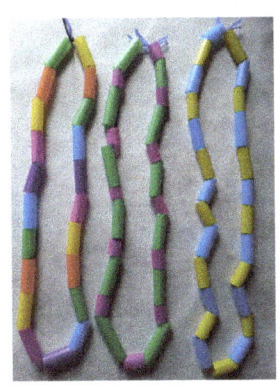

A la dextérité manuelle s'ajoutent la concentration et la connaissance : suivre une séquence de couleurs, mélanger des grandes et des petites couleurs, des couleurs uniques, des couleurs différentes et tout ce que vous pouvez imaginer !

TOI LE BLEU, MOI LE ROUGE

Coupez (ou faites couper par l'enfant, car c'est la première étape du découpage aux ciseaux : un découpage simple, comme nous le verrons un peu plus loin) les pailles en morceaux. Vous aurez également besoin d'un cordon bleu pour fabriquer vos propres colliers.

3. LES BOUTONS

DE GROS BOUTONS DÈS L'ÂGE DE 3 ANS

- Placez-vous derrière l'enfant.
- Dites **"Boutonner"** ou **"Déboutonner"** en même temps que vous le faites.
- Prenez ses petites mains et dirigez les mouvements de boutonnage.
- Passez vos doigts autour du bouton et de la boutonnière, puis aidez-le à saisir le bouton à l'aide de son pouce et de son index.
- Diminuez progressivement l'aide.

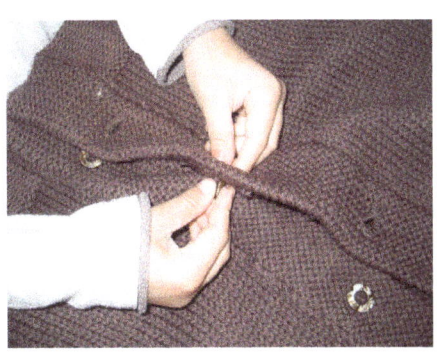

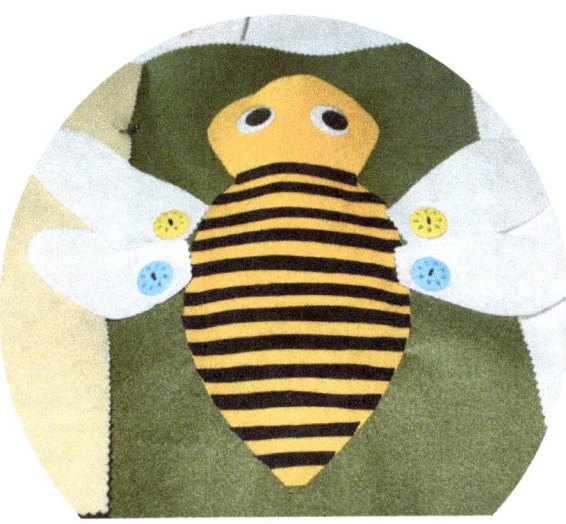

Au fur et à mesure que l'enfant réussit, vous pouvez continuer l'exercice avec d'autres vêtements dont les boutons sont plus petits, puis laissez le boutonner les vêtements d'une poupée, d'un ami ou ses propres vêtements.

Nous avons coupé la partie avec les boutons (ils étaient très grands) d'une vieille veste et avons cousu les deux parties ensemble sur du carton épais, de façon à ce que la "veste" puisse rester avec les boutons fermés et ouverts.

11. TISSER

4. BOUTONNER DES VÊTEMENTS

À PARTIR DE 4 ANS

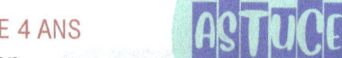

- Aidez ses mains à déboutonner chaque bouton lorsqu'il porte sa veste.
- Demandez à l'enfant de tenir une partie avec une main et de saisir le bouton avec le pouce et l'index.
- Dites " Déboutonne " et demandez-lui de tirer sur le bouton pour le faire passer par la boutonnière.
- Après avoir répété l'activité plusieurs fois, réduisez votre contrôle sur ses mains jusqu'à ce qu'il puisse déboutonner tout seul.
- Lorsqu'il peut déboutonner sa veste tout seul, passez à la pratique du boutonnage.

Mettez-lui une veste d'enfant dont les boutons et les boutonnières sont plus grands que la normale.

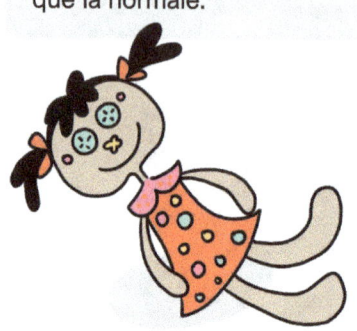

Il sera plus facile pour votre enfant d'apprendre à le faire tout seul si vous commencez toujours le boutonnage ou le déboutonnage par le bas. Vous pouvez également pratiquer l'activité de boutonnage et de déboutonnage sur une poupée ou un camarade de classe.

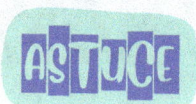

5. LA BOÎTE À ŒUFS BOUTONNÉE

Dans la boîte à œufs, cousez des boutons sur l'une des rangées surélevées et sur l'autre rangée utilisez des élastiques que vous passez à travers un petit trou. Faites un nœud en dessous pour les maintenir en place.

Photo: Carmen Fernández Cacho

Photo: Encarni Corral

144

6. LES FERMETURES ÉCLAIR   À PARTIR DE 4 ANS

VOUS AUREZ BESOIN: une base en carton recyclé ou en bois fin (nous avons fait la forme d'une pieuvre), des fermetures éclair de différentes couleurs et longueurs et de la colle

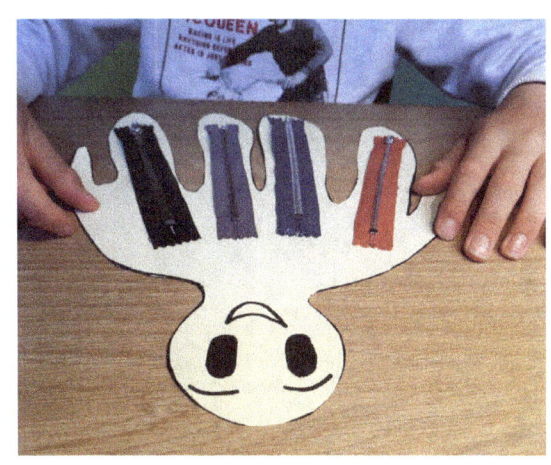

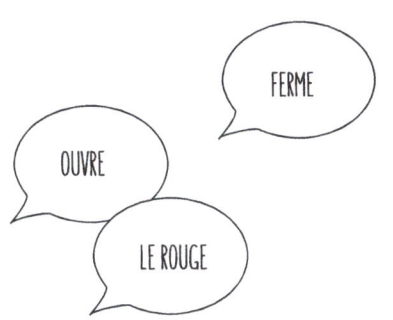

7. LE FIL DE LAINE   À PARTIR DE 5 ANS

Le passage de l'aiguille stimule les fonctions exécutives : planifier, suivre des instructions.

VOUS AUREZ BESOIN: d'un dessin d'une figure d'un objet quelconque, de la laine, d'une perceuse

Faites un trou autour de la figure, puis attachez une extrémité de la laine dans un trou et demandez à l'enfant de la passer dans chaque trou jusqu'à ce que le contour de la figure soit terminé.

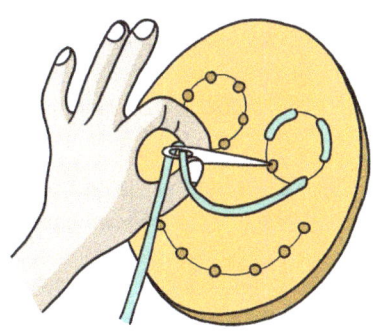

- Montrez à l'enfant le carton. Dites-lui tout en le guidant pour qu'il le touche : "Trou".
- Dites-lui de tenir un fil d'une main et de le faire passer par le premier trou, tandis que vous lui demandez de saisir l'extrémité du fil de l'autre main et de le tirer de l'autre côté.
- Accompagnez les mouvements en disant " dedans ", " dehors ", " en haut " ou " en bas ".

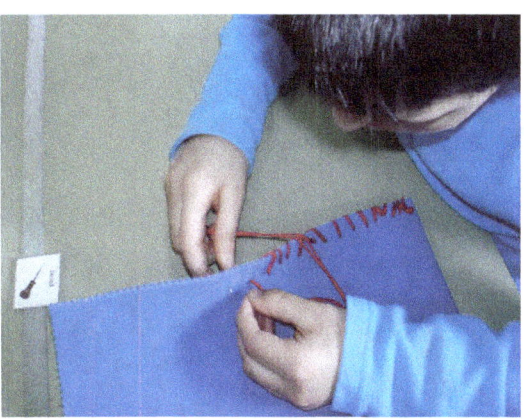

Photo: Carmen Fernández Cacho

11. TISSER

8. PASSER LA CORDE

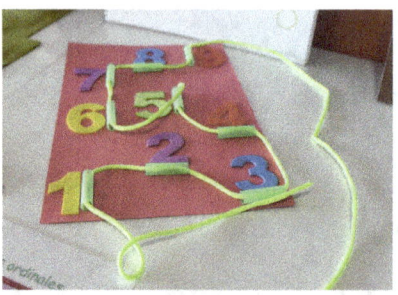
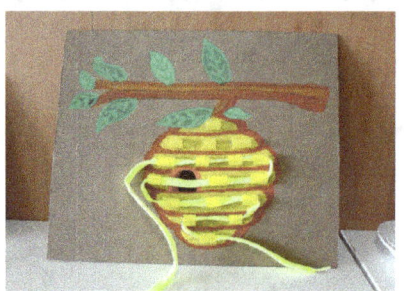
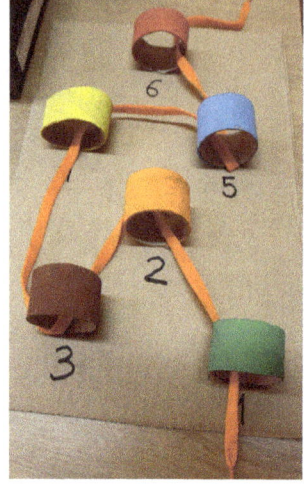

Si l'enfant aime les abeilles, vous pouvez préparer un jeu basé sur une ruche.
Si vous voulez également stimuler les fonctions exécutives, le jeu peut être conçu sur la base d'un dessin. En d'autres termes, l'enfant devra passer le fil dans un certain ordre : il peut s'agir de chiffres, de lettres de l'alphabet, de tailles ou de toute autre chose à laquelle vous pouvez penser !

Basé sur les intérêts : les chiffres et les abeilles.

9. LES LACETS

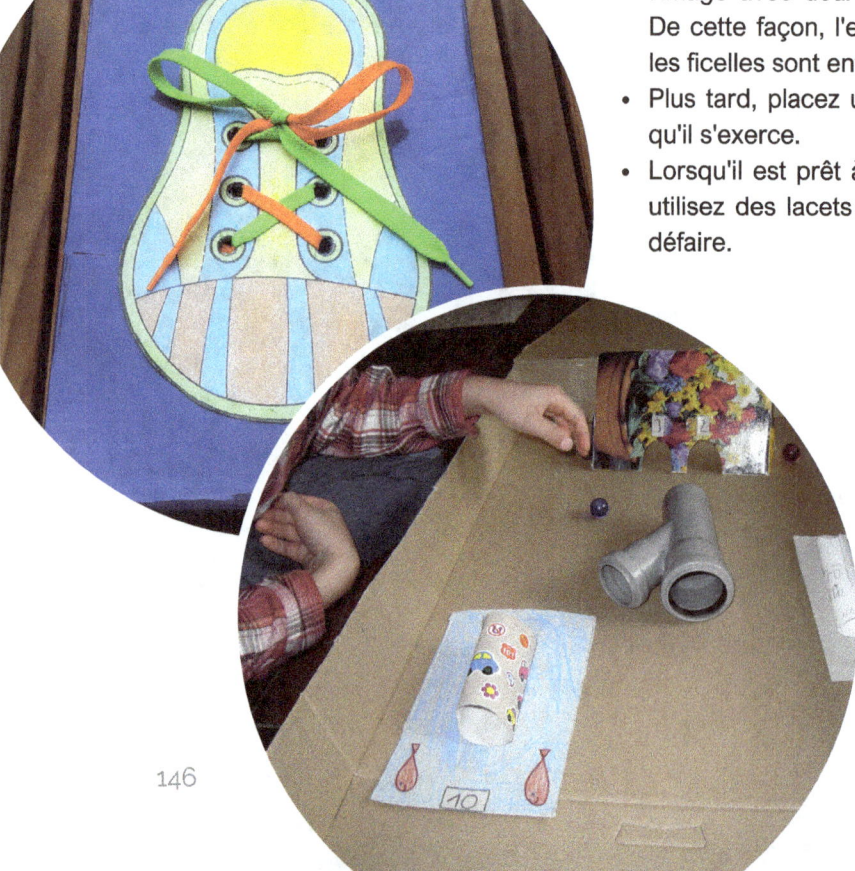

- Utilisez une planche ou une boîte comme celle de l'image avec deux lacets de couleurs différentes. De cette façon, l'enfant peut mieux voir comment les ficelles sont entrelacées.
- Plus tard, placez une chaussure sur la table pour qu'il s'exerce.
- Lorsqu'il est prêt à lacer ses propres chaussures, utilisez des lacets longs, car ils sont plus longs à défaire.

10. LES TUBES

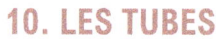

Étant donné la préférence de mon fils pour les tubes, nous avons mis en place des chemins pour que les billes lancées les traversent.

11. LE TISSAGE   5 ANS

VOUS AUREZ BESOIN: des bandes colorées d'environ 2,5 cm de large et d'environ 20 cm de long et d'une boîte en carton avec des fentes transversales d'environ 2,5 cm de large et espacées d'environ 2 cm.

- Montrez à l'aide d'une bande comment tisser en disant " passe par le haut ", " passe par le bas ".
- Puis demandez à l'enfant de le faire lui-même. Retirez votre aide.

Pendant un certain temps, les abeilles ont été le centre d'intérêt de mon fils. Il a eu la chance de recevoir un beau cadeau : Le Livre du Silence, réalisé par Almu G. Negrete.

Comme vous pouvez le constater, l'activité d'entrelacement était très motivante.

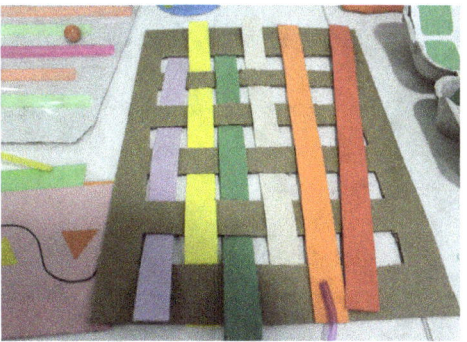

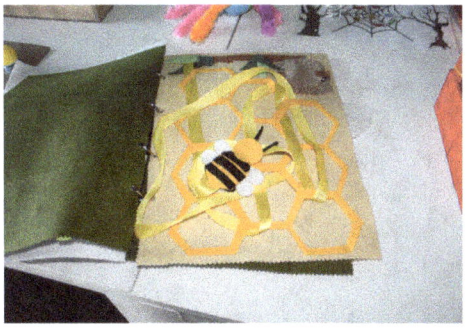

12. LE LANCER D'ANNEAUX

Une fois de plus, nous allons fabriquer le jeu nous-mêmes, ce qui nous permettra également de nous amuser à interagir au préalable.

VOUS AUREZ BESOIN : des assiettes en carton, d'un rouleau de carton en guise d'axe, de la peinture, des pinceaux, des ciseaux, des gommets pour décorer le l'axe.

- Peignez les assiettes uniquement sur les bords. Découpez ensuite le centre des assiettes.
- Décorez l'axe (nous l'avons fait avec des gommets).
- Jouons (il est préférable de s'asseoir et de se rapprocher pour éviter les frustrations).

De nombreux jouets disponibles sur le marché peuvent être fabriqués avec votre enfant à l'aide de matières recyclées ou d'objets que vous avez à la maison.

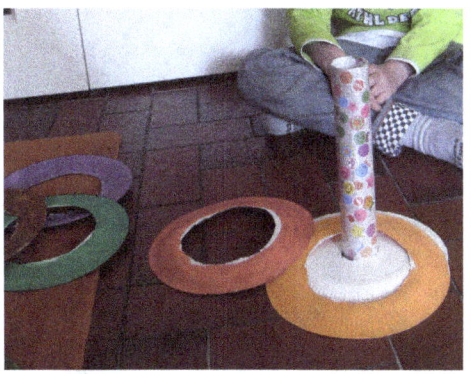

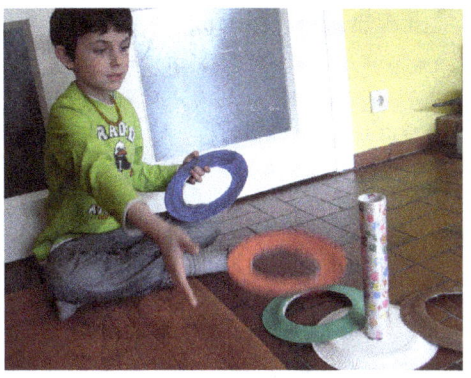

12. DÉCOUPER

DÉCOUPER: de bonne coupe

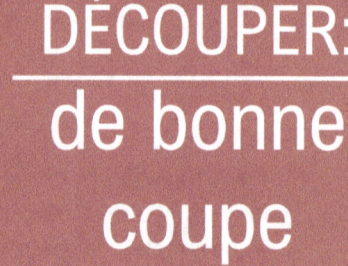

L'utilisation des ciseaux nécessite des compétences préalables telles que :

- **La force :** déchirer du papier avec un outil de coupe ou presser des éponges, par exemple, peut aider.
- **La bonne coordination** des deux mains : entraînez-vous à déchirer du papier.
- **La capacité à utiliser** certains outils, tels qu'un seau et une pelle, une cuillère ou une fourchette.
- Être capable d'ouvrir et de fermer la main. Entraînez-vous à utiliser des pinces, des trombones, des pistolets à eau et à la torsion.
- Maîtrise des **mouvements distincts unilatéraux** : une main effectue un mouvement tandis que l'autre effectue un mouvement différent (par exemple, ouvrir des récipients).
- Isolation du **pouce**, de l'index et du majeur : les marionnettes à doigts sont des alliées.
- Contrôle constant de la posture des épaules, de l'avant-bras et du poignet.

12. DÉCOUPER

1. LE PAPIER DE TA VIE

L'un des appuis qui offre le plus de possibilités en matière d'éveil est le papier : on peut le secouer, le froisser et entendre son bruit, le souffler, tourner les pages des livres, le déchirer, le presser, le plier, le jeter, le rouler, le coller, le sentir sous la pluie... Nous verrons aussi quelques idées dans ce chapitre avant de passer au découpage.

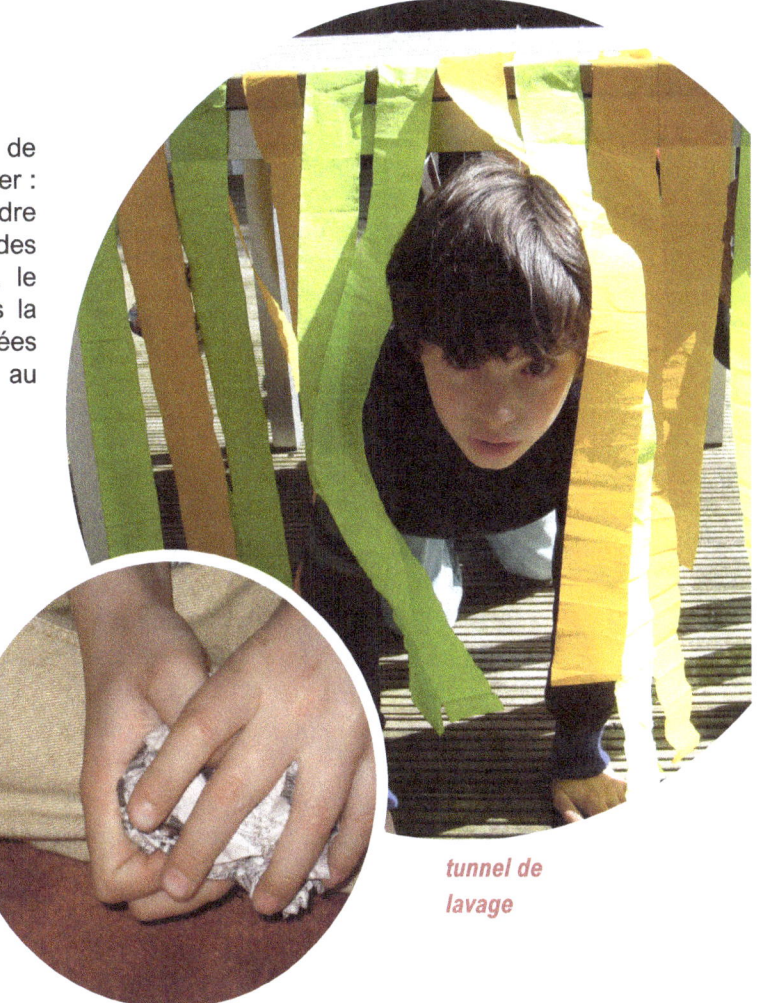

tunnel de lavage

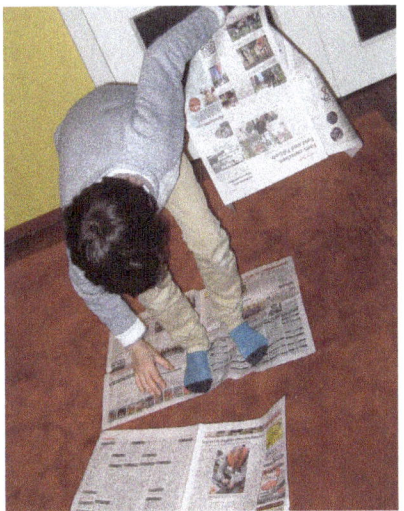

pont sur une rivière remplie de crocodiles

froisser

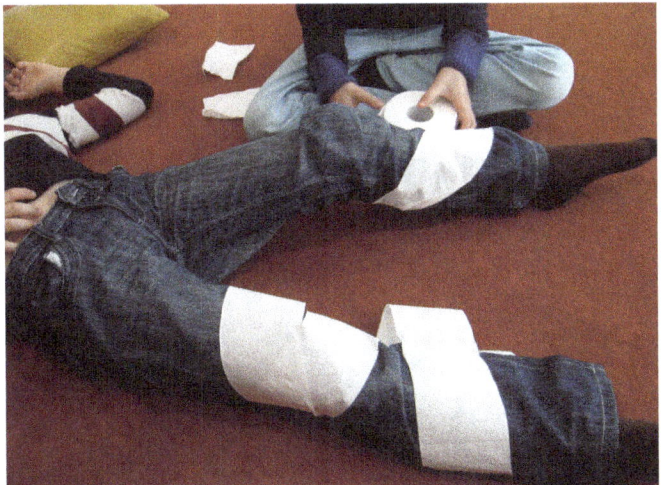

momies

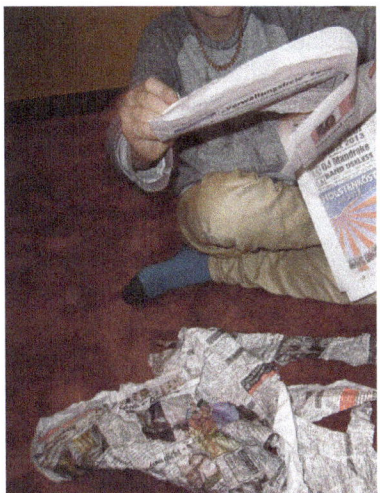

déchirer

2. DÉCHIRER

2 ANS

Il s'agit de découper le papier, en utilisant uniquement les mains, soit en bandes, soit en morceaux, soit en suivant des lignes définies. Plus tard, nous pourrons arracher des figures que nous aurons préalablement marquées sur une feuille de papier. Il s'agit d'un processus très important avant l'utilisation des ciseaux, qui aide à la coordination bilatérale, à l'utilisation de la force des mains, à la préhension en pince et à la coordination entre la main et l'œil. Il permet de développer une pression adéquate grâce aux mouvements de l'index et du pouce.

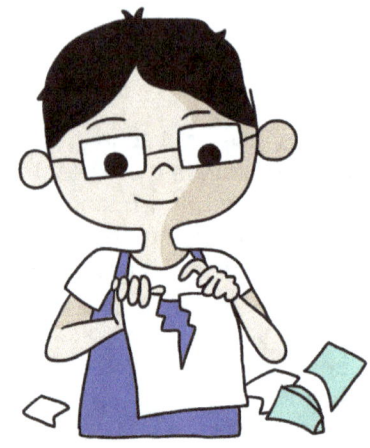

- Combinez différents types de papier : journaux, rouleaux de papier toilette, magazines, etc.
- Demandez à l'enfant de déchirer en tirant avec les deux mains dans des directions opposées, du centre vers l'extérieur.
- Demandez à l'enfant de déchirer le papier en tirant d'une main vers son corps et de l'autre vers l'extérieur.
- Jouez à dérouler le papier d'emballage.
- Tracez une ligne droite et "découpez" le papier le long de la ligne.

Au début, vous devrez guider ses mains. Placez-vous derrière l'enfant et tenez ses mains comme si elles étaient les vôtres. Diminuez progressivement l'aide.

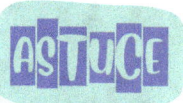

Avec de la musique et du rythme, c'est plus amusant.

3. BOULES DE PAPIER

Les feuilles sont déchirées en petits morceaux et formées en boules. D'abord avec la main entière, puis avec trois doigts d'une main et enfin avec deux doigts seulement. Si vous faites de petites boules de papier coloré et que vous les collez sur du carton, vous pouvez créer de nombreuses compositions.

4. LE REMPLISSAGE

La silhouette du dessin est prête. L'enfant déchire le papier en petits morceaux qu'il colle ensuite pour remplir le motif, à la manière d'une mosaïque.

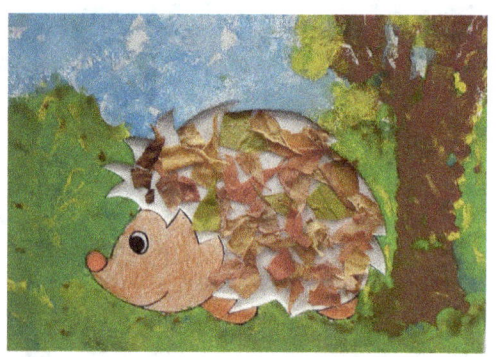

Photo: Carmen Fernández Cacho

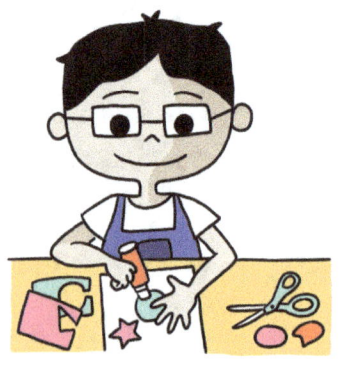

VARIANTE :

Dans une bouteille :
L'enfant met les boules dans une bouteille, d'abord avec un goulot large, puis avec un goulot plus étroit.

12. DÉCOUPER

5. BOULES DE NEIGE SANS NEIGE

Faites des boules avec du papier journal froissé pour les lancer ou les épingler !

7. FROISSER ET DÉFROISSER

La feuille de papier est froissée à la main, puis défroissée à nouveau.

6. LE PENDULE

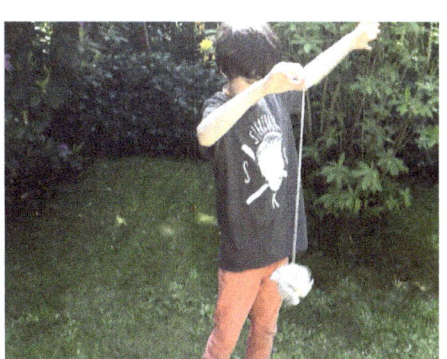

8. LES AVIONS VOLANTS

PLIAGE DE PAPIER - 4 ANS

Le pliage et le froissage sont des tâches de motricité fine qui nécessitent une coordination et une précision des mouvements qui préparent à l'écriture. Essayez les avions en papier ou d'autres origami.

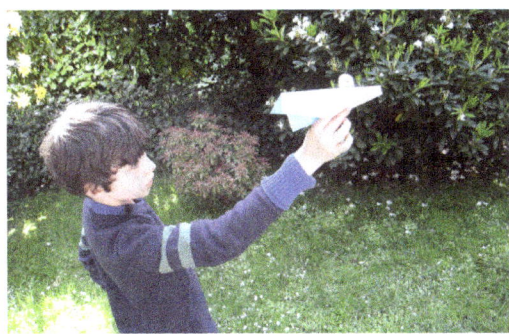

Vous pouvez également jouer avec le pliage d'une serviette en papier, de grande taille et de tissu épais, en mettant des points de crayon rouge aux endroits où la serviette doit être pliée.
- Placez la serviette dépliée devant l'enfant, la ligne rouge étant placée horizontalement.
- Suivez la ligne de gauche à droite avec votre index et votre majeur.
- Prenez les deux extrémités inférieures et placez-les dans les coins opposés.
- Appuyez sur le pli avec votre main de gauche vers la droite.
- Dépliez et demandez à l'enfant de le faire lui-même.

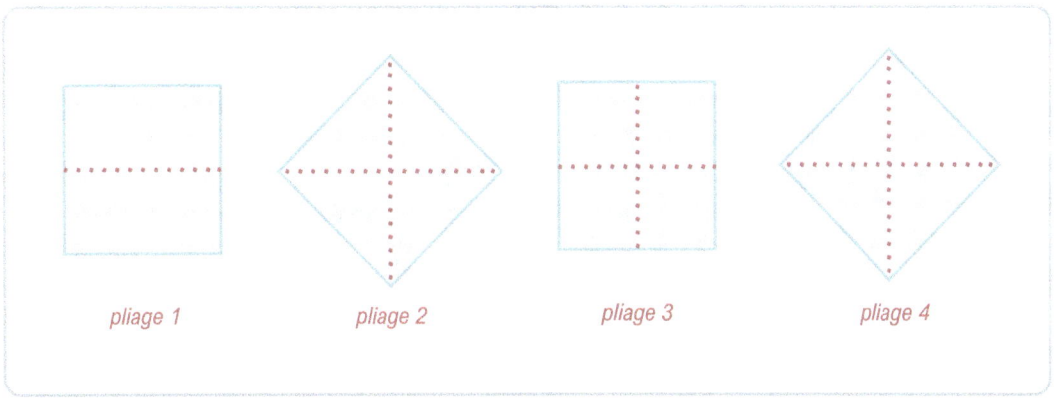

pliage 1   *pliage 2*   *pliage 3*   *pliage 4*

DÉVELOPPEMENT DE L'APTITUDE À DÉCOUPER AVEC LES CISEAUX

- **A partir de 2 ans :** il peut faire de petites incisions (une incision à la fois sans aller plus loin), en les allongeant progressivement.
- **A partir de 3 ans :** il peut découper vers l'avant le long d'une ligne droite en commençant à manipuler la direction des ciseaux.
- **Vers 4 ans :** il peut découper des lignes courbes et des formes simples : cercle ou carré. Progressivement, il peut utiliser du papier plus fin et d'autres textures, ainsi que des formes plus complexes.
- **À partir de 6 ans :** il peut découper des images complexes, en suivant les contours sans aide.

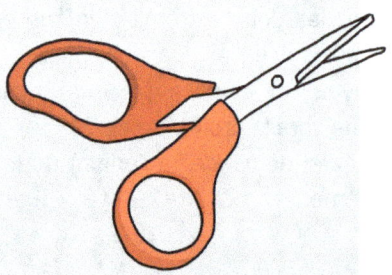

Photo: Carmen Fernández Cacho

ASTUCE

Commencez par du papier épais (carton) d'une largeur maximale de 25 mm (immobile et infroissable), qui permet à l'enfant de se concentrer sur le maniement des ciseaux plutôt que sur la stabilisation du papier et qui peut également être découpé en un seul mouvement. Au fur et à mesure que l'enfant se développe, la taille, l'épaisseur et la texture varient. D'autres matières telles que la mousse, les spaghettis cuits, la pâte à modeler molle, la gelée, les pailles, les feuilles séchées, le feutre, etc. peuvent également être découpées.

Découpez et enlevez l'excédent de papier autour d'une forme. De cette façon, il peut mieux se concentrer sur les traits de coupe tandis que l'autre main tient et tourne le papier.

Il est utile, par exemple, de placer les ciseaux en position ouverte sur la pâte afin que l'enfant puisse y mettre ses petits doigts, fermer les ciseaux tout seul et découper la pâte.

Utilisez un support visuel pour les points de préhension du papier ou la position du pouce. Si nécessaire, utilisez des ciseaux personnalisés.

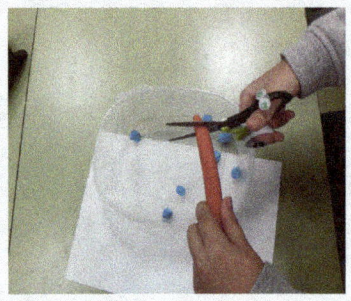
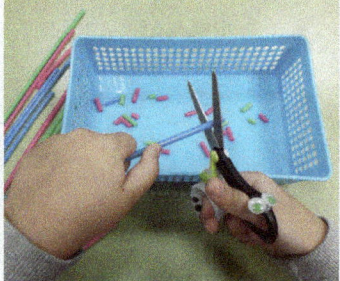
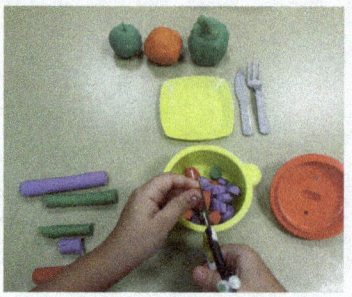

9. DÉVELOPPEMENT ET ADAPTATIONS

L'enfant doit tenir les ciseaux correctement. Pour ce faire, le pouce doit toujours être en haut et placé dans le trou supérieur, l'index et le majeur dans le trou inférieur. Vous pouvez utiliser des repères visuels pour aider l'enfant à comprendre le placement correct de la main : un gommet, le dessin d'un visage souriant, des yeux sur les ciseaux, etc.

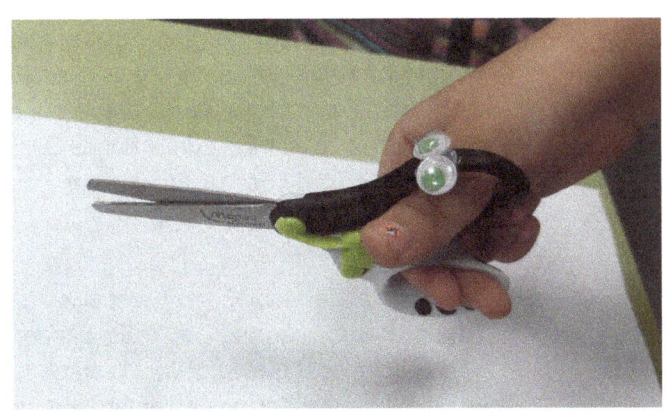

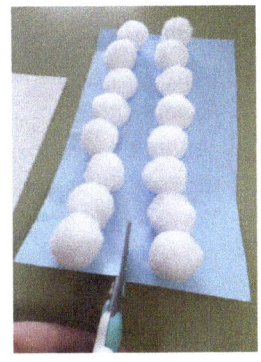 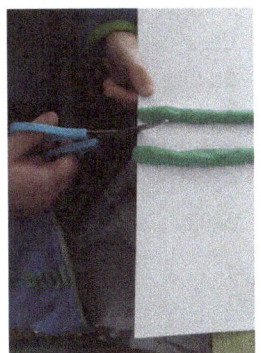

Marquez les limites des points à découper ou les endroits où il faut tenir le papier, par exemple les bandes entre lesquelles l'enfant doit découper. Vous pouvez commencer par deux lignes droites pour que l'enfant ne s'écarte pas du parcours et continuer à compliquer l'activité en créant des courbes, des cercles ou des formes.

CISEAUX SUR MESURE

1. À boucle : à utiliser sans devoir séparer les doigts.

2. Ouverture automatique. Ils possèdent une butée qui les ramène dans leur position initiale après chaque découpe.

3. L'enfant place les doigts sur la partie arrière et l'adulte sur la partie avant, en tenant la main de l'enfant pour l'aider.

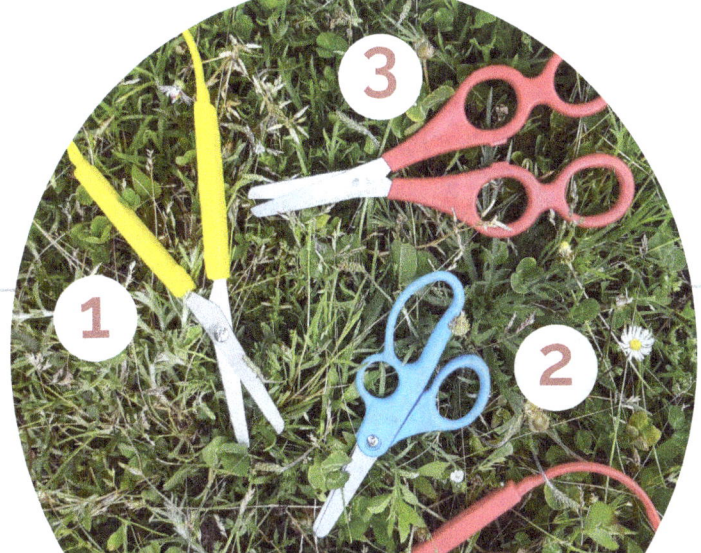

10. QUELLE COUPE !

3 ANS

VOUS AUREZ BESOIN : Découpez des bandes de carton d'environ 25 mm de large et d'environ 15 cm de long pour que l'enfant puisse les découper en une seule fois. À l'aide d'un stylo épais, tracez une ligne en pointillé au milieu de la bande pour repérer l'endroit où découper. Une ligne au début. suffit.

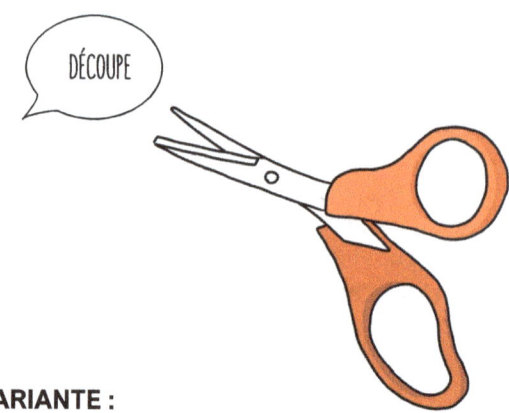

- Assis à la table, les ciseaux (si nécessaire, marquez) et trois bandes de papier sont placés devant l'enfant.
- Placez-vous derrière l'enfant pour l'aider.
- Placez les ciseaux dans la main de l'enfant de façon à ce que le pouce s'insère dans le trou supérieur et l'index et le majeur dans l'autre.
- Donnez-lui une des bandes de papier à tenir avec l'autre main.
- Façonnez sa main de manière à ce qu'il puisse ouvrir et fermer les ciseaux plusieurs fois. Guidez l'enfant vers la bande de papier qu'il doit découper et dites "Découpe".

VARIANTE :

Faites l'activité par imitation.
Pour cela, vous avez besoin de deux paires de ciseaux, de pailles ou de bandes de pâte à modeler. Montrez comment couper : prenez les ciseaux en les tenant avec votre main dans le bon sens. Prenez ensuite une paille et coupez-la. Dites : "A toi maintenant".

Si l'enfant ne vous imite pas, aidez-le à nouveau.

11. SUIVRE LA LIGNE

4 ANS

Découpez une feuille de papier en bandes de 25 mm de large. À l'aide d'un marqueur, tracez une série de lignes noires épaisses et pointillées, espacées d'environ 50 mm, au milieu de chaque bande.

- Donnez à l'enfant une bande et les ciseaux et aidez-le à les tenir correctement dans ses mains.
- Montrez-lui la ligne en pointillés et dites " découpe ". Si nécessaire, guidez ses mains pour qu'elles découpent le long de la ligne.
- Répétez l'opération jusqu'à ce que l'enfant puisse découper tout seul. Entraînez-vous ensuite à lui donner l'ordre de "découper" sans lui dire où découper.

PRÉPAREZ VOTRE SET DE DÉCOUPE :

Ajoutez d'autres éléments tels que des pailles, de la pâte à modeler, différentes textures de papier, etc

- Courbes
- Ondes
- Spirales
- Lignes droites
- Lignes diagonales
- Zigzag

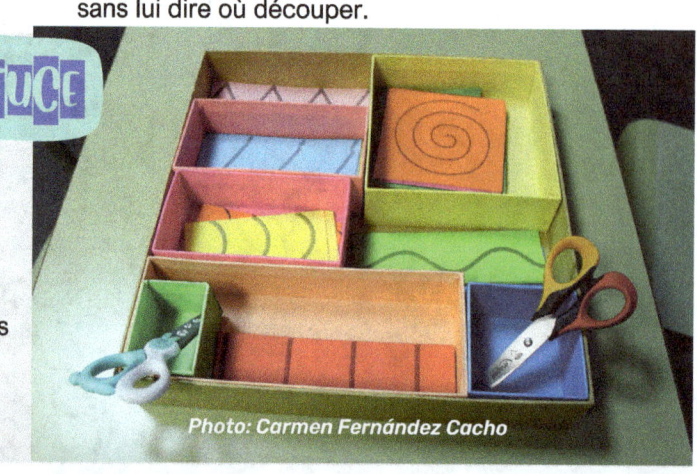

Photo: Carmen Fernández Cacho

12. DÉCOUPER DES FORMES   4 ANS

Apprenez progressivement à votre enfant à découper des images. Commencez par des lignes droites et, au fur et à mesure que l'enfant progresse dans sa coordination, incluez des courbes.
Utilisez d'abord des images que l'enfant peut colorier. La couleur l'aidera à distinguer les zones de l'image à découper plus tard.
Marquez les bords avec un marqueur très épais.
Il sera plus facile pour l'enfant d'atteindre les lignes de la silhouette le plus rapidement possible avec les ciseaux si vous découpez la feuille de papier au préalable, en laissant une petite marge autour du contour du dessin.

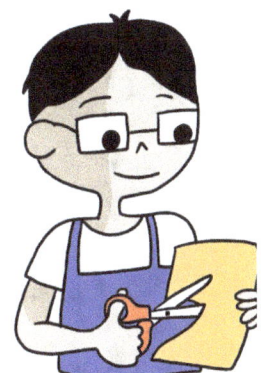

Lorsque vous lui donnez les ciseaux, assurez-vous qu'il les tient fermement. Dites " Découpe ", en lui montrant où commencer à découper le motif.
Aidez-le à tourner le papier ou les ciseaux lorsque la direction de la ligne change. Il peut alors continuer à découper dans la nouvelle direction.

13. LE SALON DE COIFFURE   4 ANS

VOUS AUREZ BESOIN: d'une serviette en papier ou du papier hygiénique. Dessinez un visage et préparez les cheveux. Ils peuvent être de laine, de papier ou de n'importe quelle autre matière.
Vous êtes maintenant prêts pour une séance de coiffure. En plus de la "coupe de cheveux", la poupée de laine peut être coiffée avec des tresses ou des nattes.

14. LES LONGS PIQUANTS   4 ANS

Ce hérisson est en carton. Pliez-le en deux, découpez le museau, collez uniquement la partie du corps du hérisson et laissez votre enfant découper les piquants.
À quels autres animaux pensez-vous? Un lion aux longs poils ou à un mouton qu'il faut tondre par exemple

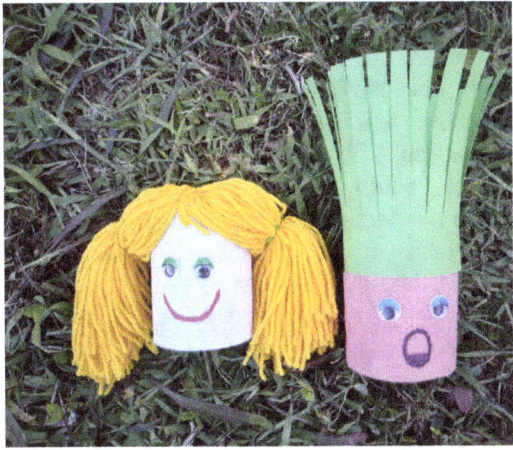

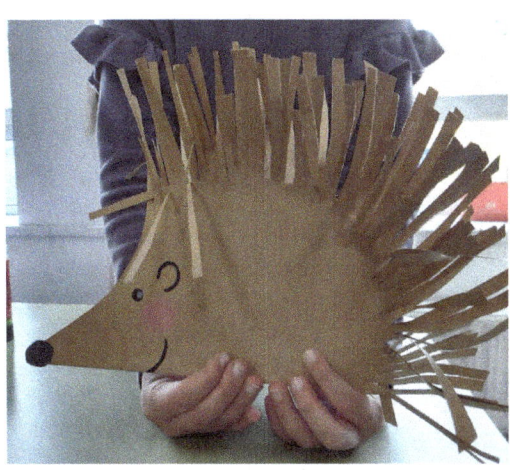

13. MAINS D'ARTISTES

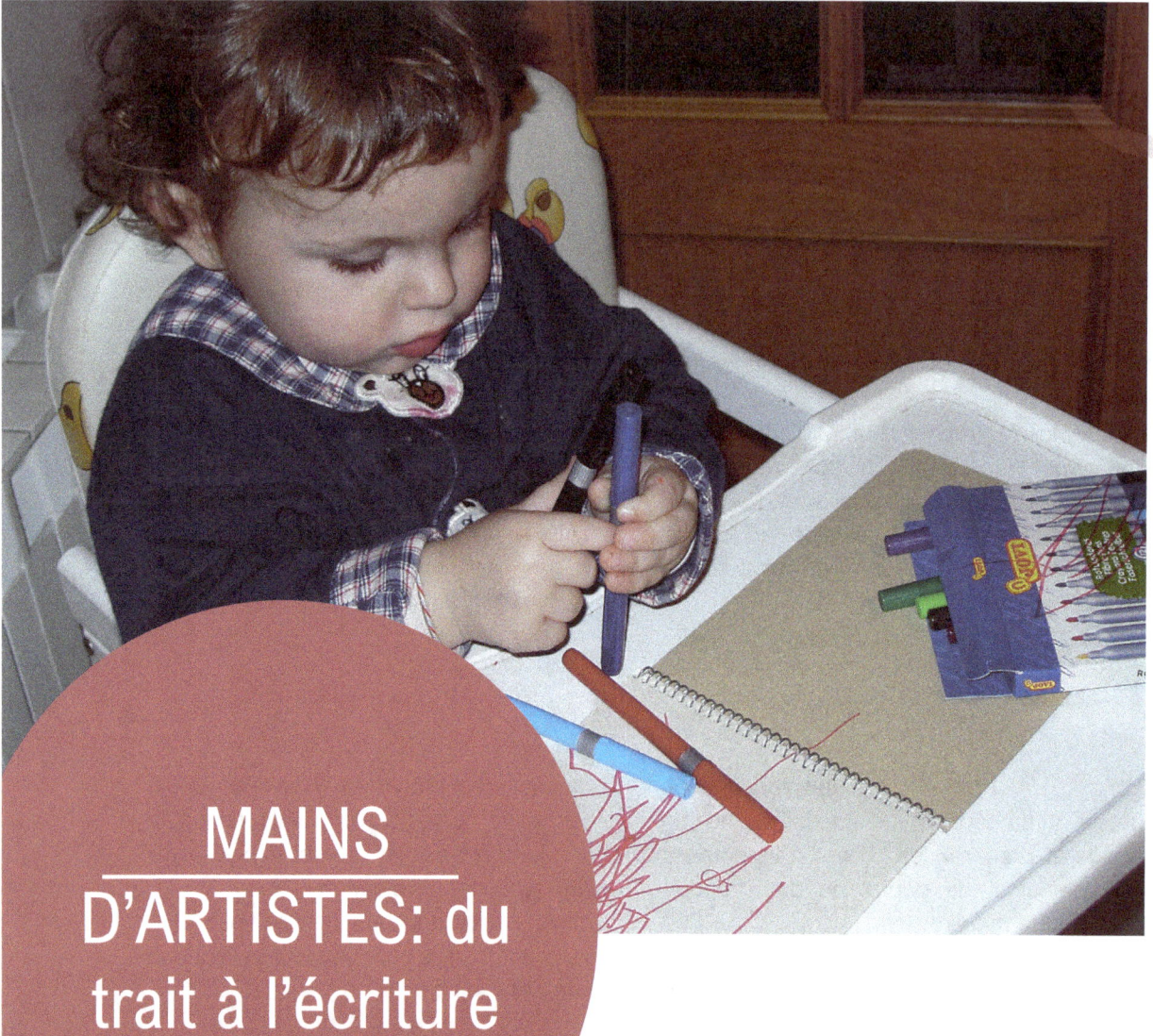

MAINS D'ARTISTES: du trait à l'écriture

L'écriture cinétique est la capacité d'effectuer des mouvements uniformes et fluides dans l'écriture et la peinture selon un processus d'automatisation qui favorise l'harmonie tonale, la rapidité et la lisibilité. Ce contrôle moteur est le résultat d'un large éventail d'adaptations perceptives et motrices, ainsi que d'aspects cognitifs, émotionnels et psychomoteurs. C'est le stade final de la motricité fine, lorsque l'enfant a développé une certaine capacité à contrôler les mouvements, principalement des bras et des mains, mais aussi du reste du corps. En plus de tenir correctement le stylo, l'enfant doit ajuster la pression du stylo sur le papier et utiliser les muscles de son bras en conséquence. L'acquisition de la capacité à écrire des lettres est donc un processus complexe qui fait appel à de nombreux apprentissages et découvertes antérieurs.

13. MAINS D'ARTISTES

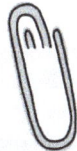

ÉVOLUTION DE L'ÉCRITURE

- **18 mois** : les premiers gribouillages apparaissent avec des mouvements impulsifs, rapides et incontrôlés. Il n'y a pas de coordination visuomotrice.
- **2,5 ans** : la préhension en pince et un meilleur contrôle du poignet permettent d'effectuer des mouvements plus indépendants, mais toujours sans coordination visuomotrice.
- **3 ans** : la coordination visuomotrice apparaît, l'enfant regarde ce qu'il dessine et essaie de contrôler le mouvement de sa main. Il commence à rester sur le papier. Il commence à nommer ce qu'il dessine.
- **4 ans** : l'enfant commence à dire à l'avance ce qu'il va dessiner : il y a une intention. Il commence à élaborer la figure humaine. Il peut écrire quelques lettres majuscules.
- **5-6 ans** : il copie le prénom, écrit les chiffres de 1 à 5, colorie sans lignes, la prise du crayon apparaît.

LES ACTIVITÉS MOTRICES QUI AIDENT   À PARTIR DE 4 ANS

ACTIVITÉS DE LA LIGNE MÉDIANE : lancer la balle sur le côté de façon à ce que l'enfant tourne son corps pour l'attraper - courses de relais : formez une ligne et passez des objets avec les deux mains - gommer avec les deux mains en mouvement - étaler de la mousse à raser avec les deux mains horizontalement ou étaler de la peinture avec les deux mains verticalement

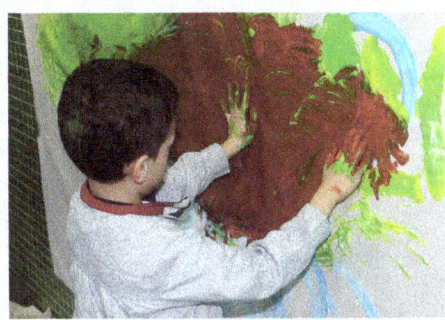

Photos: Carmen Fernández Cacho

COORDINATION DES DEUX MAINS : jouer du piano ou du clavier avec les deux mains - jouer des outils de percussion avec les deux mains, les doigts ou les baguettes selon des rythmes différents - étendre les bras à hauteur des épaules et tourner les mains - ramasser des objets avec chaque main et les placer dans des boîtes - "box" avec un sac ou un adversaire imaginaire.

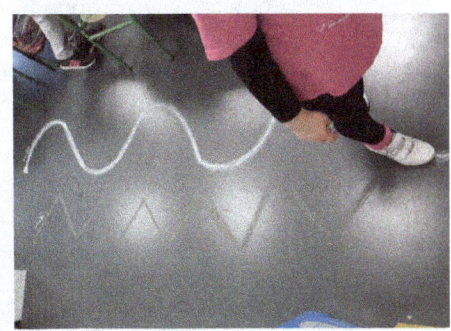

INVESTIGATION SENSORIELLE : faire l'expérience de différentes sensations concernant son corps, les autres et leur environnement. Nous utiliserons une variété d'objets pour encourager leur curiosité.

ADAPTATION À L'ESPACE : entrer et sortir, monter et descendre, avancer et reculer avec le corps (ramper, marcher à quatre pattes, marcher...) et avec des objets. Le mouvement est fondamental dans la vie quotidienne des enfants, tant à l'extérieur qu'à l'intérieur.

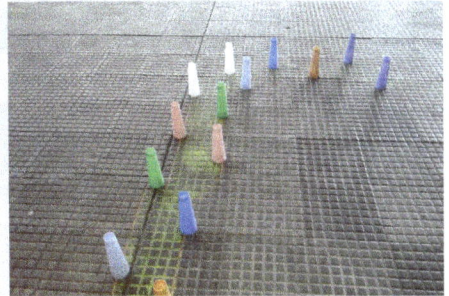

13. MAINS D'ARTISTES

1. DU GRIBOUILLAGE A L'ÉCRITURE

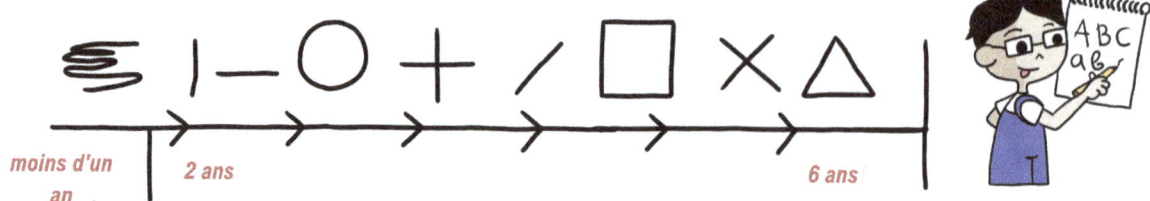

moins d'un an — *2 ans* — *6 ans*

Les enfants les plus petits - à partir de l'âge d'un an environ - font leurs premières expériences avec un crayon et du papier à **l'étape dite du "gribouillage"**. Ils améliorent progressivement le contrôle de leur mains et leur préhension. Ils commencent par des mouvements pratiquement libres et introduisent progressivement des motifs et des mouvements dirigés, en partant du plan vertical (air, tableau noir, papier continu sur le mur) et en passant ensuite au plan horizontal (papier de verre, papier, carton, etc.).

Gardez à l'esprit le processus de maîtrise des mouvements, en respectant pas à pas les capacités de l'enfant.

ASTUCE

Avant d'apprendre à écrire, les enfants doivent d'abord être capables d'identifier et de copier des formes. Elles sont un préalable indispensable à l'écriture des lettres et des chiffres. Ces activités seront réalisées sur différents supports (sol, papier d'emballage, papier ciré, feuilles de papier, cahier d'instructions) et avec différents moyens (éponges, pinceaux, craies, crayons de cire, marqueurs, pinceaux, crayons, stylos).

2. LA CRAIE

Vous pouvez donner à l'enfant un morceau de craie et le laisser dessiner et effacer. Tamponnez avec un pinceau et de l'eau ou utilisez une éponge.

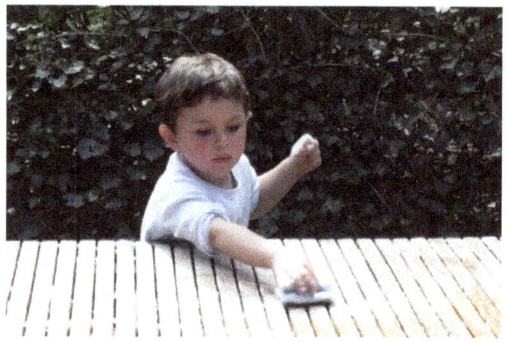

3. L'EXPÉRIENCE HORIZONTALE

Sur le plan horizontal, il n'est pas toujours nécessaire d'utiliser du papier. Les bancs ou les tables en bois, par exemple, peuvent être décorés. Envie d'essayer ?

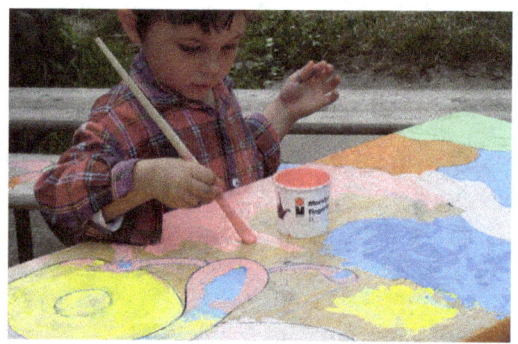

4. DU HAUT VERS LE BAS

Commencez d'abord les mouvements du haut vers le bas. De préférence sur une surface verticale. Mur, table ou sacs sensoriels.

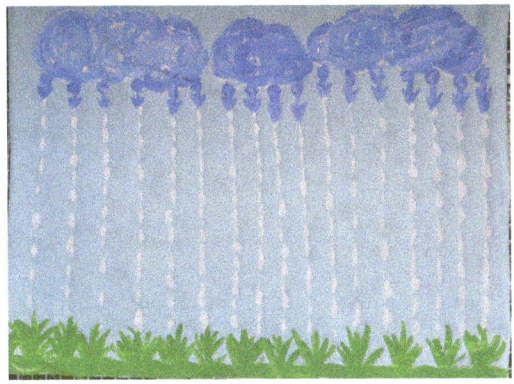

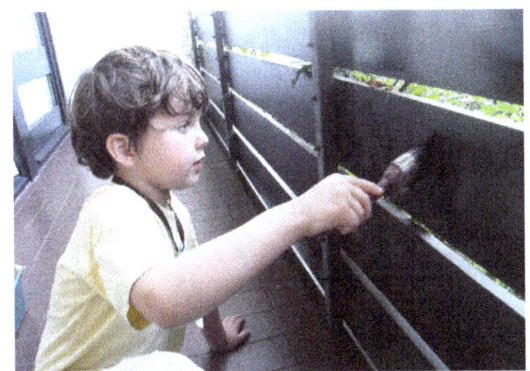

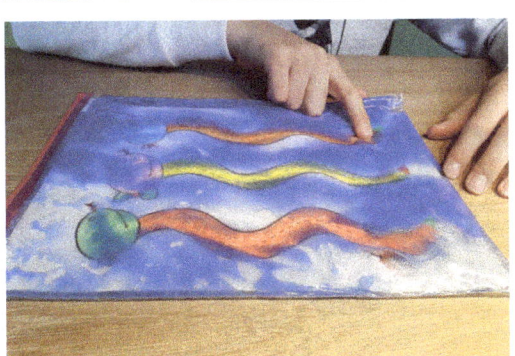

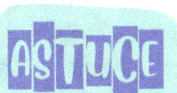

Le dessin ou la peinture sur une surface verticale développent les muscles utilisés lors de l'écriture. Peindre des surfaces à l'aide de gros pinceaux ou de brosses améliore la coordination des mains et la motricité.

5. ITINÉRAIRES

Des doigts qui laissent de petites traces dans le sable, des voitures qui roulent et suivent des pistes ou des élastiques collés aux pistes : les idées ne manquent pas !

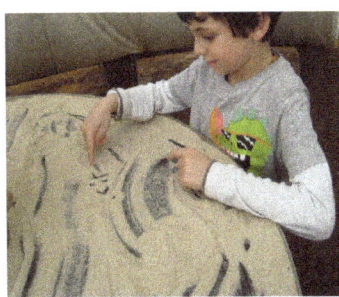
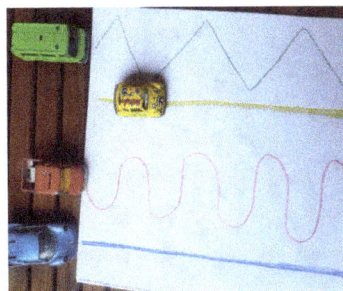
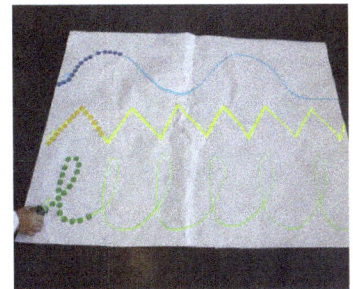

13.MAINS D'ARTISTES

6. PEINTURE PAR TOUCHES   À PARTIR DE 2 ANS

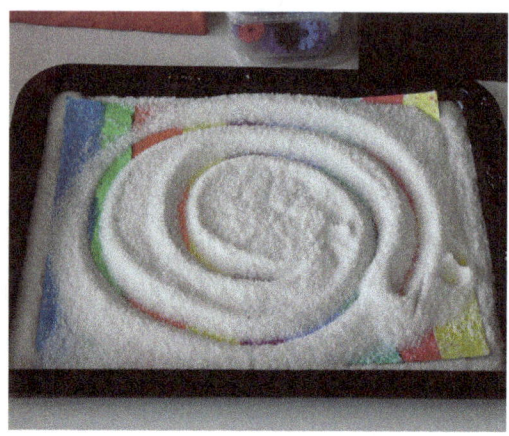

Et si je passais d'abord mes doigts le long du contour ? Nous combinons deux perceptions : la rugosité du contour et la douceur du sable ou de la farine.

- Tenez l'index de votre enfant de façon à ce qu'il suive lentement le contour de différents objets : la table, par exemple.
- Diminuez progressivement votre aide pour voir s'il peut le faire seul.
- Donnez-lui ensuite un objet plus petit.
- Changez les textures.
- Vous pouvez également suivre le contour des formes, des lettres et des chiffres.

- (Facultatif : vous pouvez mettre un fond de papier rayé aux couleurs de l'arc-en-ciel sur le plateau) : saupoudrez le plateau de farine ou de sable d'une épaisseur d'au moins 5 mm. Prenez l'index de votre enfant et déplacez-le sur la farine en traçant différentes lignes.
- Au fur et à mesure qu'il en fait de plus en plus par lui-même, supprimez votre aide.
- Pratiquez différents types de lignes et de pinceaux. Essayez de l'amener à vous imiter. Guidez l'enfant si nécessaire.

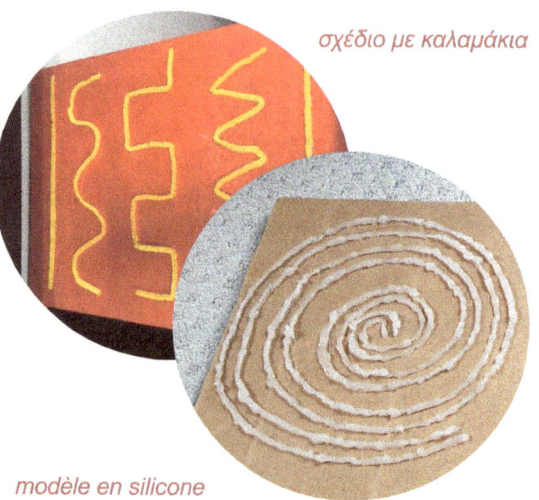

σχέδιο με καλαμάκια

modèle en silicone

7. COLORIER L'INTÉRIEUR DU TRACÉ
2 ANS

- Sur une très grande feuille de papier, dessinez la forme de deux cercles. Faites des contours très épais avec de la couleur foncée. Peignez l'un des cercles entièrement en rouge.

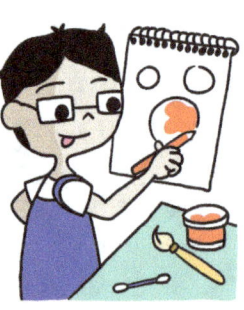

- Tamponnez la couleur rouge plusieurs fois à l'intérieur de l'autre cercle.
- Assis à côté de l'enfant, donnez-lui la couleur et montrez-lui le cercle avec les petites marques seulement en disant : " Colore ". Aidez-le en guidant sa petite main pour qu'elle gribouille à l'intérieur du cercle. "Très bien. Peins."
- Répétez l'opération jusqu'à ce qu'il comprenne le mot "peinture".

8. COPIES DE GRIBOUILLAGES

VOUS AUREZ BESOIN: des feuilles de papier (de préférence A3 au début, plus elles sont grandes, mieux c'est), des couleurs de cire très épaisses ou triangulaires (elles permettent aux doigts de l'enfant de les toucher plus facilement).

Travaillez à une table, assis l'un en face de l'autre. Placez un tableau devant l'enfant et un autre devant vous, avec une grande feuille de papier entre vous (vous pouvez aussi vous tenir à côté de la table). Si l'enfant n'y arrive pas bien, il est préférable de s'asseoir à côté de lui pour l'aider à tenir les tableaux, la feuille de papier, etc. Il est important que l'enfant apprenne dès le début à bien tenir la peinture avec la main droite et à tenir le papier avec la main gauche pour qu'il ne bouge pas. Motivez-le et aidez-le toujours afin qu'il ne soit pas frustré et qu'il s'amuse.

9. SUR LE PAPIER !   3 ANS

Tracez une ligne verticale, dites "(nom de l'enfant), maintenant à toi" et l'enfant doit la copier. Au début, l'enfant peut tracer la ligne sans jamais s'arrêter (disons qu'elle est toujours sur la table). Il est bon de dire "Assez, c'est tout, juste sur le papier", etc.

Peu à peu, il tracera les lignes verticales uniquement sur le papier, et de mieux en mieux.

Après les lignes verticales, passez aux lignes horizontales, aux zigzags, aux courbes, etc. L'enfant peut suivre ce qu'il a dessiné avec son petit doigt ou avec un gros pinceau trempé dans la détrempe.

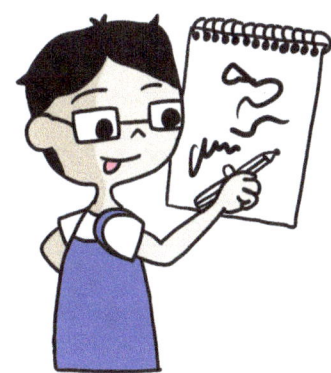

- Écrivez avec votre couleur pendant quelques secondes.
- Mettez la peinture sur la main de l'enfant et demandez-lui de faire des taches.
- Si vous voyez qu'il y prend plaisir, vous pouvez progressivement diminuer votre aide. Plus tard, encouragez-le à copier les coups de pinceau, en commençant par des points, des lignes verticales, puis des lignes horizontales.

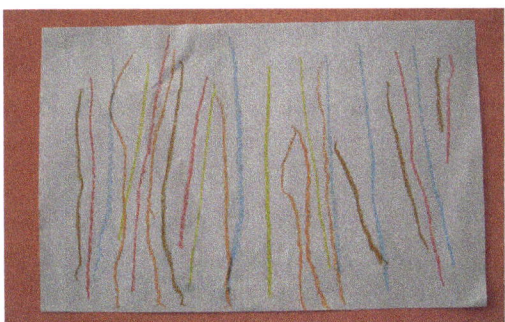

Nous renforçons les activités :

- Suivez les contours des dessins avec de la peinture au doigt.
- Suivez les contours des dessins au crayon.
- Suivez les contours des dessins avec des feutres épais et, enfin, avec des crayons.
- Faites des petites boules de papier de différentes tailles.

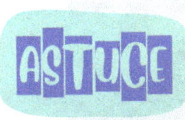 Si votre enfant ne veut pas dessiner avec des crayons parce qu'il est difficile de les tenir et de bien les diriger, laissez-le dessiner avec ses doigts, des pinceaux épais, des tampons... Le simple fait de colorier peut être amusant et lui donner envie de continuer à créer.

13. MAINS D'ARTISTES

Dessin et écriture, un monde complexe

Pour pouvoir dessiner leurs premières formes ou figures, les enfants doivent d'abord avoir une bonne maîtrise de leur corps et doivent déjà avoir une expérience des formes et de leur préhension.

Position assise stable :
- Les pieds à plat sur le sol, les chevilles, les genoux et les hanches pliés à 90 degrés.
- Il est parfois utile de placer quelque chose sur le sol pour soutenir les pieds (un gros livre, par exemple).
- La table ne doit pas être plus haute que le coude de l'enfant (lorsqu'il est assis).
- Inclinez le papier vers la gauche pour les droitiers et vers la droite pour les gauchers.
- Utilisez une surface d'écriture avec une inclinaison de 20 degrés.

- Tension musculaire appropriée, contrôle de la force et bonne coordination des mouvements des grosses articulations telles que l'épaule, le coude et le poignet, ainsi qu'une bonne coordination visuomotrice.

CONSEIL : Intégrez des activités proprioceptives dans la vie quotidienne : presser et pétrir ; rouler, tirer, pousser et transporter des objets lourds, se suspendre, s'étirer, etc.

- La prise correcte du crayon à trois doigts s'acquiert en plusieurs étapes :
1. La plupart des enfants commencent par saisir le crayon avec tout le poing, avec un contrôle très faible.
2. Ensuite, ils tiennent le crayon avec quatre doigts, ce qui demande beaucoup de force et s'avère très fatigant et instable à long terme.
3. La prise à trois doigts (prise tripode) est la méthode qui facilite l'écriture et le dessin. Les autres modes de doigté empêchent souvent les enfants d'apprendre à écrire car ils sont trop douloureux.

ADAPTATIONS :

Du matériel sur mesure qui peut aider :
- Crayons triangulaires et épais.
- Crayons lestés de différents poids.
- Crayons vibrants.

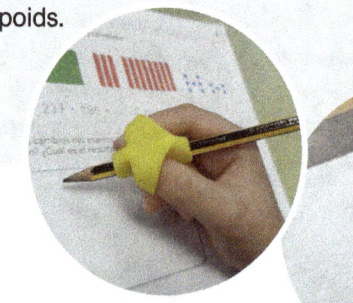
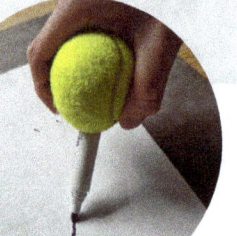

13.MAINS D'ARTISTES

Que faire si l'enfant pousse trop fort lorsqu'il écrit ou dessine ?
Juste avant que l'enfant n'écrive, il peut :

- Compresser : des balles, des ballons rembourrés, etc. ou vaporiser avec un spray.
- Presser : du jus d'orange, des éponges ou de petits vêtements mouillés.
- Étirer : à l'aide de bandes de caoutchouc ou d'élastiques.
- Couper : des matières légèrement épaisses.

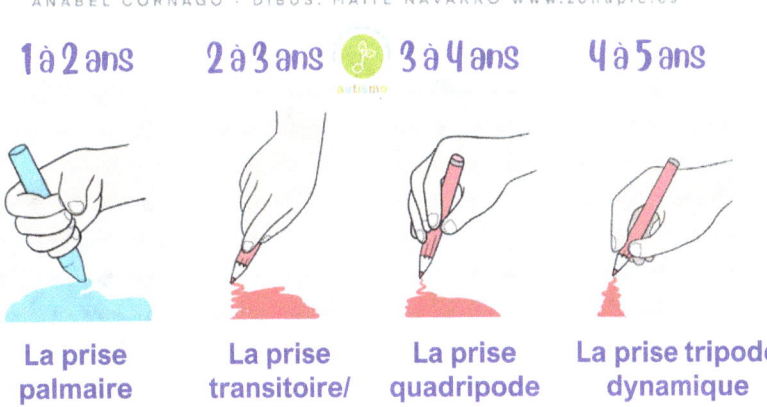

10. LE TRACÉ DU CONTOUR

DU PINCEAU À LA COULEUR - 3 ANS

- Dessinez la forme de deux cercles sur une grande feuille de papier. Faites des contours très épais avec de la couleur foncée.
- Prenez un pinceau et passez-le sur le contour du cercle.
- Remettez ensuite le pinceau à l'enfant, dites "peins" et aidez-le à passer le pinceau sur le deuxième cercle. Répétez l'opération jusqu'à ce que l'enfant maîtrise l'activité et puisse la réaliser seul.
- Enfin, dessinez les cercles avec des lignes pointillées pour que l'enfant puisse les relier avec de la peinture ou un crayon.

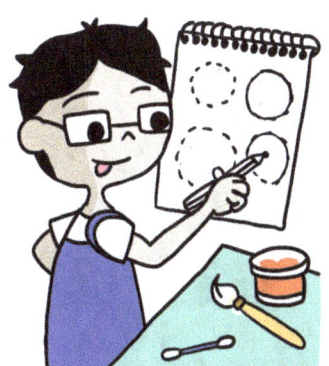

13. MAINS D'ARTISTES

11. LIGNES POINTILLÉES   3 ANS

- Sur une grande feuille de papier, dessinez 5 ou 6 gros points, espacés d'environ 25 mm, à l'aide d'un marqueur.
- Donnez à l'enfant une crayon de couleur. Montrez-lui comment placer le crayon sur le point de gauche et aidez-le à le déplacer vers la droite, en disant en même temps **" Relie "**.
- Au fur et à mesure qu'il apprend, augmentez la distance.

Photo: Carmen Fernández Cacho

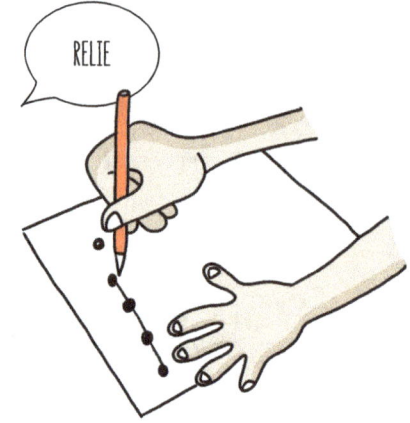

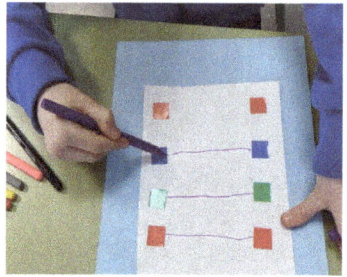 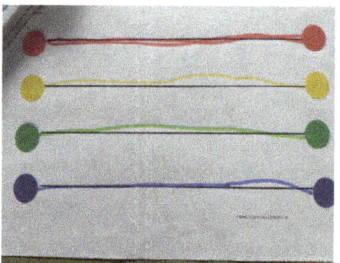 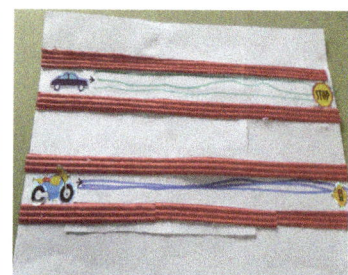

4 ANS

Entraînez-vous ensuite avec d'autres lignes droites de formes variées : lignes verticales, horizontales et diagonales, croix, lames, lignes parallèles, lignes en pointillé, angles, formes telles que les carrés. Vous pouvez utiliser des guides comme dans les images.

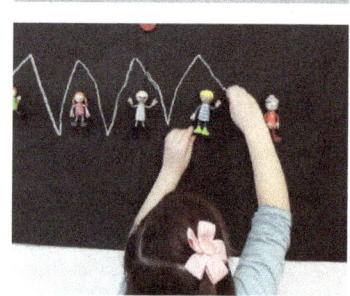

12. LES COURBES   3 ANS

Photo: Carmen Fernández Cacho

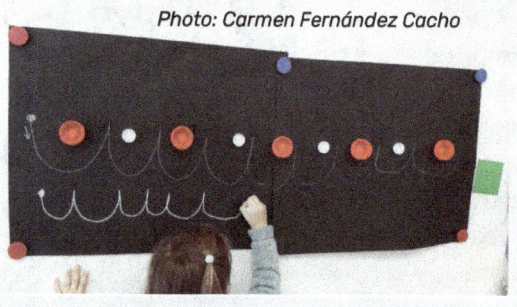 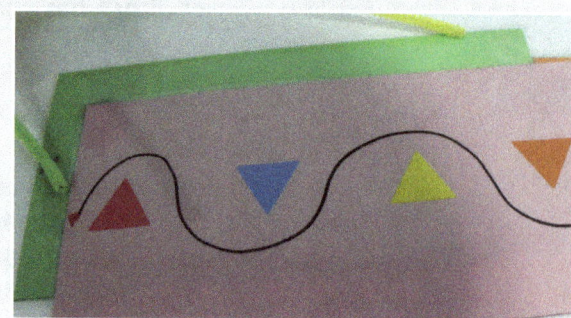

Contour des bouchons colorés   *Contour des formes*

13. LES LABYRINTHES 3 ANS

- Préparez un labyrinthe en traçant deux lignes parallèles distantes d'environ 3 cm et longues d'environ 75 mm sur une très grande feuille de papier.
- Montrez à l'enfant comment vous pouvez commencer à tracer une ligne au-dessus et en dessous du centre des deux lignes parallèles.
- Arrêtez-vous et donnez un crayon à l'enfant : "Continue". Si nécessaire, guidez la main de l'enfant pour qu'il termine.
- Donnez-lui un nouveau labyrinthe vide. Diminuez votre aide jusqu'à ce qu'il le fasse seul.

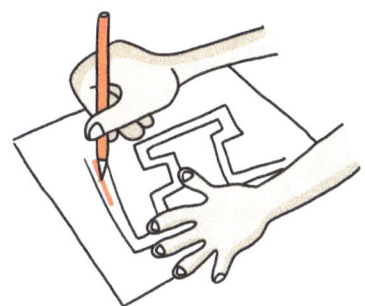

Au fur et à mesure que ses capacités augmentent, construisez des labyrinthes plus complexes :
- Labyrinthe droit de 1,5 cm.
- Labyrinthe en zigzag de 3 cm de large.
- Labyrinthe en zigzag de 1,5 cm de large.

Les labyrinthes de cordes sont une autre façon de comprendre le concept.

SAVIEZ-VOUS QUE…

les labyrinthes sont excellents pour… l'intégration visuelle, la coordination, la motricité fine, le contrôle inhibiteur, la concentration, la planification ?

- Préparez trois ou quatre morceaux de carton de couleurs différentes. Faites-en des rectangles. Laissez l'enfant coller environ quatre gommettes sur le rectangle.
- Pour tracer des courbes : dessinez un chemin d'un bout à l'autre du carton, en contournant les gommettes. Demandez à l'enfant de vous imiter avec les autres cartons.
- Vous êtes prêts ? Vous pouvez découper.

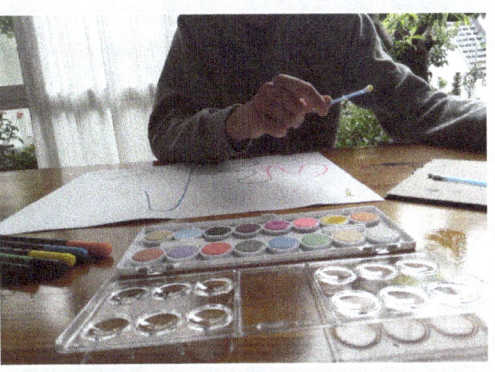

Ils aiment passer sur les contours avec des bâtonnets alignés ou point par point.

14. DES CERCLES COMME DES SOLEILS

- Dessinez un grand cercle avec un contour en pointillés sur une grande feuille de papier sur laquelle, par exemple, une maison a déjà été dessinée.
- Donnez à l'enfant un crayon de couleur et dites-lui : "Regarde le dessin, le cercle n'est pas complet". Faites bouger sa main pour relier les points du contour et dessinez-le.
- Au fur et à mesure que l'enfant comprend ce qu'il doit faire, réduisez la pression de votre main.
- Lorsqu'il a compris, vous pouvez dire: "Le cercle sera un soleil" et vous dessinez ensemble les rayons.
- Au fur et à mesure que ses capacités augmentent, utilisez moins de points et réduisez la taille des cercles. Vous pouvez également utiliser la carte d'un objet que vous avez réalisé plusieurs fois, sans tracer la ligne pointillée, pour voir s'il est capable d'identifier l'endroit où tracer le cercle et donc, de réaliser le dessin sans aide.
Un cercle peut représenter un soleil, une fleur, un visage, etc. Plus tard, vous pourrez imaginer d'autres formes.

" DESSINE UNE FLEUR " : vous dessinez une fleur et après l'instruction " Fais-le tout seul ", l'enfant la copie. Au début, vous pouvez guider la main de l'enfant avec vos mains. Les dessins seront très simples : un grand cercle entouré de petits cercles et la tige, par exemple.

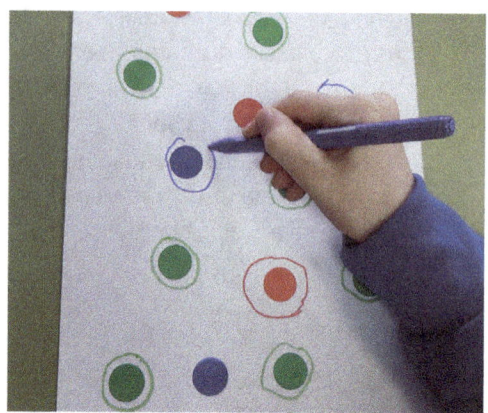

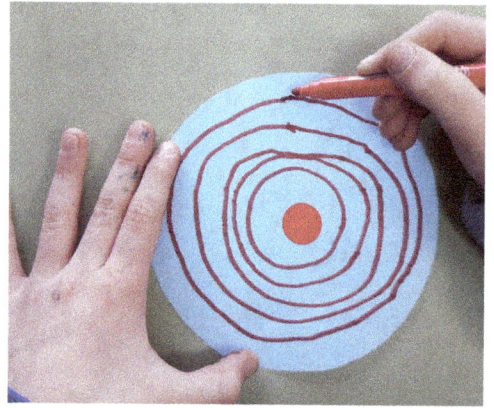

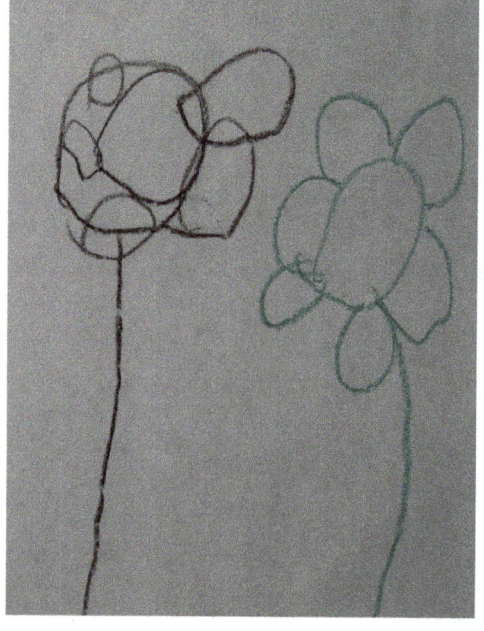

 Le dessin étant l'un des plus grands talents d'Eric au fil des ans, nous avons commencé, comme vous pouvez le voir, étape par étape. Son premier petit visage humain était aussi un cercle, avec un grand sourire.

15. DE LA FORME À L'OBJET

- Sur une grande feuille de papier, dessinez un carré.
- Préparez un dessin simple d'une maison sur une autre feuille de papier.
- Montrez la feuille avec le carré. Dites : " Regarde. Ce carré va devenir une maison". Montrez-lui le dessin de la maison. " Dessine".
- Donnez-lui une couleur et guidez sa main jusqu'à ce que le carré ressemble à une maison.
- Répétez l'activité avec de moins en moins d'aide. Lorsque l'enfant a terminé de dessiner la maison, accrochez le dessin et montrez-lui votre fierté.

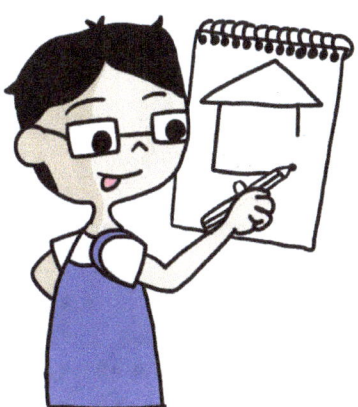

DESSIN ET PEINTURE, qu'offrent-ils ?

Ils sont essentiels pour renforcer

ANABEL CORNAGO - DIBUS: MAITE NAVARRO www.zonapic.es

lors du dessin et de la peinture

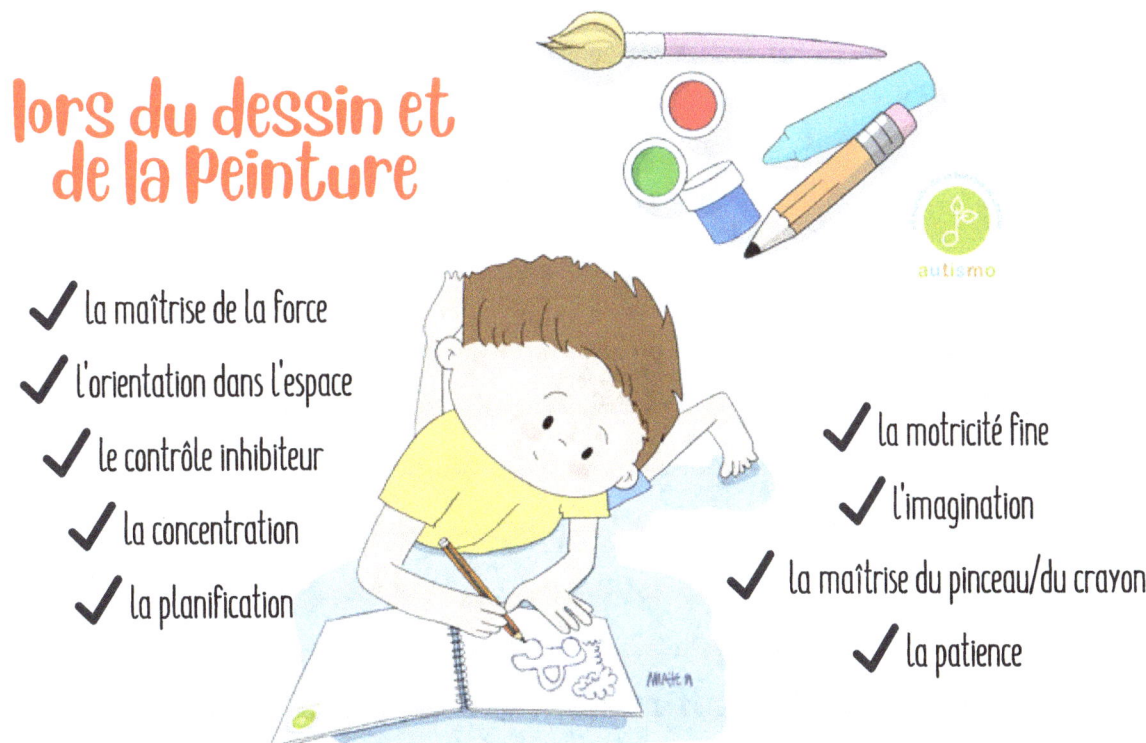

- ✓ la maîtrise de la force
- ✓ l'orientation dans l'espace
- ✓ le contrôle inhibiteur
- ✓ la concentration
- ✓ la planification
- ✓ la motricité fine
- ✓ l'imagination
- ✓ la maîtrise du pinceau/du crayon
- ✓ la patience

13. MAINS D'ARTISTES

16. LES GABARITS   4 ANS

- Fabriquez des gabarits de formes géométriques simples en carton. Placez-les sur la table.
- Placez le premier gabarit sur une feuille de papier devant l'enfant.
- Demandez à l'enfant de passer son doigt le long du bord intérieur du gabarit. **" Passe ton doigt "**.
- Donnez-lui un crayon de couleur (un manche triangulaire de préférence) et aidez-le à passer sur le contour intérieur du gabarit. **" Dessine"**. Retirez-le et regardez le dessin : nommez-le **"Cercle"**.
- Faites de même avec les autres : **"carré"**, **"triangle"**.

Ensuite, entraînez-vous à ne faire que la moitié de la forme avec le gabarit et le reste à main libre. Vous pouvez varier les gabarits.

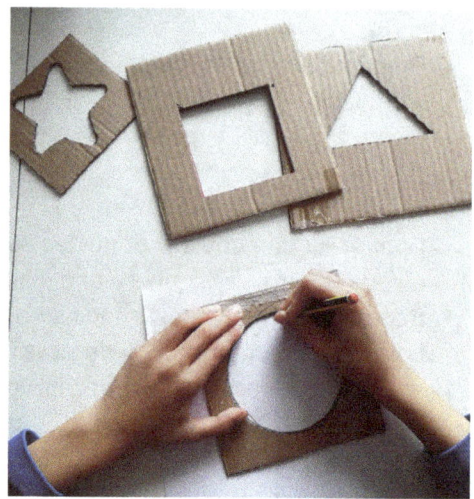

Photo: Sonia Borrás

17. FORMES DIVERSES   4 À 5 ANS

- Dessinez des traits pour former des silhouettes de formes géométriques.
- Utilisez un gros point de couleur pour indiquer le point de départ et des flèches pour indiquer la direction de chaque ligne.
- Aidez l'enfant à relier les traits et à compléter les dessins, en diminuant votre soutien lorsque vous sentez qu'il commence à tracer les lignes tout seul.
- Une fois qu'il a maîtrisé l'art de relier les traits, raccourcissez-les et éloignez-les les uns des autres.

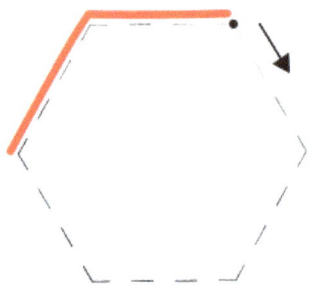

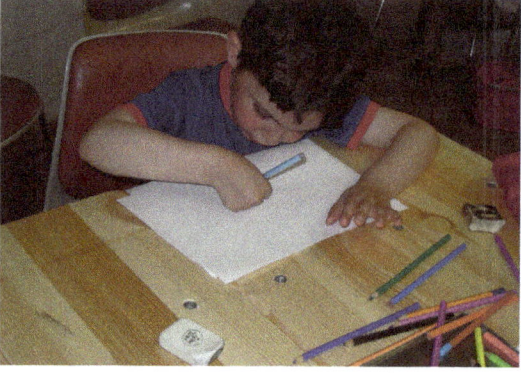
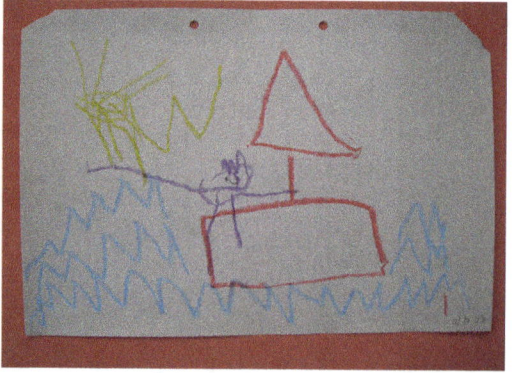

18. LES MAJUSCULES   DE 4 À 5 ANS

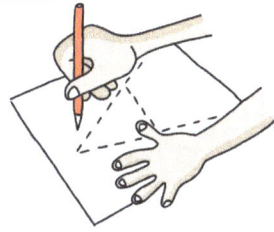

- Avec un gros marqueur, dessinez le contour d'une majuscule en pointillés sur une grande feuille de papier. Commencez par les lettres avec des lignes droites.
- Marquez le point de départ du parcours avec un marqueur d'une autre couleur. Dessinez le parcours et sa direction à l'aide de flèches entre les points qui doivent se rejoindre.
- Donnez une couleur à l'enfant. Guidez la main de l'enfant pour qu'il puisse dessiner les lettres pendant que vous les dessinez vous-même et indiquez verbalement instructions à suivre.

"Vers le bas", "d'un côté à l'autre", "d'un côté à l'autre", "d'un côté à l'autre", "d'un côté à l'autre" si la lettre était E.

- Une fois qu'il a compris, réduisez la taille des tracés et éloignez-les les uns des autres jusqu'à ce que vous supprimiez votre aide.

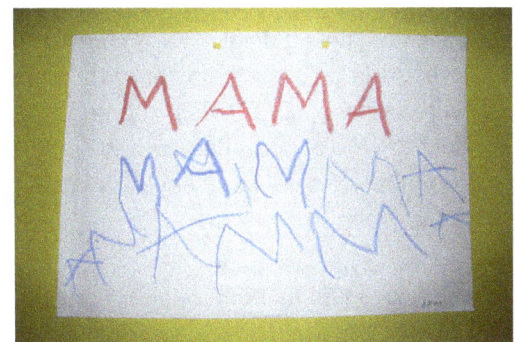

La première MAMAN d'Eric

19. COPIER DES MODÈLES

Les enfants ne doivent pas seulement écrire des formes, des lettres ou des chiffres sur du papier, il y a d'autres moyens amusants. Donnez-leur un modèle : avec de la pâte à modeler, des cure-pipes, de la pâte à biscuits, etc. et laissez-les le copier. Cela développe la motricité fine, le toucher et la coordination visuomotrice. Et si nous utilisons de la pâte à modeler, nous renforçons également la force de leurs mains.

- Nous les fabriquons avec de la plastiline ou de la pâte.
- Nous mettons de la craie sur le tableau et sur le sol.
- Nous suivons les contours avec des cailloux, des perles, des boutons, etc.
- Le plateau de traçage est indispensable.
- Et si nous les formions avec des cure-pipes ?

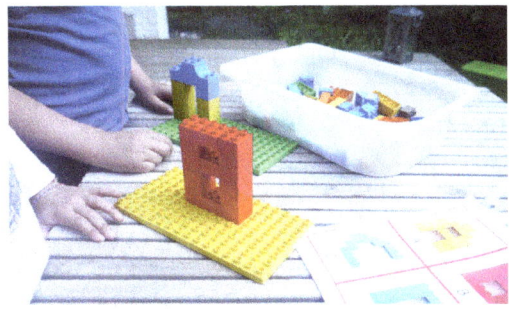

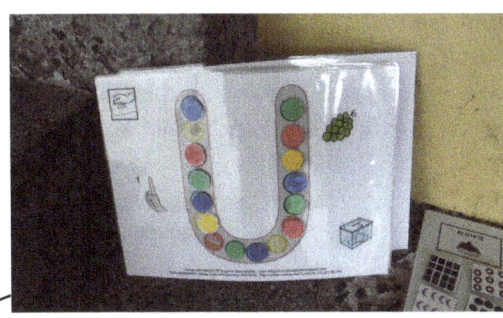

Matériel de Marisa Lorenzo

13. MAINS D'ARTISTES

20. JE M'APPELLE...

- Découpez les lettres qui composent le nom de l'enfant (au moins deux fois) en grand format et en couleurs, de manière à ce qu'elles mesurent 50 mm de haut sur 5 mm de large.
- Composez le nom sur la table et disposez à côté les autres lettres détachées qui composent le nom.
- Donnez à l'enfant les lettres une à une, en commençant par la première, afin qu'il puisse les placer sur le modèle. Lorsque le mot est complet, dites le nom de l'enfant en le pointant du doigt.
- Répétez le processus, en nommant chaque lettre au fur et à mesure que vous la donnez à l'enfant. Lorsque le mot est complet, dites le nom en le pointant du doigt.

Le même système peut être appliqué pour introduire les chiffres entre 5 et 6 ans.

Plus tard, vous pourrez faire des activités de ce type :

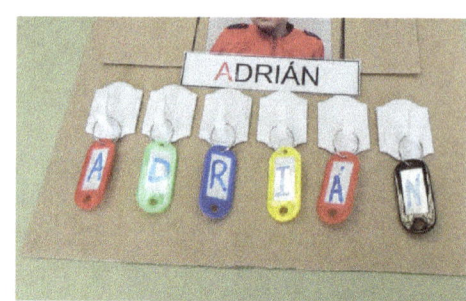

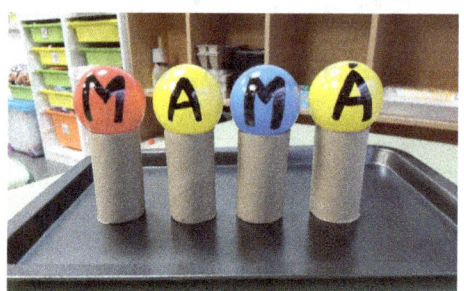

21. VIVE LES HOMMES !

Assis l'un en face de l'autre, vous disposez tous les deux d'une grande feuille de papier et d'un crayon ou d'un pinceau.
Tracez un cercle sur votre feuille et dites: **"Regarde. Je dessine une tête"**. Montrez le cercle et répétez : **"Une tête"**.
Puis dites : **" Fais-le toi aussi, Dessine une tête"**. Montrez-lui sa propre feuille de papier et aidez-le à commencer si nécessaire.
Attirez son attention - par exemple en agitant votre feuille - et dites : **"Regarde. Je dessine un œil"** pendant que vous dessinez deux yeux sur votre feuille. Montrez-lui la feuille et dites-lui : **" Fais-le toi aussi. Dessine les yeux"**. Répétez le processus avec chaque partie du corps, avec des dessins très simples.

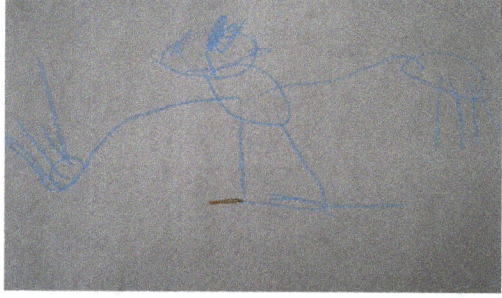

Ne l'aidez que s'il ne comprend pas ou n'est pas motivé en le distrayant par des sons et des gestes excessifs.
Lorsque vous avez terminé les dessins, passez en revue les parties du corps, en les nommant et en les montrant du doigt. Demandez ensuite à votre enfant de vous les montrer. Vous pouvez utiliser un miroir pour l'aider.

13.MAINS D'ARTISTES

Témoignage

ÉTAPE PAR ÉTAPE

COMMENT NOUS RÉALISONS NOS DESSINS

Dessinez d'abord l'image et l'enfant la copie. Utilisez de très grandes feuilles de papier et des couleurs très épaisses (ou des crayons triangulaires, qui soutiennent mieux la main de l'enfant).

≡ Dessins simples : Dessiner un arbre : En plus du dessin, nous avons essayé de rendre les dessins plus spécifiques. **Par exemple, l'arbre était le pommier du verger de grand-père.** Dessiner une maison : **notre maison**. Dessiner une voiture : **la voiture de papa**. Dessiner un enfant : **Eric**. Dessiner un animal : nous avons dessiné **notre chat : Akira**.

≡ Dessins comportant deux éléments sur une feuille : maison et soleil, arbre et voiture, fleur et soleil, enfant et arbre, etc.

≡ Dessins à 3 éléments : maison, soleil et voiture sur une feuille, etc.

≡ Effacement. Vous dessinez une ligne et vous l'effacez. Puis vous tracez un autre trait et laissez l'enfant l'effacer. Vous pouvez progressivement compliquer les choses à effacer. Pour rendre l'exercice plus amusant, vous pouvez dessiner quelque chose de faux pour que l'enfant puisse le reconnaître et le barrer. Par exemple : dessiner des mains sur un soleil ou des ailes sur une voiture.

≡ Dessinez en donnant une consigne précise à l'enfant. L'enfant ne copiera plus nos dessins, mais nous lui dirons ce qu'il doit dessiner : **"Dessine une fleur"**, **"Dessine une voiture"**, **"Dessine une maison"**, etc.
Et petit à petit, nous travaillerons avec lui pour incorporer de nouveaux éléments et développer son imagination. Pour le motiver, les sujets qui l'intéressent ne manquent jamais : **"Dessine un poteau d'éclairage dans un pré avec des vaches"**.

≡ Le dessin libre. Au début, je dessinais avec Eric sur une feuille de papier A3. Si le sujet était une forêt, il dessinait une partie et moi l'autre. Petit à petit, Eric a fait les dessins tout seul.

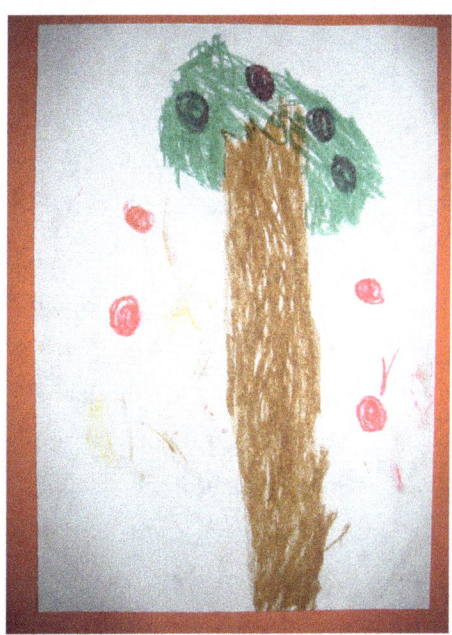

BIBLIOGRAPHIE

- Ayres, Jean A. (2016): Bausteine der kindlichen Entwicklung: Sensorische Integration verstehen und anwenden - Das Original in moderner Neuauflage. Heidelberg: Springer.
- Beyer, Jannik / Gammeltoft, Lone (2002): Autismus und Spielen. Weinheim: Beltz.
- Bogdashina, Olga. (2016) Sensory Perceptual Issues in Autism and Asperger Syndrome. Jessica Kingsley Publishers.
- Cornago, Anabel (2014): Manual del juego para niños con autismo. Valencia: Psylicom Ediciones.
- Cornago, Anabel / Autismus Hamburg e.V. (Hrsg.) (2018): Praxis Frühförderung Autismus: Band 01: Wahrnehmung. Autismus Hamburg: Selbstverlag.
- Cornago, Anabel (2019): Praxis Frühförderung Autismus: Band 02: Emotionale Kompetenz. Autismus Hamburg: Selbstverlag.
- Cornago, Anabel (2020): Praxis Frühförderung Autismus: Band 03: Interaktion und Spiel. Autismus Hamburg: Selbstverlag.
- Cornago, Anabel. (2021): Praxis Frühförderung Autismus: Band 04: Handmotorik. Autismus Hamburg: Selbstverlag.
- Gray, Carol (2014): Das neue Social StoryTM Buch. St. Gallen: Autismusverlag.
- Fröhlich, Ulrike / Noterdaeme, Michele / Jooss, Bettina / Buschmann, Anke (2014): Elterntraining zur Anbahnung sozialer Kommunikation bei Kindern mit Autismus-Spektrum-Störungen: Training Autismus Sprache Kommunikation (TASK). München/Jena: Urban & Fischer/Elsevier.
- Funke, Ulrike. (2020). Interaktion und Kommunikation bei Autismus-Spektrum-Störungen. Kohlhammer.
- Groschwald, Anne / Rosenkötter, Henning / Schuh, Dagmar (2018): Handmotorik von Kindern. Wahrnehmen, Beobachten, Fördern. Freiburg: Herder.
- Häußler, Anne (2016): Der TEACCH-Ansatz zur Förderung von Menschen mit Autismus – Einführung in Theorie und Praxis. Dortmund: modernes lernen.
- Hobson, Peter. Theories of Autism (2019). Routledge (Verlag).
- Jacobs, Debra S. / Betts, Dion E. (2020): Wie Alltagsaktivitäten autistische Kinder stärken können. Einfache Übungen, die motorische Fertigkeiten, sensorische Verarbeitung, Koordination und Selbstfürsorge verbessern. Tübingen: dgvt.
- Kesper, Gudrun / Hottinger-Nickel, Cornelia (2021): Mototherapie bei Sensorischen Integrationsstörungen: Eine Anleitung zur Praxis. München: Ernst Reinhardt.

- Meier, Christine / Richle, Judith (2019): Sinn-voll und alltäglich: Materialiensammlung für Kinder mit Wahrnehmungsstörungen. Dortmund: modernes lernen.
- Montessori, Maria (2020): Kinder sind anders. Stuttgart: Klett-Cotta.
- Nacke, Angela (2013): Ergotherapie bei Kindern mit Wahrnehmungsstörungen. Stuttgart: Thieme.
- Prizant, Barry M. (2018): Seres humanos únicos: Una manera diferente de ver el autismo. Alianza Editorial.
- Richle, Judith und Christine Meier. Sinn-voll und alltäglich: Materialiensammlung für Kinder mit Wahrnehmungsstörungen. Kopiervorlagen.
- Rogers, Sally J. / Dawson, Geraldine (2014): Frühintervention für Kinder mit Autismus: Das Early Start Denver Model. Bern: Hogrefe.
- Rogers, Sally J. / Vismara, Laurie A. (2016): Frühe Förderung für Ihr Kind mit Autis - mus: Das Early Start Denver Model in der Praxis. Paderborn: Junfermann.
- Schirmer, Brita. (2006) Elternleitfaden Autismus. Trias.
- Schlack, Hans G. (2012): Motorische Entwicklung im frühen Kindesalter. Online unter: www.kita-fachtexte.de/fileadmin/Redaktion/Publikationen/KiTaFT_SchlackIII_MotEntw_2012.pdf [Stand: XX].
- Serrano, Paula / Cira de Luque. (2018). Motricidad fina en niños y niñas. Ed. Narcea.
- Solzbacher, Heike (2019): Von der Dose zur Arbeitsmappe. Ideen und Anregungen für strukturierte Beschäftigungen in Anlehnung an den TEACCH-Ansatz. Dortmund: Borgmann Media.
- Urbaniak, Beata / Schirmer, Brita (2012): Die Frühförderung von Kindern mit Autismus-Spektrum-Störung. Berlin: Weidler.
- Valdez, Daniel y comp. (2021) Autismo: Intervenir desde el desarrollo. Machado nuevo aprendizaje.
- Vermeulen, Peter (2018): Ich bin was Besonderes. Arbeitsmaterialien für Kinder und Jugend-liche mit Autismus-Spektrum-Störungen. Dortmund: modernes lernen.

Blog & Site web

El sonido de la hierba al crecer

https://elsonidodelahierbaelcrecer.blogspot.com/

https://elsonidodelahierbaalcrecer.com/

Les droits de propriété intellectuelle de ce livre appartiennent à son auteur et à son éditeur. Toute reproduction de son contenu sans autorisation écrite de ses propriétaires est interdite. Toute violation de ces droits constitue un délit.

SKU: FR-EB1159

www.ingramcontent.com/pod-product-compliance
Lightning Source LLC
Chambersburg PA
CBHW062105220526
45471CB00010B/3603